医疗救护员培训教程

EMT Training Course

主　审　姜保国

主　编　张进军

副主编　舒　艳

人民卫生出版社

图书在版编目（CIP）数据

医疗救护员培训教程/张进军主编.—北京：人民卫生出版社，2016

ISBN 978-7-117-22212-9

Ⅰ.①医… Ⅱ.①张… Ⅲ.①急救-技术培训-教材

Ⅳ.①R459.7

中国版本图书馆 CIP 数据核字（2016）第 122429 号

| 人卫智网 | www.ipmph.com | 医学教育、学术、考试、健康，购书智慧智能综合服务平台 |
| 人卫官网 | www.pmph.com | 人卫官方资讯发布平台 |

医疗救护员培训教程

主　　编：张进军
出版发行：人民卫生出版社（中继线 010-59780011）
地　　址：北京市朝阳区潘家园南里 19 号
邮　　编：100021
E - mail：pmph @ pmph. com
购书热线：010-59787592　010-59787584　010-65264830
印　　刷：北京中新伟业印刷有限公司
经　　销：新华书店
开　　本：787×1092　1/16　印张：18
字　　数：438 千字
版　　次：2016 年 7 月第 1 版　2017 年 3 月第 1 版第 2 次印刷
标准书号：ISBN 978-7-117-22212-9/R · 22213
定　　价：59.00 元

打击盗版举报电话：010-59787491　E-mail：WQ @ pmph. com
（凡属印装质量问题请与本社市场营销中心联系退换）

编 委 会

专家咨询委员会

主任委员　李春盛

委　　员（以姓氏笔画为序）

丁　宁　北京同仁医院	冯　迟　北京妇产医院
于东明　北京天坛医院	杨立沛　北京友谊医院
王天兵　北京大学人民医院	郑亚安　北京大学第三医院
王亚东　首都医科大学	姜保国　北京大学医学部
公保才旦　青海省急救中心	赵　丽　北京复兴医院
米玉红　北京安贞医院	赵晓东　解放军总医院第一附属医院
李春盛　北京朝阳医院	赵　斌　北京积水潭医院
吕传柱　海南医学院	郭　伟　北京天坛医院
陈开红　北京市朝阳区卫生局	秦　俭　北京宣武医院
陆　峰　上海市急救中心	胡卫建　四川省急救中心
张新超　北京医院	钱素云　北京儿童医院
张国强　北京中日友好医院	姚卫海　北京中医院
张进军　北京急救中心	都定元　重庆市急救中心

序 一

随着现代社会的快速发展,各种原因所致的创伤日益增多,导致创伤患者大幅增加,创伤已经成为威胁我国人民生命健康的重要因素之一,被公认为是当今现代社会的第一大公害,同时创伤也是院前急救和灾难现场救援工作中最为常见的伤病之一。因此,院前急救人员必须熟练掌握正确的现场创伤救护。而实现这一目标的重要措施就是通过培训提高院前急救人员创伤救护的基本技能,包括创伤生命支持和外伤止血、包扎、固定与搬运等。有研究表明,严重创伤大出血休克伤员每延迟抢救 10 分钟,生存率下降 10%。因此,时间就是严重创伤伤员的生命。院前急救人员应根据伤员所处环境、伤情,迅速采取有效措施,利用现有条件和设备就近处理,如使用止血带、加压包扎、结扎血管等措施控制致命性的大出血。在伤员生命体征相对平稳的情况下,再转送至具有创伤救治能力的医院进行治疗。

《医疗救护员培训教程》正是为院前急救一个新兴职业——医疗救护员专门编撰的培训教材,该教材对创伤现场救护进行了详尽的介绍,并有配套的操作视频展示,不但为医疗救护员提供了翔实的培训课程,也为所有院前急救和院内急诊医务人员了解和熟悉创伤现场救护提供了重要的参考。希望本教材能够为提高我国院前创伤救治水平做出积极的贡献。

中华医学会创伤外科分会主任委员　姜保国

2016 年 6 月

序 二

　　我国院前急救经过近30年来的快速发展，已经初步形成了城市120急救体系、建立了一定规模的120急救队伍和灾难医学救援队伍，成为社会发展不可或缺的紧急医疗救援力量。但由于院前急救工作危险性大，工作环境艰苦，工作时间不规律，涉及医学专业学科广泛，自身专业无法向深度发展，待遇低下，职称晋升无法得到保障等一系列原因，使得很多应届毕业的医学生不愿意来急救中心工作，已经在急救中心工作的医务人员也没有归属感，不能安心本职工作，人才流失严重，造成我国院前急救人才严重匮乏。所幸的是，2014年2月，国家卫生和计划生育委员会颁布了《院前医疗急救管理办法》，该办法明确了医疗救护员的定义和工作范围，使得医疗救护员作为我国院前急救服务体系的一个新兴职业，可以弥补和解决我国院前急救人才的严重短缺，为广大人民群众提供现场医疗救护。

　　为了进一步加强医疗救护员人才培养和队伍建设工作，北京急救中心组织专家编写了这本《医疗救护员培训教程》，教材内容简明实用，针对性强，既能反映院前急救工作的特殊需求，又便于指导医疗救护员尽快熟悉和掌握日常急救常见疾病的诊断和处理以及突发事件的现场处置，是一本非常实用的专业医疗救护员培训教材。作为中国医院协会急救中心（站）管理分会主任委员，我希望这本教材的出版发行，能够在我国医疗救护员培训工作中发挥更大的作用。

中国医院协会急救中心（站）管理分会主任委员　李　巍
2015年6月

前　言

随着我国社会经济的快速发展，院前急救已经成为基本医疗、公共卫生和社会安全保障的重要内容。但多年以来，由于体制和机制等多种原因，院前急救人才一直严重匮乏，已经成为严重制约我国院前急救事业发展的瓶颈。为缓解院前急救人员紧缺的问题，国家劳动和社会保障部于 2005 年 10 月颁发了《关于同意将医疗救护员等 2 个新职业纳入卫生行业特有职业范围的公告》，公告将医疗救护员纳入卫生行业特有职业范围。2013 年 12 月国家卫生和计划生育委员会颁布了《院前医疗急救管理办法》，该办法进一步明确了医疗救护员的定义和工作范围。至此，医疗救护员正式作为我国急诊医疗服务体系的一个新兴职业，为广大人民群众提供现场医疗救护。

在我国，关于医疗救护员的书籍尚较少，也无针对院前急救的专业医疗救护员培训教材。为此，我们组织专家编写这本《医疗救护员培训教程》。在编写过程中，各位编者参考了 Emergency Medicine、International Trauma Life Support、EMT Training Textbook 等国际相关医疗救护员书籍中的新观点与新方法，同时我们征求了全国各地急诊急救界专家的意见，借鉴了美国医疗救护员培训教材的经验，力求内容简单明了，重点突出实用，以期成为我国医疗救护员熟悉和掌握的急救指南，成为医疗救护员优秀的培训教材。

由于时间仓促和水平有限，在编写过程中难免会有一些疏漏，恩请读者提出宝贵意见，以便再版时修正。

最后，在此感谢专家咨询委员会与编委会的各位领导和专家，正是有各位领导和专家的大力支持，本书才得以正式出版，在此深表谢意！

张进军

2016 年 6 月

目　录

视频资源目录

本书附有多媒体资源，用手机或者平板电脑扫描完整的二维码图片即可访问网络链接地址并浏览。

扫描二维码浏览多媒体资源将消耗您的流量，请尽量在 WiFi 下访问。

上 篇

理 论 知 识

第一章

概　述

第一节　急诊医疗服务体系

急诊医学是医学中一门新兴的跨临床各专业的学科，是以对急性伤病做出及时判断，评估其危险情况，并进行针对性地适当处置，以避免进一步恶化或死亡，并为其他专科进一步救治创造有利条件的临床专门学科。

急诊医学诞生于 20 世纪 60 年代的美国。一般认为，1986 年中华医学会急诊医学分会成立是我国急诊医学诞生的标志，至今已有近 30 年的历史。中华医学会急诊分会的"三环理论"，即急诊医学是由院前急救、医院急诊和重症医学 3 个环节组成，三者共同组成急诊医疗服务体系（emergency medical service system，EMSS），这样就形成了从患者发病或受伤，经历现场急救、转运、急诊评估和稳定、ICU 监护和治疗等一个完整的治疗链。院前急救是急诊医疗服务体系最初的一个环节，也是最为重要的一环，没有及时有效的院前急救，后面的一切工作就失去了前提和基础，其意义在于：在急危重患者的发病初期给予及时有效的现场抢救，维持患者的生命，防止患者的再损伤，减轻患者的痛苦，并快速安全地将患者护送到医院急诊进行进一步的救治，为抢救赢得时间和条件，减少急危重患者的死亡率和伤残率。医院急诊是急诊医疗服务体系最关键的环节，其意义在于：对生命体征不稳定的患者立即进行复苏抢救，快速准确的判断伤病情，确定进一步治疗措施，以及进行必要的手术或其他治疗手段，以稳定病情。重症监护室（ICU）也是急诊医疗服务体系的重要组成部分，现已独立成为一门新兴的学科，其意义在于集中人力、技术、设备的优势，对需要特别救护的患者实行集中管理，以提高对危重患者救护的成功率。

一、院 前 急 救

院前急救是指对伤病员在事发现场、转送医院途中的紧急医疗救护，是急诊医学最初和最重要的一环。急救中心（站）则是实施院前急救的专业机构，是政府举办的公益事业，是社会公共安全和公共卫生体系的重要组成部分。

（一）院前急救的发展历史

EMSS 起源于美国，可追溯到 20 世纪的第一次、第二次世界大战，以及后来的朝鲜战争和越南战争。战争中需要对大量的伤员进行紧急的现场急救，由此不断逐渐积累了现场急救和转运的经验。但直到 1966 年，随着美国人口的急剧增加，各种意外事件和急性病症的发生也明显增加，对急救的需求日益增加，逐渐建立了 EMSS。

我国在20世纪50年代初参照苏联模式，在一些大城市建立急救站，从事现场救护和急救转运工作。1955年，北京市急救站成立，是我国第一个从事院前急救的专业机构。1980年卫生部颁发《关于加强城市急救工作的意见》，是我国院前急救里程碑式的文件。1996年正式批准"120"为全国统一的急救呼叫号码。2003年SARS后，我国院前急救得到了迅猛发展，形成了现代化的EMSS。2013年国家卫生和计划生育委员会颁发《院前医疗急救管理办法》，进一步规范了我国院前急救工作。

（二）院前急救的类型

从国际来看，世界上主要有两大急救模式，即英美模式和法德模式。所谓英美模式，就是指英国、美国、日本等国家或地区所采取的急救模式。该模式认为，对急危重患者的抢救最佳是在医院急诊进行，院前急救的主要目的是把患者快速、安全地转送到医院，以实施有效的医疗救治。这类型的急救人员主要是由消防员中具有医疗救护员（Emergency Medical Technician，EMT）资格的人员完成，院前急救工作隶属于消防部门。所谓法德模式，就是指法国、德国等国家或地区所采取的急救模式。该模式认为，影响患者急救效果的主要因素是抢救时间，应尽可能将急诊科的医疗救护功能前移到事发现场，以节省转送时间，院前急救的主要目的是在现场对伤病者进行全面的紧急医疗救护。这类型的急救人员主要是由医院的急诊医生、麻醉医生等具有医师资格的人员完成，院前急救工作属于医院和消防部门。医生承担院前急救中真正需要抢救的急危重患者，消防员和社会急救力量承担普通转运等任务。

从国内来看，我国院前急救既不同于英美模式，也不同于法德模式。按照我国医疗机构管理条例的规定，院前急救机构为一类医疗机构，其行为是医疗行为，包括在现场急救和途中的医疗监护服务，必须由具有资质的专业技术人员（医生、护士等）提供。因此，在我国逐渐形成了各种类型的急救模式，具有代表性的有以下6种类型：第一，单纯院前型：急救中心单独从事院前急救服务，无院内病房，拥有独立的指挥调度、人员和车辆，全市院前急救统一指挥。代表性城市有现在的北京、上海、天津等。第二，院前院内结合型：急救中心包括院前急救和院内病房，既从事120的院前急救工作，又从事医院病房的诊疗工作，代表性城市沈阳。第三，依附型：急救中心与医院合二为一，急救中心为医院的一个科室，兼附承担院前急救工作，代表性城市有重庆、海口、深圳等。第四，单纯指挥型：急救中心仅承担城市急救体系车辆、人员的调度指挥功能。代表性城市广州、成都、珠海、汕头等。第五，联动型：城市的119、120、122、110四台联合为一体，负责城市医疗急救、公安和消防的联合调度指挥。代表性城市有南宁、苏州等。第六，消防型：急救中心隶属于城市消防队，并与警察、消防共同使用一个报警电话号码，代表性城市香港。

（三）院前急救的主要任务

1. 承担城市日常急救　日常院前急救工作是院前急救的主要任务，120调度指挥中心接到的呼叫电话一般分为三类。一类是短时间内有生命危险的急危重患者，如心搏骤停、急性心肌梗死、急性脑出血、严重创伤、休克等。对于这类患者的现场急救是要挽救患者生命，维持生命基本体征，快速将其转送到有条件的医院，为抢救赢得时间和条件，此类患者约占呼叫总量的15%～20%。第二类是短时间内没有生命危险的患者，如慢性心脑血管疾病、普通外伤、发热等，现场急救的主要任务就是稳定病情，此类患者约占呼叫总量的60%～70%。第三类是转院、康复出院的患者，如各类住院康复出院或需要转下一级医院休养的患者，现场急救的主要任务就是平稳、安全的将送到目的地，此类患者约占呼叫总量的15%～20%。

2. **承担突发事件的紧急医学救援** 随着社会的快速发展，各类突发事件时有发生，院前急救作为应急医疗救援的主要部门，要承担突发事件所造成伤亡人员的紧急救援。需要对伤病员的进行必要的检伤分类和紧急现场处理，并合理分流与转送。同时还需要与现场的其他救灾系统如消防、公安、交通等部门密切配合，做好应急救援工作。

3. **承担大型活动的医疗保障** 各类大型集会、重要会议、国际体育赛事、外国元首来访等活动，均需要院前急救执行救护保障任务，以保证大型活动的顺利进行。

4. **推广与普及急救知识** 急救知识的宣传和普及可提高公民的急救知识，增强公民的急救意识，提高院前急救服务的效果，推广与普及急救知识是全社会的共同责任。

（四）院前急救的工作特点

院前急救的工作任务决定了其不完全等同于医院急诊科的急救。其主要特点是：任务紧急、单兵作战、环境条件差、病种多样、体力强度大、以对症治疗为主。

1. **任务紧急** 院前急救一旦有呼救必须立即出动，一到现场立即抢救，抢救后根据病情立即运送或就地监护治疗。充分体现了"时间就是生命"的紧迫性。

2. **独立工作** 院前急救医生经常需要独自一人面对患者和家属，无同级或上级医生的商榷与指导，需要凭借自己的经验和简单的检查迅速判断患者伤情，并做出正确的处置。在一名护士甚至没有护士的情况下，给患者进行注射、输液、处置、心肺复苏等操作，常感"孤立无援"。

3. **随机性强** 院前急救随机性强，流动性大。在平时，求救地点可以在任何街道、工厂、学校、酒店及居民家里，求救事件也千奇百怪，病种多样化。当遇有重大突发性灾害事故时，还可能需要跨区去增援，面对各类突发事件，且突发事故或灾害的发生更具有随机性。

4. **工作环境差** 院前急救的环境大多较差，有时在马路街头；有时在人群拥挤、声音嘈杂、光线暗淡的公共场所；有时甚至险情未除可能会造成人员再伤亡的事故现场。院前各种诊疗操作经常需要在运送途中即在车辆颠簸下完成，增加了诊疗的困难。

5. **工作艰苦** 院前急救人员若救护车无法开进现场，就得携带急救箱等急救设备步行，经常需要爬楼梯。到现场后必须立即抢救患者。抢救后又要帮助搬运伤病员，特别是搬抬楼梯，需要付出很大的体力。因此，院前急救的体力劳动强度很大。

6. **以对症治疗为主** 院前急救因无充足时间和良好的条件进行鉴别诊断和深入细致的检查分析，要做出明确的医疗诊断非常困难，只能以症治疗为主。

（五）院前急救的工作流程

日常院前急救的主要工作流程按时间关系可以分为以下几个阶段：

1. **现场自救和求救阶段** 在急危重伤病员的发病或受到伤害的现场，第一个发现者是患者自己，其次是在现场的其他人，即第一目击者。如果现场仅有患者本人，应及时设法向120和周围人求救，并尽可能地采取一些自救措施。其他人发现患者后，应主动迅速拨打120，并留守在患者身边做一些力所能及的帮助，等待专业急救人员的到来。因此，加强对全民急救意识和急救能力的培训，有助于提高第一目击者的自救互救能力。

2. **调度受理阶段** 120调度指挥中心的工作人员接收到急救呼救信息后，将向报警人询问患者的详细发病地点、伤病情况、联系方式等，并将相关信息录入调度指挥系统，同时对院前急救资源进行有效调度，及时地把出车指令传递给急救人员。

3. 出发并赶赴现场阶段　所有值班救护车和急救人员都应事先做好出车准备，随时都能快速出动。当接到出车指令后，迅速出动，并尽快赶到事发地点。在途中急救人员应与患者或家属进行联系，询问病情，指导自救与互救。

4. 现场急救阶段　院前急救人员到达现场后，首先应评估现场环境是否安全，然后再对患者进行病情评估，对针对性的开展抢救。如遇困难，急救人员应立即向急救指挥中心汇报，请求支援。

5. 现场搬运阶段　把经过现场抢救的患者抬上担架，并搬运到救护车上。这个阶段特别应该注意在狭窄的楼道里托运患者时，尤其在拐弯处，要防止患者从担架上摔下来，引起病情加重或损伤。同时，在搬运的过程中也要认真地观察病情，一旦有危险情况，应立即停下进行抢救。

6. 转送阶段　转送阶段是指患者抬上救护车后转运到医院的过程。途中应继续对患者进行监护和救治，以稳定患者的病情。

7. 交接阶段　抵达医院后，把患者从救护车搬运到医院急诊室，并要与值班医师进行交接。

完成以上过程后，一次院前急救任务即告结束。急救车组可以再接受第二次急救任务。如无急救任务，便可返回急救站进行修整，等待执行下次任务。

二、医院急诊科

急诊科是医院唯一24小时向社会开发的窗口单位，每天24小时为来院的急症患者进行抢救生命、稳定病情和减轻病痛的处置，为患者及时获得后续的专科诊疗提供支持和保障。另外医院急诊科还承担突发事件应急医疗救援的任务，实行首诊负责制。凡第一个接待急诊患者的医院、科室和医师称为首诊医院、首诊科室和首诊医师。首诊医院、首诊科室和首诊医师必须负责完成该患者本次诊疗的全过程，或对该患者后续的诊疗工作作出适当的安排和交接。不得以任何理由推诿、拒绝诊治患者。

三、重症监护室（ICU）

重症监护室（Intensive Care Unit，ICU）是随着医疗护理专业的发展、新型医疗设备的诞生和医院管理体制的改进而出现的一种集现代化医疗护理技术为一体的医疗组织管理形式。ICU把危重患者集中起来，在人力、物力和技术上给予最佳保障，以期得到良好的救治效果。ICU的设备必须配有床边监护仪、中心监护仪、多功能呼吸治疗机、麻醉机、心电图机、除颤仪、起搏器、输液泵、微量注射器、气管插管及气管切开所需急救器材等。重症医学现已成为一门独立的学科，目前国内二级以上医院必须配备重症监护室。ICU又分综合ICU和专科ICU（如烧伤ICU、心血管科ICU、新生儿ICU等）。

第二节　医疗救护员

医疗救护员是指运用救护的知识和技能，对各种急症、意外事故、创伤和突发公共卫生事件中的伤病员施行现场初步紧急救护的人员，是急诊医疗服务体系（EMSS）的基石，也是我国急诊医疗服务体系中的一个新兴职业。2005年由国家劳动和社会保障部批准为我国第四批新职业之一，正式纳入卫生行业特有国家职业范围，国家职业大典编号为4-06-01-04。医疗救护员共分3个等级，分别为：四级医疗救护员（国家职业资格四级）、三级医疗救护员（国家职业资格三级）、二级医疗救护员（国家职业资格二级）。

一、医疗救护员的发展历史

医疗救护员起源于美国。从20世纪60年代起，美国急救医疗工作逐渐发展起来，建立起新的急诊医疗服务体系，培训专业急救人员，规范急救车的装备，逐渐形成现代EMSS。其中从事院前急救工作的主要就是医疗救护员，这类人员按其技术水平分为两类：初级救护员（EMT）和高级救护员（EMT-P）。1970年7月15日，医疗救护员正式写入美国的法律，允许EMT从事院前急救服务。经过40多年的发展，美国已经形成了完善的医疗救护员培养体制。

中国的医疗救护员与美国EMT属同一概念，但我国医疗救护员的起步较晚，发展也较慢，目前尚未形成规模。院前急救人才匮乏仍然是严重制约我国院前急救事业发展的主要瓶颈，据卫生部《医药卫生中长期人才发展规划（2011-2020年）》统计，我国院前一线急救人员缺口至少在12万名以上。为缓解院前急救人员紧缺的问题，国家劳动和社会保障部于2005年10月颁发了《关于同意将医疗救护员等2个新职业纳入卫生行业特有职业范围的公告》，公告将医疗救护员纳入卫生行业特有职业范围，并规定了职业内容。时隔8年，直至2013年12月19日，国家卫生和计划生育委员会颁布了《院前医疗急救管理办法》，并于2014年2月正式实施，医疗救护员于2014年才正式走上历史的舞台。该《院前医疗急救管理办法》进一步明确了医疗救护员的定义和工作范围，医疗救护员将作为我国急诊医疗服务体系的一个新兴职业为广大人民群众提供现场医疗救护，这必将对我国院前急救事业带来新的变化，将在更大程度上满足人民群众对院前急救服务需求的日益增长，切实缓解院前急救工作人员严重短缺的问题。

二、医疗救护员的培训与考核

在美国，多数具有资格证书的急救人员是初级EMT（EMT-Basic），培训课时数是110小时；高级救护员（EMT-P）的培训课时要700-1000小时，包括课程学习和现场实践。考核通过后获得EMT执照。

在我国，医疗救护员实行职业教育制，根据其培养目标和教学计划确定培训内容。培训的主要内容分为基础理论知识和技能操作，基础理论知识主要包括：急诊医疗服务体系的基本情况、基础解剖知识、现场伤情评估和病情判断、生命支持含气道管理和心肺复苏、常见急症的现场处理、妇产与婴儿急症、创伤急救、突发事件与大型活动的医疗保障、医学伦理等；操作技能主要包括生命支持、创伤四项技术以及院前常用的基本操作等。初级医疗救护员的培训总课时为300学时，其中理论100学时，操作200学时。

通过培训，使培训对象掌握医疗救护员工作的相关知识和技能。经考核成绩合格者颁发培训结业证书。凭培训结业证书报名参加国家医疗救护员资格考试，理论和技能操作考核全部通过后，由国家人力资源和社会保障部颁发医疗救护员职业资格证书，取得医疗救护员职业资格者方可从事院前急救工作。医疗救护员实行逐级晋级制。晋级培训期限：四级不少于 300 标准学时，三级不少于 200 标准学时，二级不少于 200 标准学时。

三、医疗救护员的工作内容

国家卫计委《院前医疗急救管理办法》第二十条规定，医疗救护员可以从事的相关辅助医疗救护工作包括：

1. 对常见急症进行现场初步处理；
2. 对患者进行通气、止血、包扎、骨折固定等初步救治；
3. 搬运、护送患者；
4. 现场心肺复苏；
5. 在现场指导群众自救、呼救。

四、医疗救护员的工作流程

医疗救护员应提前 15 分钟到岗上班，穿工作服、佩戴胸牌，进行上班前检查和准备工作。

1. 到供应室领取出车使用的诊箱和各种仪器设备，做好交接登记。
2. 认真检查诊箱内的急救药品和医疗用品是否齐全，确保在有效期内使用；心电图机、心电监护除颤仪、气管插管箱、氧气瓶、外伤包等设备齐全；电池供电充足，设备使用正常。将诊箱和仪器设备等放置在救护车厢内指定位置。
3. 检查救护车上物品及数量是否符合要求。
4. 带齐各种医疗表单：病历、处方、死亡证、签字单、交接单、收费发票等；随身携带通讯设备。
5. 准备工作完毕，将车辆停放在指定位置，在站内待命，等待出车指令。
6. 接到指挥中心出车指令后，迅速出发，驶向现场。
7. 在途中，通过电话与患者及家属联系，指导自救并进一步确定接车地点。
8. 到达现场后，对患者进行初步诊断和现场救治。
9. 告知病情、确定转送医院，要求患者或家属在医疗文书上签字确认。
10. 将患者的病情、救治情况及拟送达医院等相关信息报告 120 指挥调度中心，建立抢救绿色通道。
11. 在转运途中，陪伴患者身边，进行严密监护，确保途中安全。
12. 到达医院后，与接诊人员就病情与处置进行交接，并向患者或家属收取相关费用。
13. 返回，并随时准备接受新的任务。
14. 书写病历、检查设备、补充药品与耗材。
15. 一周后对患者进行回访，了解明确诊断、治疗情况和对急救服务的意见和建议。

五、医疗救护员的个人防护

医疗救护员在院前急救过程中，会遇到各种各样的情况，有可能是具有传染性的疾病，有可能是被污染的血液或体液，也可能是有毒物质等，这些情况都存在一定的潜在风险。因此，医疗救护员应采取以下人防护措施，以保证自身的安全。

1. 在日常院前急救工作中，应穿工作服，在接触患者前后要常规洗手，戴手套和口罩。

2. 在遇有开放性出血时，应用纱布覆盖出血处再行处置，尽量减少直接接触患者的血液。若接触到患者的血液或污染性体液时，应彻底清洗；遇有喷射性出血时，应戴护眼镜。

3. 在进行心肺复苏时，应使用简易人工呼吸器，不应直接的口对口人工呼吸。

4. 在治疗和转运呼吸系统疾病的患者时，给患者佩戴口罩，是非常必要的。

5. 在转运传染病患者时，应严格按照转运传染病患者的三级防护要求，穿戴防护服。

6. 应妥善处理好针头、纱布等医疗废弃物，并保证救护车内的清洁。

（张进军）

第二章

现场评估与病情判断

第一节　现场环境评估

现场环境评估是指医疗救护员到达现场与患者接触之前，对现场环境的观察评价与采取的措施。在院前急救工作中，无论是面对单个伤病员还是多名伤病员，也无论现场环境如何复杂多变，急救人员、患者及周围人员的安全是第一重要的。在众多重大事故的现场，往往因为实施救援时忽略了对现场环境安全的评估，致使事件的严重程度进一步扩大，伤亡人数增多，甚至造成救援人员在救援过程中受到不必要的伤害，此类惨痛的教训不胜枚举。故此，院前急救人员在进入事故现场前，一定要对现场环境进行彻底全面的评估，充分了解事件性质及救援的相关协作部门，为在进入现场前有充足的准备。

一、个人防护措施

在院前急救工作中，医疗救护员因接触各式各样的伤病员，易受到带有传染病菌的血液或分泌物的污染，所以标准的个人防护措施必须始终贯穿于整个急救工作过程中。标准防护措施有基础防护措施和特殊防护两类。标准基础防护措施主要包括穿工作服、戴手套和口罩，必要时应戴护目镜。特殊防护应根据事件类别分别准备，如遇到甲、乙类传染病时，应穿隔离服、戴防护面具及防护口罩；如遇有毒环境时，应穿防化隔离服及戴防毒面具；遇核生化污染应穿防核生化防护服及全封闭式呼吸器。另外，医疗救护员应勤洗手消毒，避免在不同的伤病者之间急救时相互污染。

二、现场环境评估的内容

1. 接到指令前往事发现场途中应通过电话了解现场情况，包括事件性质、大体伤员数量、大致的事故严重程度、相关协作部门（如公安、消防）是否已经到达现场等，并根据了解到的情况尽可能的指导现场人员进行自救互救。

2. 到现场后迅速观察现场环境，明确事件性质，了解大致伤亡人数，伤情种类，并准备好必要的防护措施（口罩、手套、防护服、护目镜、防毒面具等）。选择合适的泊车位置，救护车车头尽量远离事故现场方向停放。

3. 明确警戒线、警戒标志是否齐备，观察现场是否仍有不确定的危险因素（明火、塌方、滚石滑坡、高压电线、燃气燃油泄漏、高速行驶的机动车等），要确保现场环境的安全，这样才能保证急救人员自身、患者以及旁观者的安全。如果现场环境不安全，要去除危险因素，并迅速将所有患者转移至安全区。作为一名院前急救团队的人员，在实施救援的同时将团队成员置身险境是极不明智的行为。因此，不论何时何地何种情况，只有在确保自身生命安全的前提下，才有可能进行下一步的救援。现场评估这一环节或许并不需要多么深厚的医疗理论基础和高超的专业技能，但任何一名具有专业素养和丰富经验的院前工作人员都不会忽视其重要的地位。具体现场环境评估流程见图2-1。

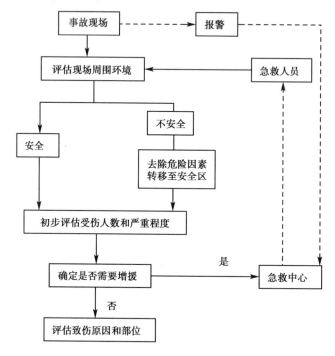

图2-1 现场环境评估流程图

三、识别现场危险

当医疗救护员到达急救现场时，应立即根据现场环境及事件性质评估现场危险程度，并随着现场环境的变化与发展，发现潜在与继发的危险。

常见的急救现场与危险情况：

1. 车祸现场：对于车祸现场，尤其是高速路车祸现场，确保现场环境的安全尤为重要。救护车应停放在事故现场的前方，并在事故后方50～100m外安放警示标志，并留专人疏导交通，防止发生再次车辆追尾事故危险。开始救援时，应注意事故车辆有无燃料泄漏，车身是否稳定，车后轮是否锁定（手刹是否制动），汽车引擎是否关闭，车辆安全气囊是否打开（未打开应切断车辆电源）等。以上情况均可能对急救人员构成人身危险。

2. 事故现场：火灾现场应注意有毒气体及现场建筑物突然坍塌的危险，不要轻易进入火灾现场。电击伤现场应确认是否断电。工地现场应注意是否有再次坍塌、高空坠物、高空跌落等危险。狭小封闭事故现场（地下洞穴、管道、污水井、货仓等）进入前应确认是否存在低氧和（或）有毒气体可能，在确认防护措施到位前，不能轻易进入现场救援。

3. 爆炸现场：爆炸现场多伴有建筑物坍塌，飞溅的碎片及有毒气体等危险。针对恐怖袭击爆炸现场，应注意有无二次爆炸、化学武器、核武器攻击等危险。因此，应在公安及消防人员确认的安全线外等候救援，或经公安及消防确认现场环境安全后方可进入现场救援。

4. 犯罪现场：高度怀疑是犯罪现场的情况，首先应打110报警，尽量避免破坏现场环境。犯罪现场打电话现场求助者多为罪犯本人，并藏匿在现场附近，在公安机关到达现场前不要轻易进入现场救援。在罪犯并控制后还应注意其身上及周边是否有可攻击人的利器物品，应避免与其接触，防止被再次攻击的危险。

5. 醉酒者、吸毒者、精神疾患及上访人员急救现场：醉酒者、吸毒者及精神疾患患者多数具有攻击性，应在公安机关给予必要的约束后方可施救。

6. 其他现场：在现场急救时还应注意情绪激动的家属、旁观者（医闹）带来的人身攻击的危险；在患者家中应防范宠物（猫狗）咬伤的危险；在人群密集场所应防范踩踏的危险；在恶劣天气（暴雨、暴雪、雾霾、飓风、冰雹等）应防范被困的危险。

综上所述，各种危险因素会对急救人员和患者构成人身威胁。当现场环境不安全时，应先使其变得安全或将患者转移出现场至安全地带。现场救援应牢记："现场急救环境随时有变化，应随时确认是否安全，救人先救己"的原则。

四、进入现场

医疗救护员在进入现场前，应先选择一个离现场最近且出入方便的安全地点停放救护车。车头应朝向道路方向，便于迅速启动出发。急救人员确认现场环境安全后，再进入现场。

五、检伤分类

现场检伤分类的目的是合理利用事件现场有限的医疗救援人力、物力，对大量伤病者进行及时有效的检查、处置，挽救尽可能多的生命，最大限度减轻伤残程度，以及安全、迅速将全部患者转运到有条件进一步治疗的医院。如果现场伤病员不多，且有充足的医疗救护力量，应对所有伤员同时进行检查、处理。如现场伤病员多，又没有足够的医疗救护人力、物力时，必须先对全部伤病员进行快速检伤分类，确定哪些有生命危险应最先获得救治，哪些可暂不救治。但事实上是我们历经多少次重大事故的现场救援，却很少能够正确进行检伤分类，甚至根本不做检伤分类。究其主要原因，一是现场指挥不重视检伤分类的作用和意义；二是现场指挥根本就不清楚检伤分类的具体流程。检伤分类至少在重大事故中可以迅速判断出事故的严重程度，既可以清点出事故重伤到底有多少伤员、有多少重伤员，便于决策层管理和指挥，同时也便于现场的有效管理。

六、增援与帮助

当医疗救护员在自己团队能力范围内不能够处理现场情况时，应立即寻求增援与帮助，尤其是对危重患者和突发事件，应及时报告指挥中心，请求增援与帮助。应告知增援人员准确的救援位置、安全区域及危险因素。

第二节 病情评估

患者病情评估由初步评估、二次评估及途中评估三部分组成。初步评估目的在于使医疗救护员能够在现场快速的检查出患者危及生命的伤情与疾病，并作出相应合理的救治。二次评估目的在于对患者全身进行细致的查体，发现初步评估中可能遗漏的情况，是对初步评估的完善和补充。途中评估是指在转送患者途中，对患者进行简要重点的检查，以便及时发现病情变化。病情评估适用于医疗救护员在现场各种环境，尤其是创伤患者的现场检查救治，是医疗救护员的现场急救的基本功之一，应熟练掌握。

一、初 步 评 估

初步评估由环境评估、初步检查和快速全身检查三的部分组成。在现场环境评估确认安全后，先对患者进行初步检查，掌握患者一般情况并查找出致命病因，然后进行快速全身检查，寻找出各种危及患者生命的情况。如果急救现场是单个伤病员，则经快速现场环境评估和处置后直接进行伤情评估；但如果是多个伤病员，则首先应进行检伤分类，然后先对重伤员进行伤情评估与处置，我们将这一流程简单归纳为 DRABC 评估流程。在这一流程中，强调只进行必要的基本检查，只对可能立即危及生命的情况给予最简单有效的处置，旨在保证伤员的基本生命安全。

1. DRABC 评估流程

D——Danger 现场危险评估：医疗救护、患者及周围人员的安全是第一重要的，这一理念我们不厌其烦的予以重申，救援人员在进入现场前一定要确保周围环境的安全。此外，对于伤员周围环境的审查往往会提示我们该伤员可能的受伤机制和伤情轻重。

R——Response 意识状态的评估，迅速判断伤病员是否清醒、是否有所反应。最好是根据 Glasgow 评分对伤员进行意识状态的评估。对于意识丧失、呼吸停止及大动脉搏动不能触及的伤员，立即进行心肺复苏。

A——Airway 气道的评估。溺水、火灾、泥石流等通常引起患者不同程度的气道梗阻，特别是火场逃生的伤员，气道梗阻往往在数分钟到几小时的时间内迅速发生。此外，一部分重度颅脑损伤的患者以及受伤前曾饱食的伤员，往往在治疗过程中出现不自主控制的大量喷射性呕吐，从而导致吸入性的气道梗阻。而一旦出现气道梗阻而未能及时干预，患者往往会在几分钟内失去生命。作为院前急救医生，不仅需要能够对各种伤员的气道条件进行准确评估，还要清楚地认识到其有可能进一步加重的发展趋势，以便在创伤早期对患者的气道提前给予适当的保护。

B——Breathing 呼吸的评估，包括呼吸频率、节律以及双侧的呼吸音是否对称，需要使用听诊器听诊双侧胸壁的肺尖、肺底四个听诊区。大部分气道通畅的患者都能够出现自主呼吸，但一部分患者的自主呼吸并不能维持其自身机体的氧供需求，这种情况下，就需要我们给予一些有效的呼吸支持手段——鼻导管吸氧，调氧面罩吸氧、储氧面罩吸氧、NPPV、IPPV 或徒手面罩加压气囊辅助通气等。通常来讲，即便有正常自主呼吸的严重创伤患者，我们仍然建议常规给予低流量的鼻导管吸氧，旨在尽可能的提高患者血液中的氧含量，以便在创伤大量失血时能够维持机体的基本氧供。

　　C——Circulation 循环状态的评估，主要包括：脉搏、末梢循环，以判断伤员出血情况，同时也应迅速观察患者全身有无可见的活动性出血，并采取相应的止血措施，特别是在创伤早期是挽回伤者生命的重要手段。

　　2. 快速全身检查　在进行快速 DRABC 伤情评估之后，危及生命的情况已做处理，这时需要对伤员进行快速全身检查，包括伤员的姓名、性别、年龄、体重、体位、表情、活动能力、出血情况以及从头到脚各个部位详尽检查（详见图 2-2），检查时应注意以下事项。

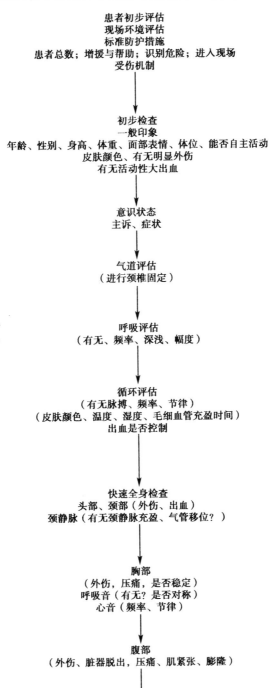

患者初步评估
现场环境评估
标准防护措施
患者总数；增援与帮助；识别危险；进入现场
受伤机制

初步检查
一般印象
年龄、性别、身高、体重、面部表情、体位、能否自主活动
皮肤颜色、有无明显外伤
有无活动性大出血

意识状态
主诉、症状

气道评估
（进行颈椎固定）

呼吸评估
（有无、频率、深浅、幅度）

循环评估
（有无脉搏、频率、节律）
（皮肤颜色、温度、湿度、毛细血管充盈时间）
出血是否控制

快速全身检查
头部、颈部（外伤、出血）
颈静脉（有无颈静脉充盈、气管移位？）

胸部
（外伤，压痛，是否稳定）
呼吸音（有无? 是否对称）
心音（频率、节律）

腹部
（外伤、脏器脱出，压痛、肌紧张、膨隆）

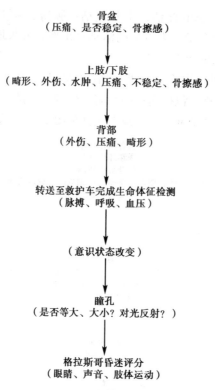

骨盆
（压痛、是否稳定、骨擦感）

上肢/下肢
（畸形、外伤、水肿、压痛、不稳定、骨擦感）

背部
（外伤、压痛、畸形）

转送至救护车完成生命体征检测
（脉搏、呼吸、血压）

（意识状态改变）

瞳孔
（是否等大、大小？对光反射？）

格拉斯哥昏迷评分
（眼睛、声音、肢体运动）

图2-2　初步评估及快速全身检查流程图

（1）检查颈部时，应评估颈静脉，如果颈静脉充盈则提示胸膜腔内压增高（张力性气胸或心脏压塞），还应检查气管有无移位。如无异常可以对患者上颈托固定。

（2）快速胸部检查时应充分暴露胸部，判断胸部运动是否正常，是否有反常活动。有无胸壁的外伤，可以简单触诊胸壁是否有压痛、稳定、有无骨擦感。听诊双肺呼吸音是否存在、对称（沿双侧胸壁腋中线听诊至第4肋间）。如发现胸部异常（开放性血气胸、连枷胸等）应立即给予处理。

（3）快速腹部检查时可简要检查有无明显外伤，触诊有无压痛、肌紧张、膨隆。意识不清或颈椎损伤的患者腹部检查可能出现假阳性结果。

（4）快速骨盆检查时可通过骨盆挤压分离试验判断骨盆有无压痛、是否稳定。如明确为不稳定骨盆，需给予骨盆固定后再进行搬运，并避免重复检查。

（5）快速检查上下肢体，判断有无出血、压痛、畸形、水肿。不稳定的骨盆或双侧股骨骨折可导致大量内出血休克。还应检查四肢远端的感觉、肌力及远端动脉搏动（桡动脉、足背动脉）。

（6）通过上述检查的同时还应获得患者的基本生命体征（血压、脉搏、呼吸频率）以及患者相关病史（发病经过与症状、既往史、过敏史、服药史、上次饮食史）。

（7）如果患者意识状态发生改变，应立即进行简要神经系统检查。包括瞳孔、格拉斯哥昏迷评分（GCS）。还应除外非创伤性因素（药物中毒、酒精中毒、低血糖等），条件许可时应行快速指血糖监测。

（8）快速全身检查时，千万不要忽略检查背部。

二、二 次 评 估

初步评估完成之后，主要危及伤病员的情况已经得到了初步处置。二次评估较初步评估更为详细，是对初步评估的进一步完善，目的在于发现遗漏的问题。此项评估将作为患者现场和转运途中后续治疗的基准。对于病情较轻且病因明确的患者，或转运路途较短且不需要治疗者可不进行二次评估。对于危重患者，且转运路途较远，也可在转运途中完成二次评估。具体评估流程见图 2-3。

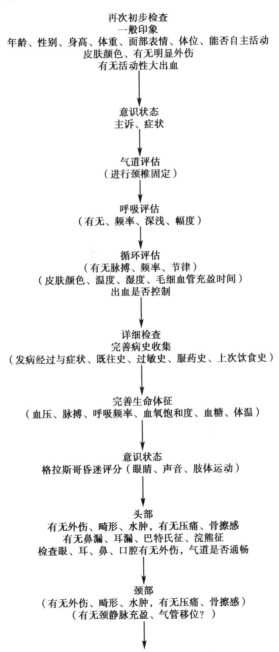

再次初步检查
一般印象
年龄、性别、身高、体重、面部表情、体位、能否自主活动
皮肤颜色、有无明显外伤
有无活动性大出血

意识状态
主诉、症状

气道评估
（进行颈椎固定）

呼吸评估
（有无、频率、深浅、幅度）

循环评估
（有无脉搏、频率、节律）
（皮肤颜色、温度、湿度、毛细血管充盈时间）
出血是否控制

详细检查
完善病史收集
（发病经过与症状、既往史、过敏史、服药史、上次饮食史）

完善生命体征
（血压、脉搏、呼吸频率、血氧饱和度、血糖、体温）

意识状态
格拉斯哥昏迷评分（眼睛、声音、肢体运动）

头部
有无外伤、畸形、水肿，有无压痛、骨擦感
有无鼻漏、耳漏、巴特氏征、浣熊征
检查眼、耳、鼻、口腔有无外伤，气道是否通畅

颈部
（有无外伤、畸形、水肿，有无压痛、骨擦感）
（有无颈静脉充盈、气管移位？）

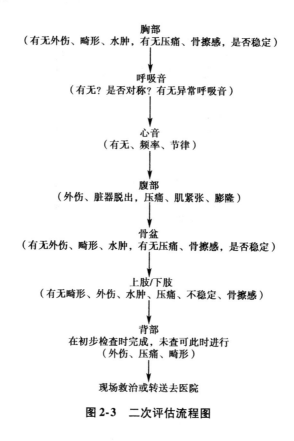

胸部
（有无外伤、畸形、水肿，有无压痛、骨擦感，是否稳定）

呼吸音
（有无？是否对称？有无异常呼吸音）

心音
（有无、频率、节律）

腹部
（外伤、脏器脱出，压痛、肌紧张、膨隆）

骨盆
（有无外伤、畸形、水肿，有无压痛、骨擦感，是否稳定）

上肢/下肢
（有无畸形、外伤、水肿、压痛、不稳定、骨擦感）

背部
在初步检查时完成，未查可此时进行
（外伤、压痛、畸形）

现场救治或转送去医院

图2-3　二次评估流程图

三、途中评估

在将伤员搬上救护车之后，伤员已经处于相对安全的环境中，首要的一项至关重要的工作就是与接收医院取得联系，建立绿色救治通道，简要地向院内急诊医务人员报告伤员情况，请求做好接诊准备，为伤员的院内救治争取宝贵的时间；同时在途中要密切关注伤员生命体征和阳性体征的变化。途中评估是对患者转运途中病情的简化评估，可重复进行（危重患者5分钟评估一次，稳定患者15分钟评估一次）。如果途中没有时间进行二次评估，可由途中评估代替。具体评估流程见图2-4。

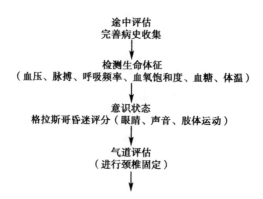

途中评估
完善病史收集

检测生命体征
（血压、脉搏、呼吸频率、血氧饱和度、血糖、体温）

意识状态
格拉斯哥昏迷评分（眼睛、声音、肢体运动）

气道评估
（进行颈椎固定）

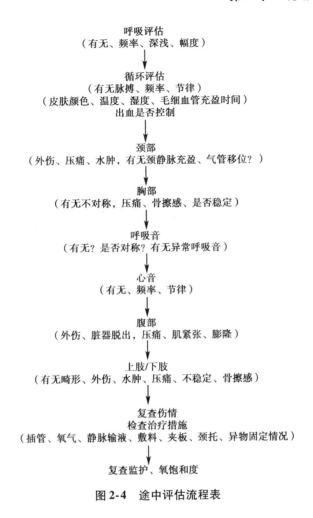

呼吸评估
（有无、频率、深浅、幅度）

↓

循环评估
（有无脉搏、频率、节律）
（皮肤颜色、温度、湿度、毛细血管充盈时间）
出血是否控制

↓

颈部
（外伤、压痛、水肿，有无颈静脉充盈、气管移位？）

↓

胸部
（有无不对称，压痛、骨擦感、是否稳定）

↓

呼吸音
（有无？是否对称？有无异常呼吸音）

↓

心音
（有无、频率、节律）

↓

腹部
（外伤、脏器脱出，压痛、肌紧张、膨隆）

↓

上肢/下肢
（有无畸形、外伤、水肿、压痛、不稳定、骨擦感）

↓

复查伤情
检查治疗措施
（插管、氧气、静脉输液、敷料、夹板、颈托、异物固定情况）

↓

复查监护、氧饱和度

图 2-4 途中评估流程表

第三节 体格检查

体格检查是指医疗救护员通过视诊、触诊、叩诊、听诊和嗅诊等运用自己的感官和检查工具（如体温表、血压计、听诊器等），对患者从头到脚进行客观评估检查的方法。医疗救护员应对现场患者进行快速体格检查，并作出初步判断（视频1）。

一、检 查 方 法

（一）视诊

视诊是医疗救护员用眼睛观察患者全身或局部表现的诊断方法。如患者大概年龄、性别、体重估算、意识状态、体位、有无皮疹、有无明显外伤出血等。

（二）触诊

触诊是医疗救护员通过手接触患者全身各个检查部位时的感觉来进行诊断的方法。如患者体温、皮肤湿度、压痛、肌紧张、摩擦感、骨擦感等。触诊时，由于检查部位不同而施加的压力有轻有重，因而可分为浅部触诊法和深部触诊法。

1. 浅部触诊法　适用于身体浅在部位的检查与评估。腹部浅部触诊可触及的深度约为1cm。触诊时将一手放在被检查部位，用掌指关节和腕关节的共同动作，以滑动或旋转方式轻压触摸。浅部触诊一般不引起患者痛苦或痛苦较轻，也多不引起肌肉紧张，因此多用于检查腹部有无压痛。

2. 深部触诊法　检查时可用单手或两手重叠由浅入深，逐渐加压以达到深部触诊的目的。腹部深部触诊法触及的深度常常在2cm以上，有时可达4～5cm，主要用于检查和评估腹腔病变和脏器情况。

（三）叩诊

1. 叩诊　是用手指叩击身体表面某一检查部位，使之产生声音，根据声音的不同判断患者检查部位的脏器有无异常的诊断方法。叩诊可用于确定胸膜腔中液体多少或气体有无诊断血胸或气胸；心界大小与形状、肝脾的边界、腹水有无与多少等情况。另外用手或叩诊锤直接叩击被检查部位，诊察反射情况和有无疼痛反应也属叩诊。根据叩诊的目的和叩诊的手法可分为直接叩诊法和间接叩诊法两种。

（1）直接叩诊法：医疗救护员右手中间三手指并拢，用其掌面直接拍击被检查部位，借助于拍击的反响和指下的振动感，判断病变情况为直接叩诊法。此法适用于胸部和腹部范围较广泛的病变，如胸膜粘连或增厚、大量胸腔积液或腹水及气胸等。

（2）间接叩诊法：为最常用的叩诊方法。医疗救护员将左手中指第二指节紧贴于叩诊部位，其他手指稍微抬起，勿与患者身体接触；右手指自然弯曲，用中指指端叩击左手中指第二节指骨的远端；叩击方向应与叩诊部位的体表垂直；在同一部位叩诊可连续叩击2～3下。叩击动作要短促、灵活、富有弹性，叩击后右手中指应立即抬起以免影响对叩诊音的判断。在检查患者肝区或肾区有无叩击痛，医疗救护员可将左手手掌平置于被检查部位，右手握成拳状叩击左手手背，询问或观察患者有无疼痛感。

2. 叩诊音

叩诊音：叩诊时被叩击部位产生的反响称为叩诊音。叩诊音的不同取决于被叩击部位组织或器官的致密度、弹性、含气量及与体表的间距。共分为清音、浊音、鼓音、实音、过清音五种。

（1）清音：是正常肺部的叩诊音。肺部叩诊清音提示肺组织的弹性、含气量、致密度正常。

（2）浊音：是一种音调较高，音响较弱，振动持续时间较短的非乐性叩诊音。当叩击被少量含气组织覆盖的实质脏器时产生，如叩击心或肝被肺段边缘所覆盖的部分，或在病理状态下如肺炎时的叩诊音。

（3）鼓音：如同击鼓声，在叩击含有大量气体的空腔脏器时出现。正常情况下可见于胃泡区和腹部，病理情况下可见于肺内空洞、气胸、气腹等。

（4）实音：是一种音调较浊音更高，音响更弱，振动持续时间更短的一种非乐性音。如叩击心和肝等实质脏器所产生的音响。在病理状态下可见于大量胸腔积液或肺实变等。

（5）过清音：介于鼓音与清音之间，正常成人是不会出现的一种病态叩击音。临床上常见于肺组织含气量增多、弹性减弱时，如肺气肿。

（四）听诊

听诊是医疗救护员根据患者身体各部位活动时发出的声音判断检查部位是否正常的诊

断方法。现场急救听诊包括听身体各部位所发出的任何声音（如话语声、呼吸声、咳嗽声和嗳气、呃逆、呻吟、啼哭、呼叫时发出的声音以及肠鸣音、骨擦音等）。这些声音可对现场床诊断提供帮助。听诊可分为直接听诊和间接听诊两种方法。

1. 直接听诊法：医疗救护员将耳贴附于被患者的身体上直接进行听诊，这种方法所能听到的体内声音很弱。目前也只有在没有听诊器或紧急情况下才会采用。

2. 间接听诊法：这是用听诊器进行听诊的一种检查方法。间接听诊法应用范围广，除用于心、肺、腹的听诊外，还可以听取身体其他部位发出的声音（如血管音、皮下气肿音、关节活动音、骨折面摩擦音等）。使用听诊器听诊时应注意保持周围环境安静，不要隔着衣服听诊，听诊器体件应直接与患者皮肤接触，以获取确切的听诊结果。

（五）嗅诊

嗅诊是通过医疗救护员的嗅觉来判断发自患者的异常气味与疾病之间关系的诊断方法（如患者皮肤、黏膜、呼吸道、胃肠道、呕吐物、排泄物、分泌物、脓液及血液等的气味），根据疾病的不同，其特点和性质也不一样。呼吸呈刺激性蒜味见于有机磷杀虫药中毒；烂苹果味见于糖尿病酮症酸中毒者；氨味见于尿毒症；肝腥味见于肝性脑病者。急救现场嗅诊可迅速提供具有重要意义的诊断线索，但必须要结合其他检查才能做出正确的诊断。

二、一般情况检查

一般情况检查是整个体格检查过程中的第一步，是对患者全身状态的整体性观察。包括性别、年龄、体温、脉搏、血压、意识状态、面容表情、体位姿势、步态等，皮肤。

（一）生命体征

生命体征是评价患者生命活动存在与否及其质量的指标，包括体温、脉搏、呼吸和血压四项。

1. 体温　测量患者体温的高低，具体测量体温的方法见操作篇。
2. 呼吸　观察记录患者呼吸的节律性及每分钟次数。
3. 脉搏　观察记录患者脉搏的节律性及每分钟次数。
4. 血压　观察动脉血压的高低。

（二）意识状态

意识状态是大脑功能活动的综合表现，即对环境的知觉状态。正常人意识清晰，定向力正常，反应敏锐精确，思维和情感活动正常，语言流畅准确、表达能力良好。能够影响大脑功能活动的疾病均可引起程度不等的意识改变，称为意识障碍。可通过意识状态分级（AVPU）或格拉斯哥昏迷评分进行患者意识状态判断（详见本章第二节）。

（三）体位

体位是指患者身体所处的状态。体位的改变对某些疾病的诊断具有一定的意义，常见的体位有以下几种：

1. 自主体位　身体活动自如，不受限制。见于正常人、轻症和疾病早期患者。
2. 被动体位　患者不能自己调整或变换身体的位置。见于极度衰竭或意识丧失者。
3. 强迫体位　患者为减轻痛苦，被迫采取某种特殊的体位。现场急救常见的强迫体位有以下几种。

（1）强迫仰卧位：患者仰卧，双腿蜷曲，借以减轻腹部肌肉的紧张程度。见于急性腹膜炎等。

（2）强迫俯卧位：俯卧位可减轻脊背肌肉的紧张程度。见于脊柱疾病。

（3）强迫侧卧位：有胸膜疾病的患者多采取患侧卧位，可限制患侧胸廓活动而减轻疼痛和有利于健侧代偿呼吸。见于一侧胸膜炎和大量胸腔积液的患者。

（4）强迫坐位：亦称端坐呼吸（orthopnea），患者坐于床沿上，以两手置于膝盖或扶持床边。该体位便于辅助呼吸肌参与呼吸运动，加大膈肌活动度，增加肺通气量，并减少回心血量和减轻心脏负担。见于心、肺功能不全者。

（5）强迫蹲位：患者在活动过程中，因呼吸困难和心悸而停止活动并采用蹲踞位或膝胸位以缓解症状。见于先天性发绀型心脏病。

（6）强迫停立位：在步行时心前区疼痛突然发作，患者常被迫立刻站住，并以右手按抚心前部位，待症状稍缓解后才继续行走。见于心绞痛。

（7）辗转体位：患者辗转反侧，坐卧不安。见于胆石症、胆道蛔虫症、肾绞痛等。

（8）角弓反张位：患者颈及脊背肌肉强直，出现头向后仰，胸腹前凸，背过伸，躯干呈弓形。见于破伤风及小儿脑膜炎。

（四）皮肤

皮肤检查包括皮肤颜色改变，湿度、弹性的改变，以及出现皮疹、出血点、紫癜、水肿及瘢痕等。皮肤病变的检查一般通过视诊观察，有时尚需配合触诊。

1. 皮肤颜色　皮肤的颜色与毛细血管的分布、血液的充盈度、色素量的多少、皮下脂肪的厚薄有关。

（1）皮肤苍白：可由贫血、末梢毛细血管痉挛或充盈不足所致，如寒冷、惊恐、休克、虚脱等。仅见肢端苍白，可能与肢体动脉痉挛或阻塞有关（如雷诺病、血栓闭塞性脉管炎等）。

（2）皮肤发红：由于毛细血管扩张充血、血流加速、血量增加以及红细胞量增多所致，在生理情况下见于运动、饮酒后；病理情况下见于发热性疾病（如肺炎球菌肺炎、肺结核、猩红热、阿托品及一氧化碳中毒等）。

（3）皮肤发绀：皮肤呈青紫色，常见于口唇、耳廓、面颊及肢端，常见于缺氧。

（4）皮肤黄染：皮肤黏膜发黄称为黄染，多由黄疸引起。由于血清内胆红素浓度增高而使皮肤黏膜乃至体液及其他组织黄染的现象为黄疸。血清总胆红素浓度超过 $34\mu mol/L$ 时，可出现黄疸。黄疸引起皮肤黏膜黄染的特点是：①黄疸首先出现于巩膜、硬腭后部及软腭黏膜上，随着血中胆红素浓度的继续增高黏膜黄染更明显时，才会出现皮肤黄染；②巩膜黄染是连续的，近角巩膜缘处黄染轻、黄色淡，远角巩膜缘处黄染重、黄色深。

2. 皮肤湿度　皮肤湿度与汗腺分泌功能有关，出汗多者皮肤比较湿润，出汗少者比较干燥。手足皮肤发凉而大汗淋漓称为冷汗，多见于休克和虚脱患者。

3. 皮肤弹性　皮肤弹性与年龄、营养状态、皮下脂肪及组织间隙所含液体量有关。检查皮肤弹性时，常选择手背或上臂内侧部位，以拇指和示指将皮肤提起，松手后如皮肤皱褶迅速平复为弹性正常，如皱褶平复缓慢为弹性减弱，后者见于长期消耗性疾病或严重脱水者。发热时血液循环加速，周围血管充盈，可使皮肤弹性增加。

4. 皮疹　皮疹的种类很多，常见于传染病、皮肤病、药物及其他物质所致的过敏反应等。临床上常见的皮疹有以下几种。

（1）荨麻疹：为稍隆起皮肤表面的苍白色或红色的局限性水肿，为速发性皮肤变态反应所致，常见于各种过敏反应。

（2）斑疹：表现为局部皮肤发红，一般不凸出皮肤表面。常见于斑疹伤寒、丹毒、风湿性多形性红斑等。

（3）玫瑰疹：一种鲜红色圆形斑疹，直径 2~3mm，为病灶周围血管扩张所致。检查时拉紧附近皮肤或以手指按压可使皮疹消退，松开时又复出现。常出现于胸腹部。为伤寒和副伤寒的特征性皮疹。

（4）丘疹：病灶凸出皮肤表面。常见于药物疹、麻疹及湿疹等。

（5）斑丘疹：在丘疹周围有皮肤发红的底盘称为斑丘疹。常见于风疹、猩红热和药物疹等。

5. 皮下出血　皮下出血根据其直径大小及伴随情况分为以下几种，小于 2mm 称为瘀点，3~5mm 称为紫癜，大于 5mm 称为瘀斑；片状出血并伴有皮肤显著隆起称为血肿。皮下出血常见于造血系统疾病、重症感染、某些血管损害性疾病以及毒物或药物中毒等。

6. 水肿　皮下组织的细胞内及组织间隙内液体积聚过多称为水肿。水肿的检查应以视诊和触诊相结合，仅凭视诊虽可诊断明显水肿，但不易发现轻度水肿。凹陷性水肿局部受压后可出现凹陷，而黏液性水肿及象皮肿（丝虫病）尽管组织肿胀明显，但受压后并无组织凹陷。根据水肿的轻重，可分为轻、中、重三度。

轻度：仅见于眼睑、眶下软组织、胫骨前、踝部皮下组织，指压后可见组织轻度下陷，平复较快。

中度：全身组织均见明显水肿，指压后可出现明显的或较深的组织下陷，平复缓慢。

重度：全身组织严重水肿，身体低位皮肤紧张发亮甚至有液体渗出。此外，胸腔、腹腔等浆膜腔内可见积液，外阴部亦可见严重水肿。

三、头　部

（一）眼

1. 视诊检查　患者眼部及眼眶周围有无外伤、出血、畸形、水肿，眼眶周围出现淤血水肿（熊猫眼）提示颅前窝骨折；触诊检查有无压痛、不稳定及骨擦感。

2. 视力　现场急救时对眼部外伤，视力受损者可用"数手指"方法快速检查。医疗救护员任意伸出几个手指，嘱其说出手指的数目，记录为数指及距离。手指移近眼前到 5cm 仍数不清，则改为用手指在患者眼前左右摆动，如能看到，记录为手动及距离。不能看到眼前手动者，用手电筒照被检眼，如能准确地看到光亮，记录为光感，不能者，记录为无光感。

3. 瞳孔　瞳孔是虹膜中央的孔洞，正常直径为 3~4mm。瞳孔由第 3 对脑神经支配。对瞳孔的检查应注意瞳孔的形状、大小、位置、双侧是否等圆、等大，对光及集合反射等。

（1）瞳孔的形状与大小：正常为圆形，双侧等大。病理情况下瞳孔缩小，常见于中毒（有机磷类农药）、药物反应（毛果芸香碱、吗啡、氯丙嗪）等；瞳孔扩大常见于眼外伤、缺氧、低温、视神经损伤、药物影响（阿托品）等。双侧瞳孔散大并伴有对光反射消失为濒死状态的表现。

（2）双侧瞳孔大小不等：常提示有颅内病变，如脑外伤、脑疝等。如双侧瞳孔不等且伴有对光反射减弱或消失以及神志不清，往往是中脑功能损害的表现。

（3）对光反射：是检查瞳孔功能活动的测验，包括直接和间接对光反射两种检查。

1）直接对光反射：通常用手电筒直接照射瞳孔并观察其动态反应。正常人，当眼受到光线刺激后瞳孔立即缩小，移开光源后瞳孔迅速复原。

2）间接对光反射：是指光线照射一眼时另一眼瞳孔立即缩小，移开光线，瞳孔扩大。检查间接对光反射时，应以一手挡住光线以免对检查眼受照射而形成直接对光反射。

瞳孔对光反射迟钝或消失时多见于昏迷患者。

（二）耳

1. 视诊检查　患者耳部及周围组织有无外伤、出血、畸形、水肿；外耳道有血性或有澄清液体流出，提示颅中窝骨折；耳后周围出现淤血水肿（巴特氏征）提示颅后窝骨折。

2. 触诊检查　有无压痛、不稳定及骨擦感。

（三）鼻

1. 视诊检查　患者鼻部部及周围组织有无外伤、出血、畸形、水肿；鼻部有血性或有澄清液体流出，提示颅中窝骨折。

2. 触诊鼻部检查　有无压痛、不稳定及骨擦感。

3. 鼻腔完全堵塞、外界变形、鼻梁宽平如蛙状，称为蛙状鼻，见于肥大的鼻息肉患者。鞍鼻是由于鼻骨破坏、鼻梁塌陷所致，见于鼻骨折、鼻骨发育不良、先天性梅毒和麻风病。

4. 鼻翼扇动　吸气时鼻孔张大，呼气时鼻孔回缩，见于伴有呼吸困难的高热性疾病（如大叶性肺炎）、支气管哮喘和心源性哮喘发作时。

5. 鼻窦　鼻窦为鼻腔周围含气的骨质空腔，共四对，均与鼻腔相通，当引流不畅时容易发生炎症。鼻窦炎时出现鼻塞、流涕、头痛和鼻窦压痛。

（四）口

检查患者口及周围组织有无外伤、出血、畸形、水肿；触诊检查有无压痛、不稳定及骨擦感。

1. 口唇　口唇的毛细血管十分丰富，因此健康人口唇红润光泽，当毛细血管充盈不足或血红蛋白含量降低，口唇即呈苍白，见于贫血、虚脱等；口唇颜色深红为血液循环加速、毛细血管过度充盈所致，见于急性发热性疾病。口唇发绀为血液中还原血红蛋白增加所致，见于心力衰竭和呼吸衰竭等。口唇干燥并有皲裂，见于严重脱水患者。

2. 口腔黏膜　正常口腔黏膜光洁呈粉红色。如出现蓝黑色色素沉着斑片多为肾上腺皮质功能减退症。如见大小不等的黏膜下出血点或瘀斑，则可能为各种出血性疾病或维生素 C 缺乏所引起。若在相当于第二磨牙的颊黏膜处出现帽针头大小白色斑点，称为麻疹黏膜斑，为麻疹的早期特征。此外，黏膜充血、肿胀并伴有小出血点，称为黏膜疹，多为对称性，见于猩红热、风疹和某些药物中毒。黏膜溃疡可见于慢性复发性口疮。雪口病（鹅口疮）为白念珠菌感染，多见于衰弱的病儿或老年患者，也可出现于长期使用广谱抗生素和抗癌药之后。

3. 牙　应注意有无龋齿、残根、缺牙和义齿等。如发现牙疾患，应按下列格式标明所在部位。

上

右	8	7	6	5	4	3	2	1	1	2	3	4	5	6	7	8	左
	8	7	6	5	4	3	2	1	1	2	3	4	5	6	7	8	

下

1. 中切牙　2. 侧切牙　3. 尖牙　4. 第一前磨牙　5. 第二前磨牙
6. 第一磨牙　7. 第二磨牙　8. 第三磨牙

如　1⌐ 为右上中切牙；　⌐4 为右下第一前磨牙。

4. 牙龈　正常牙龈呈粉红色，质坚韧且与牙颈部紧密贴合，检查时经压迫无出血及溢脓。牙龈的游离缘出现蓝灰色点线称为铅线，是铅中毒的特征。在铋、汞、砷等中毒时可出现类似的黑褐色点线状色素沉着，应结合病史注意鉴别。

5. 舌　许多局部或全身疾病均可使舌的感觉、运动与形态发生变化，这些变化往往能为临床提供重要的诊断依据。舌的运动异常如震颤见于甲状腺功能亢进症；偏斜见于舌下神经麻痹。

6. 咽部及扁桃体　咽部分为三个部分（鼻咽部、口咽部、喉咽部）：

（1）鼻咽部：位于软腭平面之上、鼻腔的后方，在儿童时期这个部位淋巴组织丰富，称为腺状体或增殖体，青春期前后逐渐萎缩，如果过度肥大，可发生鼻塞、张口呼吸和语音单调。如一侧有血性分泌物和耳鸣、耳聋，应考虑早期鼻咽癌。

（2）口咽部：位于软腭平面之上、会厌上缘的上方；前方直对口腔，软腭向下延续形成前后两层黏膜皱襞，前面的黏膜皱襞称为舌腭弓，后称为咽腭弓。扁桃体位于舌腭弓和咽腭弓之间的扁桃体窝中。咽腭弓的后方称咽后壁，一般咽部检查即指这个范围。

咽部的检查方法：被检查者取坐位，头略后仰，口张大并发"啊"音，此时医疗救护员用压舌板在舌的前 2/3 与后 1/3 交界处迅速下压，此时软腭上抬，在照明的配合下即可见软腭、腭垂、软腭弓、扁桃体、咽后壁等。检查时若发现咽部黏膜充血、红肿、黏膜腺分泌增多，多见于急性咽炎。若咽部黏膜充血、表面粗糙，并可见淋巴滤泡呈簇状增殖，见于慢性咽炎。扁桃体发炎时，腺体红肿、增大，在扁桃体隐窝内有黄白色分泌物，或渗出物形成的苔片状假膜，很易剥离，这点与咽白喉在扁桃体上所形成的假膜不同，白喉假膜不易剥离，若强行剥离则易引起出血。扁桃体增大一般分为三度：不超过咽腭弓者为Ⅰ度；超过咽腭弓者为Ⅱ度；达到或超过咽后壁中线者为Ⅲ度。

（3）喉咽部：位于口咽之下，也称下咽部，其前方通喉腔，下端通食管，此部分的检查需用间接或直接喉镜才能进行。

7. 喉　位于喉咽之下，向下连接气管。喉为软骨、肌肉韧带、纤维组织及黏膜所组成的一个管腔结构，是发声的主要器官。但声音的协调和语言的构成还需肺、气管、咽部、口腔、鼻腔、鼻窦等多方面的配合才能完成。以上任何部分发生病损时都会使声音发生变化。急性嘶哑或失声常见于急性炎症，慢性失声要考虑喉癌。

四、颈　　部

检查颈部时患者最好取坐位，解开内衣，暴露颈部和肩部。如患者卧位，也应充分暴露。检查时手法应轻柔，当怀疑颈椎有疾患时更应注意。

（一）内科患者

正常人坐位时颈部直立，伸屈、转动自如，检查时应注意颈部静态与动态时的改变；正常人立位或坐位时颈外静脉常不显露，平卧时可稍见充盈，充盈的水平仅限于锁骨上缘至下颌角距离的下 2/3 以内。在坐位或半坐位（身体呈 45°）时，如颈静脉明显充盈、怒张或搏动为异常表现，提示颈静脉压升高。常见于右心衰竭、缩窄性心包炎、心包积液，以及张力性气胸等情况。颈部强直为脑膜受刺激的特征，见于各种脑膜炎、蛛网膜下腔出血等。正常人颈部动脉的搏动，只在剧烈活动后心搏出量增加时可见，因颈动脉和颈静脉都可能发生搏动，而且部位相近，故应鉴别。一般静脉搏动柔和，触诊时无搏动感；动脉搏动比较强劲，为膨胀性，搏动感明显。

（二）外伤患者

视诊检查患者颈部及周围组织有无外伤、出血、畸形、水肿；触诊检查有无压痛、不稳定及骨擦感。

（三）甲状腺

甲状腺位于甲状软骨下方和两侧，表面光滑，柔软不易触及。甲状腺检查法：视诊观察甲状腺的大小和对称性。正常人甲状腺外观不突出，女性在青春发育期可略增大。检查时嘱被检查者做吞咽动作，可见甲状腺随吞咽动作而向上移动。触诊比视诊更能明确甲状腺的轮廓及病变的性质。触诊包括甲状腺峡部和甲状腺侧叶的检查。

（四）气管

正常人气管位于颈前正中部。检查时让患者取坐位或仰卧位，颈部处于直立状态。医疗救护员将示指与环指分别置于两侧胸锁关节上，然后将中指置于气管之上，观察中指是否在示指与环指中间，据两侧间隙是否等宽来判断气管有无偏移。根据气管的偏移方向可以判断病变的性质。如大量胸腔积液、张力性气胸以及单侧甲状腺肿大可将气管推向健侧，而肺不张、肺硬化、胸膜粘连可将气管拉向患侧。

五、胸　部

（一）胸部解剖标志

胸部指颈部以下和腹部以上的区域。胸部检查包括胸廓外形、胸壁、乳房、支气管、肺、胸膜、心脏等。正常胸廓的大小和外形个体间具有一些差异，一般来说两侧大致对称，呈椭圆形。胸廓内各脏器的位置可通过体表检查予以确定。为标记正常胸廓内部脏器的轮廓和位置，以及异常体征的部位和范围，掌握胸廓上的体表标记和人为的划线具有十分重要的意义。

1. 骨骼标志

胸骨上切迹：位于胸骨柄的上方。正常情况下气管位于切迹正中。

胸骨柄：为胸骨上端略呈六角形的骨块。其上部两侧与左右锁骨的胸骨端相连接，下方则与胸骨体相连。

胸骨角：位于胸骨上切迹下约 5cm，由胸骨柄与胸骨体的连接处向前突起而成。其两侧分别与左右第 2 肋软骨连接，为计数肋骨和肋间隙顺序的主要标志。

腹上角：为左右肋弓（由两侧的第 7～10 肋软骨相互连接而成）在胸骨下端会合处所

形成的夹角，又称胸骨下角。

肋骨：共 12 对。于背部与相应的胸椎相连，由后上方向前下方倾斜，其倾斜度上方略小，下方稍大。第 1~7 肋骨在前胸部与各自的肋软骨连接，第 8~10 肋骨与 3 个联合一起的肋软骨连接后，再与胸骨相连，构成胸廓的骨性支架。第 11~12 肋骨不与胸骨相连，其前端为游离缘，称为浮肋。

肋间隙：为两个肋骨之间的空隙，用以标记病变的水平位置。第 1 肋骨下面的间隙为第 1 肋间隙，第 2 肋骨下面的间隙为第 2 肋间隙，其余以此类推。

肩胛骨：位于后胸壁第 2~8 肋骨之间。肩胛冈及其肩峰端均易触及。肩胛骨的最下端称肩胛下角。被检查者取直立位两上肢自然下垂时，肩胛下角可作为第 7 或第 8 肋骨水平的标志，或相当于第 8 胸椎的水平。此可作为后胸部计数肋骨的标志。

脊柱棘突：是后正中线的标志。位于颈根部的第 7 颈椎棘突最为突出，其下即为胸椎的起点，常以此处作为计数胸椎的标志。

肋脊角：为第 12 肋骨与脊柱构成的夹角。其前为肾脏和输尿管上端所在的区域。

2. 垂直线标志

前正中线：即胸骨中线。为通过胸骨正中的垂直线。即其上端位于胸骨柄上缘的中点，向下通过剑突中央的垂直线。

锁骨中线（左、右）：为通过锁骨的肩峰端与胸骨端两者中点的垂直线。即通过锁骨中点向下的垂直线。

腋前线（左、右）：为通过腋窝前皱襞沿前侧胸壁向下的垂直线。腋中线（左、右）：腋窝顶端于腋前线和腋后线之间向下的垂直线。

腋后线（左、右）：为通过腋窝后皱襞沿后侧胸壁向下的垂直线。

肩胛线（左、右）：为双臂下垂时通过肩胛下角与后正中线平行的垂直线。

后正中线：即脊柱中线。为通过椎骨棘突，或沿脊柱正中下行的垂直线。

3. 自然陷窝和解剖区域

腋窝（左、右）：为上肢内侧与胸壁相连的凹陷部。

胸骨上窝：为胸骨柄上方的凹陷部，正常气管位于其后。

锁骨上窝（左、右）：为锁骨上方的凹陷部，相当于两肺上叶肺尖的上部。

锁骨下窝（左、右）：为锁骨下方的凹陷部，下界为第 3 肋骨下缘。相当于两肺上叶肺尖的下部。

4. 肺和胸膜的界限

肺尖：突出于锁骨之上，其最高点近锁骨的胸骨端，达第 1 胸椎的水平，距锁骨上缘约 3cm。

肺上界：于前胸壁的投影呈一向上凸起的弧线。然后转折向下至锁骨中 1/3 与内 1/3 交界处。

肺下界：左右两侧肺下界的位置基本相似。前胸部的肺下界始于第 6 肋骨，向两侧斜行向下，于锁骨中线处达第 6 肋间隙，至腋中线处达第 8 肋间隙。后胸壁的肺下界几乎呈一水平线，于肩胛线处位于第 10 肋骨水平。

胸膜覆盖在肺表面的胸膜称为脏层胸膜，覆盖在胸廓内面、膈上面及纵隔的胸膜称为壁层胸膜。胸膜的脏、壁两层在肺根部互相返折延续，围成左右两个完全封闭的胸膜腔。

腔内为负压，使两层胸膜紧密相贴，构成一个潜在的无气空腔。胸膜腔内有少量浆液，以减少呼吸时两层胸膜之间的摩擦。

（二）胸部检查

传统的胸部物理检查包括视诊、触诊、叩诊和听诊四个部分。一般先检查前胸部及两侧胸部，然后再检查背部。

1. 视诊

（1）呼吸运动：健康人在静息状态下呼吸运动稳定而有节律，此系通过中枢神经和神经反射的调节。正常男性和儿童的呼吸以膈肌运动为主，胸廓下部及上腹部的动度较大，而形成腹式呼吸；女性的呼吸则以肋间肌的运动为主，故形成胸式呼吸。

（2）呼吸频率：正常成人静息状态下，呼吸为 12 ~ 20 次/分，呼吸与脉搏之比为1:4。新生儿呼吸约 30 ~ 50 次/分，随着年龄的增长而逐渐减慢。以下为常见的呼吸类型。

1）呼吸过速：指呼吸频率 >20 次/分。见于发热、疼痛、贫血、甲状腺功能亢进及心力衰竭等。一般体温升高 1℃，呼吸大约增加 4 次/分。

2）呼吸过缓：指呼吸频率 <12 次/分。呼吸浅慢见于麻醉剂或镇静剂过量和颅内压增高等。

3）呼吸深度的变化：呼吸浅快，多见于呼吸肌麻痹，以及肺部疾病，如肺炎、胸膜炎、胸腔积液和气胸等。呼吸深快，多见于剧烈运动，情绪激动或过度紧张时，亦常出现呼吸深快，并有过度通气的现象，此时动脉血二氧化碳分压降低，引起呼吸性碱中毒，患者常感口周及肢端发麻，严重者可发生手足搐搦及呼吸暂停。当严重代谢性酸中毒时，亦出现深而慢的呼吸，此因细胞外液碳酸氢不足，pH 降低，通过肺脏排出 CO_2，进行代偿，以调节细胞外酸碱平衡之故，见于糖尿病酮中毒和尿毒症酸中毒等，此种深长的呼吸又称之为库斯莫尔呼吸。

（3）呼吸节律：正常成人静息状态下，呼吸的节律基本上是均匀而整齐的。当病理状态下，往往会出现各种呼吸节律的变化。常见的呼吸节律改变见。

1）潮式呼吸：是一种由浅慢逐渐变为深快，然后再由深快转为浅慢，随之出现一段呼吸暂停后，又开始如上变化的周期性呼吸。潮式呼吸周期可长达 30 秒至 2 分，暂停期可持续 5 ~ 30 秒，所以要较长时间仔细观察才能了解周期性节律变化的全过程。

2）间停呼吸：表现为有规律呼吸几次后，突然停止一段时间，又开始呼吸，即周而复始的间停呼吸。

3）抑制性呼吸：此为胸部发生剧烈疼痛所致的吸气相突然中断，呼吸运动短暂地突然受到抑制，患者表情痛苦，呼吸较正常浅而快。常见于急性胸膜炎、胸膜恶性肿瘤、肋骨骨折及胸部严重外伤等。

4）叹气样呼吸：表现在一段正常呼吸节律中插入一次深大呼吸，并常伴有叹息声。此多为功能性改变，见于神经衰弱、精神紧张或抑郁症。

2. 触诊

胸廓扩张度：即呼吸时的胸廓活动度，在胸廓前下部检查较易获得，因该处胸廓呼吸时动度较大。前胸廓扩张度的测定，检查者两手置于胸廓下面的前侧部，左右拇指分别沿两侧肋缘指向剑突，拇指尖在前正中线两侧对称部位，而手掌和伸展的手指置于前侧胸壁。嘱患者做深呼吸运动，观察比较两手的动度是否一致。若一侧胸廓扩张受限，见于大量胸腔积液、气胸、胸膜增厚和肺不张等。

语音震颤：被检查者发出语音时，声波起源于喉部，沿气管、支气管及肺泡传到胸壁所引起共鸣的振动，可由检查者的手触及故又称触觉震颤。根据其振动的增强或减弱，可判断胸内病变的性质。检查者将左右手掌的尺侧缘或掌面轻放于两侧胸壁的对称部位，然后嘱被检查者用同等的强度重复发"yi"长音，自上至下，从内到外比较两侧相应部位语音震颤的异同，注意有无增强或减弱。

（1）语音震颤减弱或消失主要见于：①肺泡内含气量过多，如肺气肿；②支气管阻塞，如阻塞性肺不张；③大量胸腔积液或气胸；④胸膜高度增厚粘连；⑤胸壁皮下气肿。

（2）语音震颤增强主要见于：①肺泡内有炎症浸润，因肺组织实变使语颤传导良好，如大叶性肺炎实变期、大片肺梗死等；②接近胸膜的肺内巨大空腔，声波在空洞内产生共鸣，尤其是当空洞周围有炎性浸润并与胸壁粘连时，则更有利于声波传导，使语音震颤增强，如空洞型肺结核、肺脓肿等。

3. 叩诊 用于胸廓或肺部的叩诊方法有间接和直接叩诊法两种。间接叩诊：检查者一手的中指第 1 和第 2 指节作为叩诊板，置于欲叩诊的部位上，另一手的中指指端作为叩诊锤，以垂直的方向叩击于板指上，判断由胸壁及其下面的结构发出的声音。直接叩诊：检查者将手指稍并拢以其指尖对胸壁进行叩击，从而显示不同部位叩诊音的改变。叩诊时板指应平贴于肋间隙并与肋骨平行，叩击力量要均匀，轻重应适宜。

（1）正常胸部叩诊音：正常胸部叩诊为清音，其音响强弱和高低与肺脏的含气量的多寡、胸壁的厚薄以及邻近器官的影响有关。由于肺上叶的体积较下叶小，含气量较少，且上胸部的肌肉较厚，故前胸上部较下部叩诊音相对稍浊；因右肺上叶较左肺上叶为小，且惯用右手者右侧胸大肌较左侧为厚，故右肺上部叩诊音亦相对稍浊；由于背部的肌肉、骨骼层次较多，故背部的叩诊音较前胸部稍浊；右侧腋下部因受肝脏的影响叩诊音稍浊，而左侧腋前线下方有胃泡的存在，故叩诊呈鼓音，又称鼓音区。

（2）胸部异常叩诊音：正常肺脏的清音区范围内，如出现浊音、实音、过清音或鼓音时则为异常叩诊音，提示肺、胸膜、膈或胸壁具有病理改变存在。

1）肺部大面积含气量减少的病变，如肺炎、肺不张、肺结核、肺梗死、肺水肿及肺硬化等；和肺内不含气的占位病变，如肺肿瘤、未液化的肺脓肿等；以及胸腔积液，胸膜增厚等病变，叩诊均为浊音或实音。肺张力减弱而含气量增多时，如肺气肿等，叩诊呈过清音。胸膜腔积气，如气胸时，叩诊亦可为鼓音。若空洞巨大，位置表浅且腔壁光滑或张力性气胸的患者，叩诊时局部虽呈鼓音，但因具有金属性回响，故又称为空瓮音。

2）当肺泡壁松弛，肺泡含气量减少的情况下，如肺不张，肺炎充血期或消散期和肺水肿等，局部叩诊时可呈现一种兼有浊音和鼓音特点的混合性叩诊音，称之为浊鼓音。

3）胸腔积液时，积液区叩诊为浊音，积液区的下部浊音尤为明显，多呈实音。

4. 听诊 肺部听诊时，被检查者取坐位或卧位。听诊的顺序一般由肺尖开始，自上而下分别检查前胸部、侧胸部和背部。现场急救胸部听诊时可采用 4 点听诊法，即前胸左上、右上、右下、左下的顺序依次听诊。

正常呼吸音有以下几种：

（1）气管呼吸音：是空气进出气管所发出的声音，粗糙、响亮且高调，吸气与呼气相几乎相等，于胸外气管上面可听及。

（2）支气管呼吸音：为吸入的空气在声门、气管或主支气管形成湍流所产生的声音，颇似抬舌后经口腔呼气时所发出"ha"的音响，该呼吸音强而高调。正常人于喉部、胸骨上窝、背部第6、7颈椎及第1、2胸椎附近均可听到支气管呼吸音，且越靠近气管区，其音响越强，音调亦渐降低。

（3）肺泡呼吸音：是由于空气在细支气管和肺泡内进出移动的结果。肺泡呼吸音为一种叹息样的或柔和吹风样的"fu-fu"声，在大部分肺野内均可听及。正常人肺泡呼吸音的强弱与性别、年龄、呼吸的深浅、肺组织弹性的大小及胸壁的厚薄等有关。

（4）支气管肺泡呼吸音：为兼有支气管呼吸音和肺泡呼吸音特点的混合性呼吸音。正常人于胸骨两侧第1、2肋间隙，肩胛间区第3、4胸椎水平以及肺尖前后部可听及支气管肺泡呼吸音。当其他部位听及支气管肺泡呼吸音时，均属异常情况，提示有病变存在。

常见的异常呼吸音有以下几种：

（1）肺泡呼吸音减弱或消失：胸廓活动受限，如胸痛；呼吸肌疾病，如重症肌无力、膈肌瘫痪等；支气管阻塞，如阻塞性肺气肿、支气管狭窄等；压迫性肺膨胀不全，如胸腔积液或气胸等；腹部疾病，如大量腹水、腹部巨大肿瘤等。

（2）肺泡呼吸音增强：机体需氧量增加，引起呼吸深长和增快，如运动、发热或代谢亢进等；缺氧兴奋呼吸中枢，导致呼吸运动增强，如贫血等；血液酸度增高，刺激呼吸中枢，使呼吸深长，如酸中毒等。一侧肺泡呼吸音增强，见于一侧肺胸病变引起肺泡呼吸音减弱，此时健侧肺可发生代偿性肺泡呼吸音增强。

（3）呼气音延长：因下呼吸道部分阻塞、痉挛或狭窄，如支气管炎、支气管哮喘等，导致呼气的阻力增加，或由于肺组织弹性减退，使呼气的驱动力减弱，如慢性阻塞性肺气肿等，均可引起呼气音延长。

（4）断续性呼吸音：肺内局部性炎症或支气管狭窄，使空气不能均匀地进入肺泡，可引起断续性呼吸音，因伴短促的不规则间歇，故又称齿轮呼吸音，常见于肺结核和肺炎等。

（5）粗糙性呼吸音：为支气管黏膜轻度水肿或炎症浸润造成不光滑或狭窄，使气流进出不畅所形成的粗糙呼吸音，见于支气管或肺部炎症的早期。

（6）湿啰音：由于吸气时气体通过呼吸道内的分泌物如渗出液、痰液、血液、黏液和脓液等，形成的水疱破裂所产生的声音，故又称水泡音。湿啰音的特点：湿啰音为呼吸音外的附加音，断续而短暂，一次常连续多个出现，于吸气时或吸气终末较为明显，有时也出现于呼气早期，部位较恒定，性质不易变，中、小湿啰音可同时存在，咳嗽后可减轻或消失。

（7）干啰音：由于气管、支气管或细支气管狭窄或部分阻塞，空气吸入或呼出时发生湍流所产生的声音。呼吸道狭窄或不完全阻塞的病理基础有炎症引起的黏膜充血水肿和分泌物增加；支气管平滑肌痉挛；管腔内肿瘤或异物阻塞。干啰音的特点：干啰音为一种持续时间较长带乐性的呼吸附加音，音调较高，持续时间较长，吸气及呼气时均可听及，但以呼气时为明显，干啰音的强度和性质易改变，部位易变换，在瞬间内数量可明显增减。发生于主支气管以上大气道的干啰音，有时不用听诊器亦可听及，谓之喘鸣。发生于双侧肺部的干啰音，常见于支气管哮喘，慢性支气管炎和心源性哮喘等。局限性干啰音，是由于局部支气管狭窄所致，常见于支气管内膜结核或肿瘤等。

六、心脏检查

1. 视诊 患者尽可能取卧位，除一般观察胸廓轮廓外，必要时医疗救护员也可将视线与胸廓同高，以便更好地了解心前区有无隆起和异常搏动等。心尖搏动主要由于心室收缩时心脏摆动，心尖向前冲击前胸壁相应部位而形成。正常成人心尖搏动位于第5肋间，左锁骨中线内侧0.5~1.0cm，搏动范围以直径计算为2.0~2.5cm。

2. 触诊 心脏触诊除可进一步确定视诊检查发现的心尖搏动位置和心前区异常搏动的结果外，尚可发现心脏病特有的震颤及心包摩擦感。与视诊同时进行，能起互补效果。触诊方法是检查者先用右手全手掌开始检查，置于心前区，然后逐渐缩小到用手掌尺侧（小鱼际）或示指和中指指腹并拢同时触诊，必要时也可单指指腹触诊。

（1）震颤：为触诊时手掌感到的一种细小振动感，与在猫喉部摸到的呼吸震颤类似，又称猫喘。在一般情况下，震颤见于某些先天性心血管病或狭窄性瓣膜病变。临床上凡触及震颤均可认为心脏有器质性病变。

（2）心包摩擦感：可在心前区或胸骨左缘第3、4肋间触及，多呈收缩期和舒张期双相的粗糙摩擦感，以收缩期、前倾体位和呼气末（使心脏靠近胸壁）更为明显。心包摩擦感是由于急性心包炎时心包膜纤维素渗出致表面粗糙，心脏收缩时脏层与壁层心包摩擦产生的振动传至胸壁所致。

3. 叩诊 心脏叩诊用于确定心界大小及其形状。叩诊方法：叩诊时，板指平置于心前区拟叩诊的部位，以右手中指藉右腕关节活动均匀叩击板指，并且由外向内逐渐移动板指，以听到声音由清变浊来确定心浊音界。通常测定左侧的心浊音界用轻叩诊法较为准确，而右侧叩诊宜使用较重的叩诊法。叩诊顺序：通常的顺序是先叩左界，后叩右界。左侧在心尖搏动外2~3cm处开始，由外向内，逐个肋间向上，直至第2肋间。右界叩诊先叩出肝上界，然后于其上一肋间由外向内，逐一肋间向上叩诊，直至第2肋间。对各肋间叩得的浊音界逐一作出标记，并测量其与胸骨中线间的垂直距离。

正常心脏左界自第2肋间起向外逐渐形成一外凸弧形，直至第5肋间。右界各肋间几乎与胸骨右缘一致，仅第4肋间稍超过胸骨右缘。以胸骨中线至心浊音界线的垂直距离（cm）表示正常成人心相对浊音界，并标出胸骨中线与左锁骨中线的间距，见表2-1。

表2-1 正常成人心脏相对浊界

右界（cm）	肋间	左界（cm）
2~3	II	2~3
2~3	III	3.5~4.5
3~4	IV	5~6
7~9	V	

（左锁骨中线距胸骨中线为8~10cm）

4. 听诊 医疗救护员心脏听诊时需注意心率、心律及心音的特征，进而对心脏的病理生理状况进行分析。听诊内容包括心率、心律、心音、额外心音、杂音和心包摩擦音。正常成人心率范围为60~100次/分，心律基本规则。异常变化见第五章。

七、血管检查

血管检查是心血管检查的重要组成部分。医疗救护员应掌握包括脉搏、血压、血管杂音和周围血管征等的检查方法。

1. 脉搏 检查脉搏主要用触诊，也可用脉搏计描记波形。检查时可选择桡动脉、肱动脉、股动脉、颈动脉及足背动脉等。检查时需两侧脉搏情况对比，正常人两侧脉搏差异很小，不易察觉。某些疾病时，两侧脉搏明显不同，如缩窄性大动脉炎或无脉症。在检查脉搏时应注意脉搏脉率、节律、紧张度和动脉壁弹性、强弱变化。

（1）脉率：脉率影响因素一般类似于心率。正常成人脉率在安静、清醒的情况下为60～100次/分。某些心律失常如心房颤动或频发期前收缩时，由于部分心脏收缩的搏出量低，不足以引起周围动脉搏动，故脉率可少于心率。

（2）脉律：脉搏的节律可反映心脏的节律。正常人脉律规则，有窦性心律不齐者的脉律可随呼吸改变，吸气时增快，呼气时减慢。各种心律失常患者均可影响脉律，如心房颤动者脉律绝对不规则，脉搏强弱不等和脉率少于心率，后者称脉搏短绌。

（3）强弱：脉搏的强弱与心搏出量、脉压和外周血管阻力相关。脉搏增强且振幅大，是由于心搏量大、脉压宽和外周阻力低所致，见于高热、甲状腺功能亢进、主动脉瓣关闭不全等。脉搏减弱而振幅低是由于心搏量少、脉压小和外周阻力增高所致，见于心力衰竭、主动脉瓣狭窄与休克等。

2. 血压 血压通常指体循环动脉血压（BP），是重要的生命体征，具体测量方法见操作篇。正常成人血压的标准见表2-2。

表2-2 血压水平的定义和分类

类别	收缩压（mmHg）	舒张压（mmHg）
正常血压	<120	<80
正常高值	120～139	80～89
高血压：		
1级高血压（轻度）	140～159	90～99
2级高血压（中度）	160～179	100～109
3级高血压（重度）	≥180	≥110
单纯收缩期高血压	≥140	<90

注：若患者的收缩压与舒张压分属不同级别时，则以较高的分级为准；单纯收缩期高血压也可参照收缩压水平分为1、2、3级。

（1）高血压：血压测值受多种因素的影响，如情绪激动、紧张、运动等；若在安静、清醒的条件下采用标准测量方法，至少3次非同日血压值达到或超过收缩压140mmHg和（或）舒张压90mmHg，即可认为有高血压，如果仅收缩压达到标准则称为单纯收缩期高血压。高血压绝大多数是原发性高血压，约5%继发于其他疾病，称为继发性或症状性高血压，如慢性肾炎等。高血压是动脉粥样硬化和冠心病的重要危险因素，也是心力衰竭的重要原因。

（2）低血压：凡血压低于 90/60mmHg 时称低血压。持续的低血压状态多见于严重病症，如休克、心肌梗死、急性心脏压塞等。低血压也可有体质的原因，患者自诉一贯血压偏低，一般无症状。

（3）双侧上肢血压差别显著：正常双侧上肢血压差别达 5~10mmHg，若超过此范围则属异常，见于多发性大动脉炎或先天性动脉畸形等。

（4）上下肢血压差异常：正常下肢血压高于上肢血压达 20~40mmHg，如下肢血压低于上肢应考虑主动脉缩窄，或胸腹主动脉型大动脉炎等。

（5）脉压改变：脉压明显增大，结合病史，可考虑甲状腺功能亢进、主动脉瓣关闭不全和动脉硬化等。若脉压减小，可见于主动脉瓣狭窄、心包积液及严重心力衰竭患者。

3. 周围血管征

毛细血管搏动征：用手指轻压患者指甲末端使局部发白，当心脏收缩和舒张时则发白的局部边缘发生有规律的红、白交替改变即为毛细血管搏动征。常见于脉压增大的疾病，如动脉导管未闭、主动脉瓣关闭不全、甲状腺功能亢进及重症贫血等。

八、腹　　部

（一）腹部解剖标志和分区

腹部是人体骨盆和胸部之间的部分，内有肝、脾、肾、胃、肠等器官。为了准确定位各脏器的部位和范围，常借助腹部的天然体表标志，以便熟悉脏器的位置。

1. 体表标志

肋弓下缘：由第 8~10 肋软骨连接形成的肋缘和第 11、12 浮肋构成。肋弓下缘是腹部体表的上界，常用于腹部分区、肝、脾的测量和胆囊的定位。

剑突：是胸骨下端的软骨。是腹部体表的上界，常作为肝脏测量的标志。

腹上角：是两侧肋弓至剑突根部的交角，常用于判断体型及肝的测量。

脐：位于腹部中心，向后投影相当于第 3~4 腰椎之间，是腹部四区分法的标志。此处易有脐疝。

髂前上棘：是髂嵴前方突出点，是腹部九区分法的标志和骨髓穿刺的部位。

腹中线：是胸骨中线的延续，是腹部四区分法的垂直线，此处易有白线疝。

腹股沟韧带：是腹部体表的下界，是寻找股动、静脉的标志，常是腹股沟疝的通过部位和所在。

耻骨联合：是两耻骨间的纤维软骨连接，共同组成腹部体表下界。

肋脊角：是两侧背部第 12 肋骨与脊柱的交角，为检查肾叩痛的位置。

2. 腹部分区　目前常用的腹部分区有四区分法。通过脐划一水平线与一垂直线，两线相交将腹部分为四区，即左、右上腹部和左、右下腹部。各区所包含主要脏器如下：

右上腹部：肝、胆囊、幽门、十二指肠、小肠、胰头、右肾上腺，右肾、结肠肝曲、部分横结肠、腹主动脉、大网膜。

右下腹部：盲肠、阑尾、部分升结肠、小肠、右输尿管、胀大的膀胱、淋巴结、女性右侧卵巢和输卵管、增大的子宫、男性右侧精索。

左上腹部：肝左叶、脾、胃、小肠、胰体、胰尾、左肾上腺、左肾、结肠脾曲、部分横结肠、腹主动脉、大网膜。

　　左下腹部：乙状结肠、部分降结肠、小肠、左输尿管、胀大的膀胱、淋巴结、女性左侧卵巢和输卵管、增大的子宫、男性左侧精索。

　　（二）腹部检查

　　1. 视诊　腹部视诊应检查腹部有无外伤、出血、畸形、肿胀、有无膨隆等表现。

　　2. 触诊　触诊是腹部检查的主要方法，对腹部体征的认知和疾病的诊断具有重要意义。检查的体位：取低枕仰卧位，两手自然置于身体两侧，两腿屈起并稍分开，以使腹肌尽量松弛。医疗救护员应站立于患者一侧，先以全手掌放于腹壁上部，使患者适应片刻，并感受腹肌紧张度。然后以轻柔动作按顺序触诊，一般自左下腹开始逆时针方向至右下腹，再至脐部，依次检查腹部各区。

　　（1）腹壁张力增强和减弱：正常人腹壁有一定张力，但触之柔软，较易压陷，某些病理情况可使全腹或局部腹肌紧张度增加或减弱。由于腹腔内容物增加如肠胀气或气腹，腹腔内大量腹水（多为漏出液或血性漏出液）者，触诊腹部张力可增加，但无肌痉挛，也无压痛。如因急性胃肠穿孔或脏器破裂所致急性弥漫性腹膜炎，腹膜受刺激而引起腹肌痉挛、腹壁常有明显紧张，甚至强直硬如木板，称板状腹；局部腹壁紧张常见于脏器炎症波及腹膜而引起，如上腹或左上腹肌紧张常见于急性胰腺炎，右上腹肌紧张常见于急性胆囊炎，右下腹肌紧张常见于急性阑尾炎，但也可见于胃穿孔，此系胃穿孔时胃内容物顺肠系膜右侧流至右下腹，引起该部的肌紧张和压痛。如检查时腹壁松软无力，失去弹性，全腹紧张度减低，多见于慢性消耗性疾病或大量放腹水后，亦见于经产妇或年老体弱、脱水之患者。脊髓损伤所致腹肌瘫痪和重症肌无力可使腹壁张力消失。

　　（2）压痛和反跳痛：正常腹部触摸时不会引起疼痛，重按时仅有一种压迫感。真正的压痛多来自腹壁或腹腔内的病变，如脏器的炎症、淤血、肿瘤、破裂、扭转以及腹膜的刺激（炎症、出血等）等均可引起压痛，压痛的部位常提示存在相关脏器的病变。阑尾炎早期局部可无压痛，以后才有右下腹压痛。胰体和胰尾的炎症和肿瘤，可有左腰部压痛。胆囊的病变常有右肩胛下区压痛。此外胸部病变如下叶肺炎、胸膜炎、心肌梗死等也常在上腹部或季肋部出现压痛，盆腔疾病如膀胱、子宫及附件的疾病可在下腹部出现压痛。一些位置较固定的压痛点常反映特定的疾病，如位于右锁骨中线与肋缘交界处的胆囊点压痛标志胆囊的病变，位于脐与右髂前上棘连线中、外 1/3 交界处的 McBurney 点（麦氏点）压痛标志阑尾的病变等。

　　当医疗救护员用手触诊腹部出现压痛后，用并拢的 2～3 个手指（示、中、环指）压于原处稍停片刻，使压痛感觉趋于稳定，然后迅速将手抬起，如此时患者感觉腹痛骤然加重，并常伴有痛苦表情或呻吟，称为反跳痛。反跳痛是腹膜壁层已受炎症累及的征象，当突然抬手时腹膜被激惹所致，是腹内脏器病变累及邻近腹膜的标志。疼痛也可发生在远离受试的部位，提示局部或弥漫性腹膜炎。腹膜炎患者常有腹肌紧张，压痛与反跳痛，称腹膜刺激征。

　　3. 叩诊　正常情况下，腹部叩诊大部分区域均为鼓音，只有肝、脾所在部位，增大的膀胱和子宫占据的部位，以及两侧腹部近腰肌处叩诊为浊音。叩诊可从左下腹开始逆时针方向至右下腹部，再至脐部，借此可获得腹部叩诊音的总体印象。

　　4. 听诊　腹部听诊主要听肠鸣音和血管杂音等。妊娠 5 个月以上的妇女还可在脐下方听到胎儿心音（130～160 次/分）。

肠鸣音：肠蠕动时，肠管内气体和液体随之而流动，产生一种断断续续的咕噜声（或气过水声）称为肠鸣音。通常可用右下腹部作为肠鸣音听诊点，在正常情况下，肠鸣音大约每分钟4~5次，其频率声响和音调变异较大，餐后频繁而明显，休息时稀疏而微弱，只有靠检查者的经验来判断是否正常。肠蠕动增强时，肠鸣音达每分钟10次以上，但音调不特别高亢，称肠鸣音活跃，见于急性胃肠炎、服泻药后或胃肠道大出血时。如次数多且肠鸣音响亮、高亢，甚至呈叮当声或金属音，称肠鸣音亢进，见于机械性肠梗阻。此类患者肠腔扩大，积气增多，肠壁胀大变薄，且极度紧张，与亢进的肠鸣音可产生共鸣，因而在腹部可听到高亢的金属性音调。如肠梗阻持续存在，肠壁肌肉劳损，肠壁蠕动减弱时，肠鸣音亦减弱，或数分钟才听到一次，称为肠鸣音减弱，见于老年性便秘、腹膜炎、电解质紊乱（低钾血症）及胃肠动力低下等。如持续听诊3~5分钟未听到肠鸣音，用手指轻叩或搔弹腹部仍未听到肠鸣音，称为肠鸣音消失，见于急性腹膜炎或麻痹性肠梗阻。

九、脊柱与四肢检查

应检查脊柱有无侧弯，活动是否正常。看四肢有无外伤、出血、畸形、水肿、压痛，有无活动障碍等。

十、神经系统检查

1. 肌力　是指肌肉运动时的最大收缩力。检查时令患者作肢体伸屈动作，检查者从相反方向给予阻力，测试患者对阻力的克服力量，并注意两侧比较。肌力的记录采用0~5级的六级分级法。0级完全瘫痪，测不到肌肉收缩；1级仅测到肌肉收缩，但不能产生动作；2级肢体在床面上能水平移动，但不能抵抗自身重力，即不能抬离床面；3级肢体能抬离床面，但不能抗阻力；4级能作抗阻力动作，但不完全；5级正常肌力。

临床意义：不同程度的肌力减退可分别称为完全性瘫痪和不完全性瘫痪（轻瘫）。不同部位或不同组合的瘫痪可分别命名为：①单瘫：单一肢体瘫痪，多见于脊髓灰质炎；②偏瘫：为一侧肢体（上、下肢）瘫痪，常伴有同侧脑神经损害，多见于颅内病变或脑卒中；③交叉性偏瘫：为一侧肢体瘫痪及对侧脑神经损害，多见于脑干病变；④截瘫：为双侧下肢瘫痪，是脊髓横贯性损伤的结果，见于脊髓外伤、炎症等。

2. 肌张力　是指静息状态下的肌肉紧张度和被动运动时遇到的阻力，其实质是一种牵张反射，即骨骼肌受到外力牵拉时产生的收缩反应，这种收缩是通过反射中枢控制的。检查时嘱患者肌肉放松，检查者根据触摸肌肉的硬度以及伸屈其肢体时感知肌肉对被动伸屈的阻力作判断。肌张力增高时，触摸肌肉，坚实感，伸屈肢体时阻力增加。可表现为：①痉挛状态：在被动伸屈其肢体时，起始阻力大，终末突然阻力减弱，也称折刀现象，为锥体束损害现象；②铅管样强直：即伸肌和屈肌的肌张力均增高，做被动运动时各个方向的阻力增加是均匀一致的，为锥体外系损害现象。肌张力降低时，肌肉松软，伸屈其肢体时阻力低，关节运动范围扩大，见于下运动神经元病变（如周围神经炎、脊髓前角灰质炎等）、小脑病变和肌源性病变等。

3. 感觉功能检查

（1）痛觉：用别针的针尖均匀地轻刺患者皮肤，询问患者是否疼痛。为避免患者将触觉与痛觉混淆，应交替使用别针的针尖和针帽进行检查比较。注意两侧对称比较，同时记录痛感障碍类型（正常、过敏、减退或消失）与范围。痛觉障碍见于脊髓丘脑侧束损害。

（2）触觉：用棉签轻触患者的皮肤或黏膜，询问有无感觉。触觉障碍见于脊髓丘脑前束和后索病损。

（3）温度觉：用盛有热水（40~50℃）或冷水（5~10℃）的玻璃试管交替接触患者皮肤，嘱患者辨别冷、热感。温度觉障碍见于脊髓丘脑侧束损害。

（4）运动觉：检查者轻轻夹住患者的手指或足趾两侧，上或下移动，令患者根据感觉说出"向上"或"向下"。运动觉障碍见于后索病损。

（5）位置觉：检查者将患者的肢体摆成某一姿势，请患者描述该姿势或用对侧肢体模仿，位置觉障碍见于后索病损。

（6）振动觉：用振动着的音叉（128Hz）柄置于骨突起处（如内、外踝，手指、桡尺骨茎突、胫骨、膝盖等），询问有无振动感觉，判断两侧有无差别，障碍见于后索病损。

4. 神经反射检查　神经反射由反射弧完成，反射弧包括感受器、传入神经元、中枢、传出神经元和效应器等。反射弧中任一环节有病变都可影响反射，使其减弱或消失；反射又受高级神经中枢控制，如锥体束以上病变，可使反射活动失去抑制而出现反射亢进，反射包括生理反射和病理反射。

视频1　全身体格检查

（刘　江）

第三章

气 道 管 理

第一节　呼吸系统的解剖与生理

一、基础解剖

呼吸系统是由呼吸道和肺组成的。呼吸道是输送气体进出肺的管道，肺是进行气体交换的器官。呼吸道包括鼻、咽、喉、气管和支气管等；肺由肺泡及肺内各级支气管构成。临床上常将鼻、咽、喉称为上呼吸道，气管、左右主支气管及其在肺内的各级分支称为下呼吸道（图3-1）。

1. 鼻是呼吸道的起始部，又是嗅觉器官，并辅助发声。

2. 咽位于颈椎前方，是呼吸道和消化道的共同通道。上附于颅底，下至第6颈椎体下缘处续食管。

3. 喉相当于第5~6颈椎高度。是呼吸道的一部分，又是发声器官。喉由喉软骨连成支架，附有喉肌，内附黏膜，构成喉壁的软骨主要有甲状软骨、环状软骨、会厌软骨。喉的内腔称喉腔，喉腔中部有两对前后方向的黏膜皱襞，上一对称前庭襞，与发声无关，下一对称声襞，其深面为声韧带，构成声带。左右声襞之间的裂隙称声门裂，当气流通过时，振动声带而发出声音。气管插管时，要暴露声门，找准位置再操作，以免误入食管。

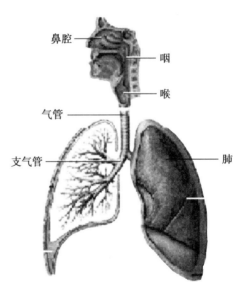

图3-1　呼吸系统概况

4. 气管和支气管是连接喉与左右肺之间的气道。左主支气管细而长，近水平位；右主支气管粗而短，近垂直位，因此异物易落到右主支气管内。管壁由外膜、黏膜下层和黏膜层组成。黏膜中的腺体分泌黏液，使呼吸道湿润，并附着吸入气管的尘埃细菌，并以痰的形式排出体外。

5. 肺位于胸腔内，左肺分为上、下叶，右肺分为上、中、下叶。肺由若干肺小叶组成，每个肺小叶又是由细支气管（管径小于1mm）及其各级分支所属的肺泡共同构成。

肺内的细支气管壁平滑肌丰富，可因过敏等原因，引起持续收缩，使管腔变细而阻碍气体进出，导致呼吸困难，称为哮喘。

二、生　　理

呼吸系统的主要功能是进行气体交换。机体与外界环境之间进行气体交换的总过程，称为呼吸。其中气体排出体外的过程称为呼气，气体进入肺的过程称为吸气。通过呼吸，机体不断地从外界环境摄取氧气，同时不断排出二氧化碳，以确保新陈代谢的正常进行和内环境的相对稳定。

要实现气体交换功能，需要经过肺通气、肺换气、气体运输和组织换气 4 个相互连续的呼吸过程。肺通气指外界空气通过呼吸道进出肺泡的过程。肺换气是指在肺部，肺泡气中的 O_2 通过肺泡扩散进入血液，血液中的 CO_2 进入肺泡的过程。组织换气是指组织毛细血管中的气体与组织细胞之间的气体交换的过程。气体运输是随着血液循环而进行的，包括 O_2 的运输和 CO_2 的运输。呼吸全过程见图 3-2。

人体的呼吸运动是在延髓呼吸中枢支持调解下进行的。若血中 CO_2 轻度增高或轻度缺 O_2，通过神经系统反射调节呼吸运动加深加快。若 CO_2 过多或严重缺 O_2，则对呼吸中枢抑制，使呼吸减弱减慢，甚至停止。

健康人在静息状态下的呼吸运动稳定而有节律，两侧对称，深度适中，12～20 次/分。男性和儿童的呼吸以膈肌运动为主，胸廓下部及上腹部的动度较大，而形成腹式呼吸运动；女性的呼吸以肋间肌的运动为主，形成胸式呼吸运动。成人静息呼吸时，潮气量约为 500ml。

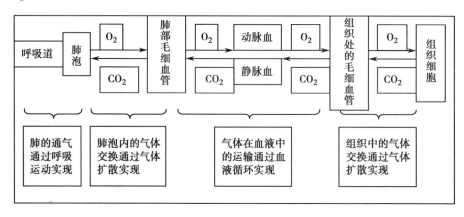

图 3-2　呼吸全过程

三、常见的异常呼吸

1. 呼吸过速　指呼吸频率超过 20 次/分。见于发热、疼痛、贫血、甲状腺功能亢进及心力衰竭等。一般体温升高 1℃，呼吸大约增加 4 次/分。

2. 呼吸过缓　指呼吸频率低于 12 次/分。见于麻醉剂或镇静剂过量和颅内压增高等。

3. 呼吸浅快　呼吸浅表而不规则。见于呼吸肌麻痹、严重鼓肠、腹水和肥胖等，以及肺部疾病，如肺炎、胸膜炎、胸腔积液和气胸等。

4. 呼吸深快　呼吸深度增加但有规则。见于剧烈运动，因耗氧量增加，机体供氧量随之增加。见于情绪激动、过度紧张，常有过度通气现象，此时动脉血二氧化碳分压降低，引起呼吸性碱中毒，患者常感到口周及肢端发麻，严重可发生手足抽搐及呼吸暂停。见于糖尿病酮症酸中毒和尿毒症酸中毒，因出现代谢性酸中毒，为调节细胞外酸碱平衡，机体通过增加排出二氧化碳来代偿。

5. 呼吸困难　由于各种原因导致通气需要量增加而引起的呼吸费力，称为呼吸困难，是临床上常见的症状和体征。患者主观上感到通气不足，客观上表现为呼吸费力，严重时出现鼻翼扇动、发绀、辅助呼吸肌参与呼吸、端坐体位。

6. 呼吸节律异常　包括潮式呼吸、间停呼吸、点头呼吸、叹气式呼吸。多见于呼吸中枢受抑制的患者，如脑炎、脑动脉硬化、临终状态。

第二节　开 放 气 道

在院前急救工作中，保持呼吸道通畅是进行气道管理的一项重要措施，也是医疗救护员必须掌握的基本技能。各种原因引起昏迷的患者，呼吸道可因舌根后坠、异物（如血液或呕吐物）、分泌物、黏液水肿、喉或支气管痉挛而阻塞。部分性气道阻塞可因通气功能障碍而导致逐渐加重的缺氧和二氧化碳蓄积，危及心、脑等生命脏器功能，必须迅速加以纠正。完全性气道阻塞使呼吸气流完全中断，若不及时予以疏通和通气，患者将于数分钟内窒息而出现呼吸心跳停止。保证充分的通气和换气，防止呼吸道并发症及呼吸功能不全，是关系到重要脏器功能保障和救治能否成功的重要环节。

一、建立人工气道的目的

1. 解除气道梗阻；
2. 及时清除呼吸道内的分泌物；
3. 防止误吸；
4. 严重低氧血症和高碳酸血症时实施正压通气治疗。

二、建立人工气道的方法

建立人工气道的方法有徒手手法开放气道、口咽管放置通气、鼻咽管放置通气、球囊面罩通气、气管插管、环甲膜穿刺、气管切开及造口等，临床上可根据病情和医疗条件选择应用。医疗救护员应熟练掌握徒手手法清理气道、手法开放气道、口咽管放置通气、球囊面罩通气的技能外，对其他开放气道的方法也要有所了解。

三、建立人工气道的体位

1. 复苏体位　患者要仰卧在周围环境安全的坚实的平面上，后背不要放在沙发、软床垫等软的物体上面，撤掉枕头，否则会影响人工心肺复苏的效果（图3-3）。

2. 复原卧位（稳定侧卧位）　当出现批量伤员、人手缺乏时，如患者意识不清，但有呼吸、脉搏，而脊椎又没有受伤，可采用稳定侧卧位法来保持通气。先把伤员侧卧，然后把靠近抢救者一侧的腿弯曲，其同侧的手臂至于其臀部下方，轻柔缓慢地将伤员转向抢

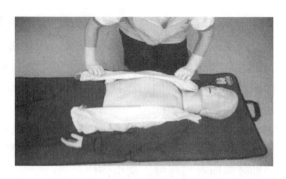

图 3-3 复苏体位

救者，使伤员头后仰、保持面朝下，位于其上方的手置于面颊下方以维持头后仰及防止面朝下，下方的手臂置于背后以防止伤员向后翻转（图 3-4）。

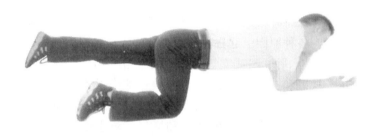

图 3-4 复原卧位

四、手法清理口腔异物

1. 口腔异物 包括呕吐物、痰液、血液、杂草、义齿等。

2. 清理口腔异物的方法 为双手扶住患者的头部，使患者头偏向一侧，从而使液体状的异物可自行流出；一手用拇、示指拉出舌头，另一手示指伸入口腔和咽部，迅速将血块等异物抠出（图 3-5）；若伤员牙关闭合，则可用两示指从伤员口角处插入口腔内顶住下牙齿，两拇指与示指交叉用力打开口腔（十字手），清理气道，将口张开。

3. 注意事项 抢救时应松解患者的衣物，包括领带、领扣、胸罩等可能影响呼吸的物品，取出易脱落的义齿，以防义齿脱落后进入气道而造成窒息。

五、徒手开放气道

气道就是呼吸道，呼吸道包括口腔、咽喉、气管等。若患者意识丧失，会导致其舌肌松弛，舌根后坠，舌根部贴附在咽后壁，造成气道阻塞（图 3-6）。常采用"三步手法"，即头后仰、开口、托下颌，能有效地使阻塞的气道开放。打开气道的目的是使舌根离开咽后壁，使气道通畅。气道通畅后，人工呼吸时提供的氧气才能到达肺部，人的脑组织以及其他重要器官才能得到氧气供应。

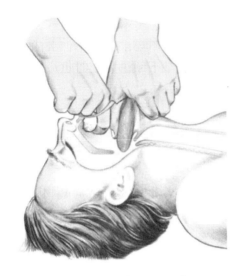

图 3-5　手法清理口腔异物

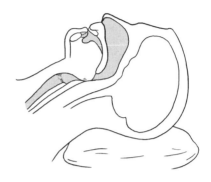

图 3-6　气道阻塞

开放气道的最常用方法是压额提颏法。如果怀疑患者颈椎颈髓损伤则使用托举下颌法开放气道。

（一）压额提颏法（仰头提颏法）**开放气道**

1. 操作步骤　用一只手压患者的前额，同时用另一只手的示指及中指指尖对齐，置于下颏的骨性部分，并向上抬起，使头部充分后仰，最终使下颌角与耳垂之间的连线与地面垂直即可。（图 3-7）

2. 注意事项　示指和中指不能放在伤员下颏的软组织上，否则会造成气道阻塞。

（二）托举下颌法（双手托颌法）**开放气道**

1. 操作步骤　如怀疑伤员头部或颈部受伤，首先需固定颈椎，可用颈托或头部固定器。仰头提颏法可能会移动颈椎，增加脊神经受伤的可能，所以要用托举下颌法来畅通气道。将颈部固定在正常位置，并同时用双手示指、中指、环指向前上方托起下颌角，同时拇指推开口腔。（图 3-8）

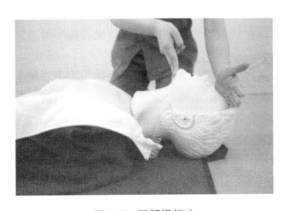

图 3-7　压额提颏法

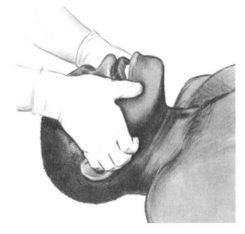

图 3-8　托举下颌法

2. 注意事项　复苏时由于托举下颌法操作困难，如确实不能有效通气，不管患者有无损伤，普通急救者均使用压额提颏法开放气道，而不要求使用不仰头的托举下颌法。专业急救者对于怀疑有颈椎损伤的伤员在使用托举下颌法无效时也应改用压额提颏法。

六、口咽管、鼻咽管放置通气

施行"三步手法"开放气道，急救者常难以长时间坚持操作。临床借助口咽管和鼻咽管进行咽插管通气，以抵住舌根舌体，使其前移，离开咽后壁，解除梗阻。

1. 操作方法　口咽管为塑料或橡胶制品。按其大小，口咽管分几种规格，供不同患者（成人、儿童、婴幼儿）选用。插口咽管时，先使患者张口，然后将口咽管送入口中，延舌上方反向下插（口咽管的凸面朝向患者下颌）。当口咽管插入全长的1/2时，将导管旋转180°，并向前继续推进至合适位置。确认口咽管位置适宜、气流通畅后，用胶布固定。

鼻咽管为柔软的橡胶或塑料制品。使用前在鼻咽管表面涂以润滑剂，取与腭板平行的方向插入，直至感到越过鼻咽腔的转角处，再向前推进至气流最通畅处，并用胶布固定。（图3-9）

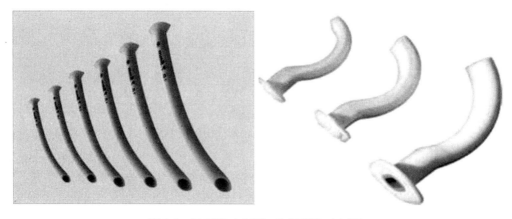

图3-9　口咽管（左图）**和鼻咽管**（右图）

2. 注意事项

（1）咽插管通气禁用于昏迷患者时使用。在气道反射完好时，强行插入鼻咽管或口咽管易引发喉肌痉挛及恶心呕吐，导致窒息。

（2）鼻咽管的优点是可以在患者牙关紧闭或下颌关节僵硬时插入咽部。患者在临界昏迷状态时也易耐受鼻咽管。缺点是可引起鼻咽组织损伤和鼻出血，应注意充分润滑及插管动作轻柔。必要时，可先用麻黄碱液滴鼻，使鼻黏膜血管收缩，减少出血。

（3）口咽管的优点是操作容易，提供较宽的气道，临床较常选用。缺点是易损伤牙齿，易脱出，应注意正确操作，牢固固定。

（4）鼻咽管或口咽管应定时盐水冲洗，及时更换，避免痰液在导管内外结痂。（图3-10）

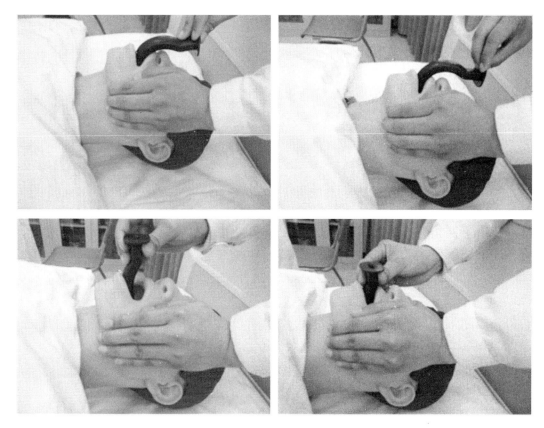

图 3-10　口咽管放置方法

第三节　氧气支持

氧气是人类赖以生存的首要物质，当供给组织的氧不足或组织用氧发生障碍，机体的功能、代谢和形态结构将会发生异常变化，这种情况称为缺氧。

一、缺氧的分类

缺氧按发病原因不同可分为四种类型：低张性缺氧、血液性缺氧、循环性缺氧、组织性缺氧。

1. 低张性缺氧　由于吸入气体中氧分压过低；肺泡通气不足气体弥散障碍；静脉血分流入动脉而引起的缺氧，血气分析可见动脉血氧分压（PaO_2）降低，氧饱和度（SaO_2）下降。常见于慢性阻塞性肺部疾病，先天性心脏病等。保持低流量吸氧，否则会抑制呼吸中枢。氧疗对低张性缺氧疗效最好。

2. 血液性缺氧　由于血红蛋白数量减少或性质改变而引起的缺氧。血气分析可见动脉血氧含量（CaO_2）降低，动脉血氧分压（PaO_2）正常。常见于贫血，一氧化碳中毒，高铁血红蛋白症等。通过吸入高浓度的氧或纯氧可增加血浆中溶解的氧量，从而提高向组织的供氧。

3. 循环性缺氧　由于动脉血灌注不足、静脉回流障碍引起的缺氧。血气分析可见

PaO_2、SaO_2、CaO_2正常，而动静脉血氧含量差增加，常见于心力衰竭、休克、动脉痉挛等。对此型缺氧应加强病因治疗，给予高浓度的氧吸入。

4. 组织性缺氧　由于组织细胞不能充分利用氧而导致用氧障碍性的缺氧。血气分析可见PaO_2、SaO_2、CaO_2正常，而静脉血氧分压、氧饱和度、氧含量明显高于正常，常见于氰化物中毒，此型缺氧可通过氧疗提高血浆和组织之间的氧分压的梯度，氧向组织的弥散增加，但疗效不明显。

二、氧疗的适应证

通过增加吸入氧浓度来纠正患者缺氧状态的治疗方法称为氧疗。合理的氧疗能使体内可利用氧明显增加，并减少呼吸作功，降低缺氧性肺动脉高压。一般而言，只要PaO_2低于正常即可氧疗，但临床实践往往采用更严格的指标。对于成年患者，特别是慢性呼吸衰竭者，$PaO_2 < 60mmHg$是比较公认的氧疗指征。但对于急性呼吸衰竭患者，氧疗指征应适当放宽。对于不伴CO_2潴留的低氧血症：此时患者的主要问题为氧合功能障碍，而通气功能基本正常。可予较高浓度吸氧（$\geq 35\%$），使PaO_2提高到60mmHg以上或SaO_2达90%以上。对于伴明显CO_2潴留的低氧血症：对低氧血症伴有明显CO_2潴留者，应予低浓度（$< 35\%$）持续吸氧，控制PaO_2于60mmHg或SaO_2达90%或略高。

氧浓度和氧流量的关系：吸氧浓度(%) = 21 + 4 × 氧流量(L/min)

三、氧疗的方法

（一）鼻导管氧气吸入法

1. 操作步骤　清洁鼻腔，将鼻导管与氧气装置连接。先开氧气瓶总开关，再开流量表，检查氧气流出是否通畅。调节氧流量。将鼻导管前端，轻轻插入患者的鼻腔，固定。记录吸氧时间、氧流量，观察患者缺血症状是否改善。停止用氧，先取下鼻导管，安置患者于舒适体位，关闭氧气瓶总开关，关闭流量表（图3-11）。

2. 注意事项

（1）常用的湿化液有蒸馏水、冷开水，急性肺水肿的患者常选用20%～30%的乙醇作为湿化液，可以降低肺泡内泡沫的表面张力，使泡沫破裂，扩大气体的肺泡壁接触面积，使气体易于弥散，改善气体交换功能。

（2）根据病情选择给氧方式，按需调节氧流量。对于慢性阻塞性肺部疾病患者，应保持低流量吸氧，否则会抑制呼吸中枢。观察缺氧情况是否改善，气道是否通畅。

（3）严格遵守操作规程，注意用氧安全，做到防震、防火、防油、防热。

（4）氧气瓶内的氧气不可用尽，压力表上指针降至$5kg/cm^2$（0.5MPa）时不可再用，以防再次充氧气时引起爆炸。

（5）使用氧气时，应先调节流量而后应用。停氧时应先取出鼻导管，再关闭氧气开关，以免一旦开错开关，大量氧气突然冲入呼吸道造成损伤。

（二）面罩给氧

1. 操作步骤　清洁口腔和鼻腔；将面罩导管与氧气装置连接。先开氧气瓶总开关，再开流量表，检查氧气流出是否通畅。调节氧流量，将面罩戴在患者面部，罩住口鼻，注意固定的皮筋不要压住耳朵；记录吸氧时间、氧流量，观察患者缺血症状是否改善。

停止用氧，先取下面罩，安置患者于舒适体位，关闭氧气瓶总开关，关闭流量表（图3-12）。

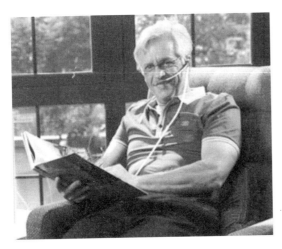

图 3-11 鼻导管吸氧

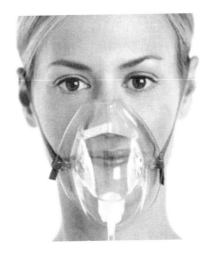

图 3-12 面罩给氧

2. 注意事项

（1）鼻导管吸氧的氧浓度在 35% 以下，如需增加吸氧浓度，可使用面罩给氧、储氧面罩给氧（图3-13）。

（2）氧源应准备充足，以满足高流量吸氧的要求。

（三）球囊面罩（简易呼吸器）**加压给氧**

一手呈"EC"手势，C 手势固定面罩，E 手势保持气道开放，同时严密罩住口鼻。另一只手挤压球囊给气约 400～600ml（约球囊的 1/3～1/2），成人 10～12 次/分；儿童 14～20 次/分。通气有效的金标准：胸廓起伏（图3-14）。

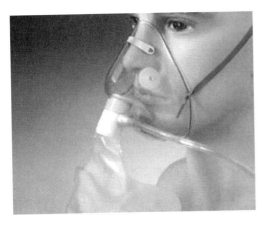

图 3-13 储氧面罩给氧

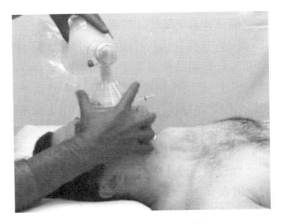

图 3-14 球囊面罩加压给氧

（四）机械通气

机械通气的目的是在患者自然通气和（或）氧合功能出现障碍时，运用呼吸机纠正低氧血症和高碳酸血症的技术方法，可以恢复患者的有效通气并改善氧输送，减少消耗和呼吸做功，支持呼吸和循环功能。机械通气按照是否对患者进行侵入操作，分为无创呼吸机应用和有创呼吸机应用。

1. 机械通气的适应证

（1）严重通气不足：包括阻塞性通气功能障碍（如慢性阻塞性肺部疾患急性加重引起的呼吸衰竭、哮喘持续状态）；限制性通气功能障碍（如神经肌肉疾病、间质性肺疾病、胸廓畸形等）。

（2）严重换气功能障碍：急性呼吸窘迫综合征、严重的肺部感染。

（3）减少呼吸功耗：胸部和心脏外科手术后，严重胸部创伤等。

（4）心肺复苏。

（5）呼吸机支持的患者转院。

2. 应用呼吸机指征

（1）临床指征：呼吸浅、慢、不规则，极度呼吸困难，呼吸欲停或停止，意识障碍，呼吸频率 >35 次/分。

（2）血气分析指征：pH < 7.20 ~ 7.25；$PaCO_2$ > 9.33 ~ 10.7kPa（70 ~ 80mmHg）；PaO_2 在吸入 FiO_2 40%，30 分后仍 <6.67kPa（50mmHg）。

3. 应用呼吸机的相对禁忌证

（1）未经减压及引流的张力性气胸，纵隔气肿。

（2）中等量以上的咯血。

（3）重度肺囊肿或肺大疱。

4. 便携式呼吸机的使用

（1）呼吸机应用前准备工作：检查呼吸机各项功能是否正常，确保附件齐全，电量充足，电源线完好。准备呼吸机管道一套及模肺。检查车载氧气钢瓶压力是否足够。备好心电监护仪、简易呼吸器及吸痰器。了解病情，向患者家属交代转运途中有可能发生的各种意外，家属理解后签字。按要求连接呼吸机管路，连接氧气瓶，连接呼吸机管道及模拟肺。确认管道无漏气，呼吸机工作正常。

（2）选择合适的呼吸模式：车载呼吸机模式相对简单，常用的模式有

A/C 即辅助控制通气：适用于无自主呼吸或自主呼吸微弱的患者；

SIMV 即同步间歇强制通气，主要用于气道早期萎陷及撤离呼吸机的过渡措施；

CPAP 即持续气道正压通气，用于肺不张及睡眠呼吸暂停综合征；

PEEP 即呼气末正压通气，用于急性呼吸窘迫综合征及肺水肿。

（3）调节呼吸机参数

潮气量：成人潮气量一般为 10ml/kg 左右，以体重 50kg 计算，为 500ml。

呼吸频率：12 ~ 20 次/分。

分钟通气量：潮气量 × 呼吸频率 = 分钟通气量。

吸呼比：1∶1.5 ~ 2，慢性阻塞性肺气肿的患者应延长呼气时间，以减少残留气体。急性呼吸窘迫综合征患者应延长吸气时间，甚至反比通气，以增加肺泡压力，减少肺水肿。

给氧浓度：一般要求吸氧浓度低于 50%，但对于氧合严重障碍的患者，可适当提高给

氧浓度，使动脉血氧饱和度 >90%。

PEEP：从低水平 3 ~ 5cmH$_2$O 开始应用，逐渐增加至合适水平。常用 PEEP 值在 5 ~ 15cmH$_2$O。

（4）调节报警参数：气道压力上下限报警、潮气量上下限报警、呼吸暂停间隔时间报警、呼吸频率上下限报警。

（5）呼吸机应用：调试好呼吸机后开机观察呼吸机工作是否正常，无异常报警，确定管道无漏气。然后将呼吸机送气管路末端与患者面罩或气管插管紧密连接好，呼吸机开始工作。持续监测患者生命体征，根据具体情况适当调整呼吸机参数。

5. 注意事项

（1）院前救治因患者在现场、途中停留时间较短，故应用呼吸机的主要目的是保证危重患者生命体征平稳，而非呼吸机治疗。

（2）转院前耐心试机，呼吸模式、各参数的设定应尽量与院内保持一致，途中根据情况适当调整。

（3）为保障患者安全，转运前尽量联系好医院，建立好绿色通道，以缩短呼吸机院前转运时间。

（4）如遇呼吸机报警，应首先观察患者情况，如神志面色、监护心率、血压、血氧饱和度等。其次再寻找报警原因、解决故障。如气道低压报警提示管路漏气、连接脱落；气道高压报警提示患者痰堵、气管痉挛、管路折叠堵塞等；内置电池电量不足报警，应需要外接电源。

（5）当发生呼吸机报警时，如果不能立刻明确报警原因或虽已明确报警原因却一时难以排除时，均应立刻使患者脱离呼吸机，进行气囊加压给氧，气囊尾部应通过导管与氧气瓶相连，以保证人工通气氧浓度。

（6）安全转运至医院后，应做好患者的交接工作，详细告知呼吸机参数。

第四节　气管插管

气管插管是保障气道通畅，进行有效气体交换、吸引、清除下呼吸道分泌物的最好方法。为保证心跳呼吸骤停患者的心脑及其他重要器官的氧供，条件具备时，对适合进行气管插管的要尽早进行。

一、适　应　证

1. 呼吸心搏骤停。

2. 呼吸衰竭加重，经药物治疗无效。

3. 任何原因引起的自主呼吸障碍，如存在上气道阻塞、狭窄、损伤、气道食管瘘影响正常通气者；咳痰无力、药物中毒、气管内肿瘤、重症肌无力、多发肋骨骨折等，或患者虽然清醒。但呼吸不能满足生理需要。

4. 任何原因引起的呼吸保护反射（咳嗽、吞咽）迟钝或丧失，如用其他方法不能改善昏迷患者的通气状况。

5. 较长时间的全身麻醉或使用肌松剂的大手术。

6. 严重的气道梗阻或气道分泌物过多，过于黏稠或者气管内液态异物吸入，需作气道冲洗。

二、禁 忌 证

1. 喉部水肿、气道急性炎症、气管黏膜下水肿及咽喉部脓肿。
2. 严重颌面部损伤。
3. 颈椎骨折或可能骨折。
4. 胸主动脉瘤压迫气管、严重出血体质者，应加倍谨慎。

三、操 作 方 法

1. 物品准备

（1）根据患者年龄、性别、身材选用不同型号的气管导管。检查充气套囊是否漏气。用导丝塑形气管导管，充分润滑气管导管（图3-15）。

（2）选择合适的喉镜镜片，检查喉镜灯光是否良好，关闭灯光备用（图3-16）。

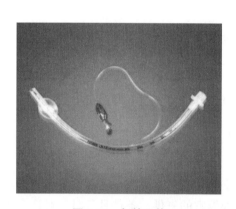

图3-15　气管导管

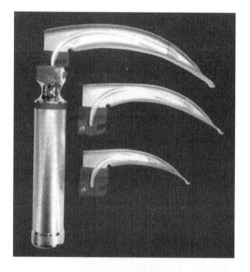

图3-16　喉镜

（3）准备牙垫（或气管导管固定器）、胶布、听诊器、注射器、简易呼吸器、吸氧设备及相关药品。

2. 摆体位　患者去枕仰卧位，清除口腔内义齿、血块及分泌物等异物后，压额提颏法开放气道，使头部充分后仰，口、咽、喉三点成一直线，必要时可将肩部略垫高5～10cm。

3. 术前给氧　气管插管前情况不佳者检查和解释病情期间，为保证患者通气，简易呼吸器加压给氧，吸氧30秒。

4. 插管　左手持喉镜，右手十字手将患者上、下齿分开，将喉镜叶片沿口腔右颊侧置入，将舌推向左侧，即可见到腭垂。再继续进入，即可见到会厌，把喉镜向上提起，不能有撬动门齿的动作，不得以牙齿当支点，并挑起会厌，充分暴露声门。右手持气管导管，对准声门，插入 3～5cm（气囊越过声门即可），拔出导丝后继续送入至适宜位置，距门齿刻度 21～23cm。向导管气囊内注入空气 5～10ml。连接简易呼吸器，挤压呼吸器气囊，挂听诊器，听双侧肺底、肺尖呼吸音清晰对称，胃部无气过水声（图 3-17）。

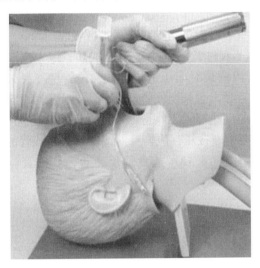

图 3-17　气管插管术

5. 固定　放置牙垫，固定翼不可压迫口唇，撤出喉镜。头部复位。用胶布将气管导管与牙垫固定，胶布应贴在骨性部位，不可粘住嘴唇。亦可连接呼吸机及氧气，8～10次/分机械通气。

四、确认气管插管位置

在临床上，气管插管碰到一些困难气道的时候，会厌暴露不清楚，有可能气管插管滑道食管里。所以插入气管后需要确认插管的位置。有如下方法：第一种方法是观察胸廓、胃部，通气后观察两侧的胸廓的起伏是否对称，胃泡的部位是否有起伏。第二种，听诊双肺上下肺的呼吸音是否一致、胃泡部有无气过水声。第三种，应用潮气末 CO_2（$ETCO_2$）检测仪，操作简单，接到气管插管之后，检测仪上就可看大有 CO_2 波形，没有 CO_2 波形，说明在食管里。第四种，应用食管检测器，接到气管插管里后，再接个注射器或者气球，气球在接到气管插管之前捏扁，如果气球张开说明插管正确，因为肺里有气体。如果气球仍是扁的说明在食管，因食管里没有气体，是负压。后两种方法判断气管插管位置比前两种准确率高。

五、注　意　事　项

1. 气管插管操作过程中患者随时可能发生意外，气管插管后也可以引起很多并发症，故操作前须向家属交代病情，以及此项操作可能出现的问题及对患者预后的影响。

2. 根据患者的实际情况选择不同型号的气管插管。

3. 应将喉镜的着力点始终放在喉镜叶片的顶端，并采用上提喉镜的手法，严禁将上门齿作为支点，否则极易碰落门齿。

4. 气管导管插入过深，易进入右侧支气管，而造成左侧肺不张，左侧呼吸音消失，插入过浅易脱落或导管气囊压迫声门引起水肿。

5. 成人通气量每次 400～500ml，8～10 次/分。

6. 气管导管内如有分泌物应及时吸出。

7. 心肺脑复苏术中，通过气管内给药，方法应将肾上腺素 1mg 等药物稀释至 10ml，用注射器注入后，加压通气，以促进药物在肺内扩散吸收。

8. 气管插管操作时间不宜过长，超过 30 秒未成功，应先拔出，面罩给氧后重新操作。

9. 气管插管对于气管内壁长时间压迫，可导致气管壁坏死，可定期气囊放气。痰液黏稠，可用少量盐水稀释后吸出。长期气管插管，残留痰液可能阻塞插管，痰栓脱落可造成肺炎、肺不张。如需长时间建立人工气道，可选择气管切开。

10. CPR 时，插管需要中断按压，应衡量对按压及气管插管的需求程度。

11. 急救人员可以使用潮气末 CO_2 或食管检测器确认插管位置，是比较准确的两种方法。

（舒 艳）

第四章

生 命 支 持

第一节 心 搏 骤 停

心搏骤停是指各种原因引起的心脏突然停止搏动，泵血功能丧失，导致全身个组织严重缺血、缺氧，数十秒内即出现意识丧失、3~4分钟内呼吸、循环不恢复而出现大脑及全身器官组织的不可逆损害而导致死亡。临床表现为呼吸、心跳停止，意识丧失或抽搐，脉搏消失，血压测不出。心电图显示心搏徐缓、心室停搏或心室室颤。

一、常 见 原 因

引起呼吸心搏骤停的原因较多，既有心源性的也有非心源性的。心源性的原因多见于冠心病，其中70%死于医院外。非心源性多见于突发的意外事件，如电击伤、溺水、自缢、严重创伤等，也可见于其他系统疾病，如窒息性哮喘、急性脑血管病、严重电解质紊乱、中毒及麻醉等。具体原因见表4-1。

表4-1 院前心搏骤停的原因

1. 气道问题	（6）吸入一氧化碳
（1）异物	（7）误吸
（2）后坠	（8）溺水
（3）喉头水肿	（9）中毒
（4）气管损伤	（10）电击伤引起的窒息
（5）血液流入气道	3. 循环问题
（6）高级气道放置错误	（1）任何原因引起的失血性休克
2. 呼吸问题	（2）张力性气胸
（1）张力性气胸	（3）心脏压塞
（2）开放性气胸	（4）心肌挫伤
（3）连枷胸	（5）急性心肌梗死
（4）横膈损伤	（6）电击伤引起的心搏骤停
（5）高位脊髓损伤	

二、临 床 表 现

1. 意识突然丧失，患者昏倒于各种场合；

2. 面色苍白或转为发绀；

3. 瞳孔散大；

4. 颈动脉搏动消失，心音消失；

5. 部分患者可有短暂而缓慢叹气样呼吸或抽气样呼吸或有短暂抽搐，伴头眼偏斜，随即全身肌肉松弛。

三、诊　断

1. 意识突然丧失。

2. 呼吸停止或抽搐样呼吸。

3. 大动脉搏动消失。

4. 心电图表现：心室颤动、心室停搏或无脉搏性电活动。

诊断呼吸心搏骤停时仅凭患者意识突然丧失，大动脉（颈动脉、股动脉）搏动消失即可诊断，不要反复摸大动脉搏动是否消失、不要等待静听心音、不要等待心电图的检查，因为以上这些检查，均需要占去很多时间。在怀疑大动脉搏动是否消失时，还可借助是否有瞳孔散大、呼吸停止、面色苍白或发绀等征象来判断。

呼吸心脏突然停止后，血液循环终止。脑细胞由于对缺氧十分敏感，一般在循环停止后 4~6 分钟大脑即发生严重损害，甚至不能恢复。因此必须争分夺秒，立即进行有效的心肺复苏，复苏开始越早，存活率越高。大量实践表明，4 分钟内进行复苏者可能有一半人被救活；4~6 分钟开始进行复苏者，10% 可以救活；超过 6 分钟者存活率仅 4%；10 分钟以上开始进行复苏者，存活的可能性更小。

第二节　基础生命支持

心肺复苏（Cardio Pulmonary Resuscitation，CPR）是指采用急救的手段，恢复已经中断的呼吸和心跳，是抢救呼吸心搏骤停最有效的方法，也是院前急救中最为重要的技能。现代心肺复苏可分为 3 个阶段，即基础生命支持（Baisic Life Support，BLS）、高级生命支持（Advanced Life Support，ALS）和延续生命支持（Prolong Life Support，PLS）。在院前急救中使用最多的还是 BLS，包括开放气道、人工呼吸和胸外按压。BLS 也是 ALS 和 PLS 的前提和基础。医疗救护员必须熟练掌握 CPR 技术，能够对呼吸心搏骤停的患者进行准确的识别，采取正确的措施为患者提高最基本的生命支持，挽救患者生命。

基础生命支持（Baisic Life Support，BLS）程序包括判断患者意识、启动急救医疗服务系统、心肺复苏和尽早除颤。

一、判别意识

判断意识的方法：施救者位于患者一侧，双手轻拍患者双肩，同时大声呼唤"你怎么了？需要帮忙吗？"。有意识：能睁眼，按指令反应；无意识：不能睁眼，无反应，意味着有呼吸心跳停止的可能。

二、启动急救医疗服务系统

立即拨打急救电话120，启动急救医疗服务系统，呼叫专业急救人员援助，向指挥中心提供准确的急救信息。

三、心肺复苏

基础生命支持包括 ABC 三个步骤：即 A（Airway）开放气道、B（Breathing）人工呼吸和 C（Circulation）胸外按压。《2010 年美国心脏协会心肺复苏及心血管急救指南》中，建议将成人、儿童和婴儿的基础生命支持程序从 A-B-C（开放气道、人工呼吸、胸外按压）调整为 C-A-B（胸外按压、开放气道、人工呼吸）。

1. A（Airway）开放气道　气道通畅是有效心肺复苏的第一要素，只有开放气道，使气道通畅，才能保证有效地吸入氧气和排出二氧化碳。舌根后坠和异物阻塞是气道阻塞最为常见的原因，因此，一旦发现患者意识丧失，应立即将患者仰卧于坚硬的平面上，如地面或木板上，采取适当的方法，打开气道，常用开放气道的手法有以下几种。

（1）仰头提颏法：抢救者站或跪于患者一侧，一手食、中指放在患者颏部骨性部分，向上提起。同时，另一手小鱼际放在患者前额，并向后向下轻压。对于所有需要进行心肺复苏的患者，均推荐首先使用此手法开放气道（除高度怀疑有颈椎损伤的患者外），图见第三章。

（2）推举下颌法：在高度怀疑有颈椎损伤时采用此方法。抢救者站或跪于患者头顶端，双手食、中指分别固定患者两侧下颌角，向上抬颌，图见第三章。

2. B（Breathing）人工呼吸　人工呼吸是借助人工方法维持气体交换，以改善缺氧状态的方法。在打开气道后，应首先判断患者有无呼吸。判断方法：在 10 秒内，通过观察胸廓有无起伏、听有无口鼻的呼吸声音、用面颊感觉口鼻有无气流。如没有呼吸，立即进行人工呼吸。

（1）口对口或口对鼻人工呼吸：此法是最简易的现场急救措施，常作首选。打开气道后，立即用放在患者前额的手的拇、示指捏紧双侧鼻孔，用嘴严密包绕患者的嘴或鼻，以鼻作深吸气后，给患者 1 次吹气，历时 1 秒钟，不要过深吹气，以至患者胸廓轻轻抬起为止，然后，松开患者鼻孔，使患者被动呼出气体。再给第 2 次吹气，历时 1 秒钟，吹气量 500～600ml/次。在某些患者口对鼻人工呼吸较口对口人工呼吸更为有效。口对鼻人工呼吸主要用于不能经患者的口进行通气者，例如患者的口不能张开（牙关紧闭），口部严重损伤，或抢救者作口对口呼吸时不能将患者的口部完全紧密地包住。

（2）简易呼吸器：简易呼吸器又称加压给氧气囊，是进行人工呼吸的简易工具，具有结构简单、使用方便有效、易于携带，并可调节通气量等优点，目前国内救护车均配有此设备，医疗救护员应熟练掌握其使用方法。操作方法：医疗救护员应位于患者头端，用面罩罩住患者口鼻，一手 EC 法（图 4-1）固定面罩并保持气道开放，一手挤入球囊 1/3～1/2 气体（约 500～600ml）。单人使用此器械，同时应用推举下颌法开放气道，紧握面罩扣在患者面部，同时挤压气囊。

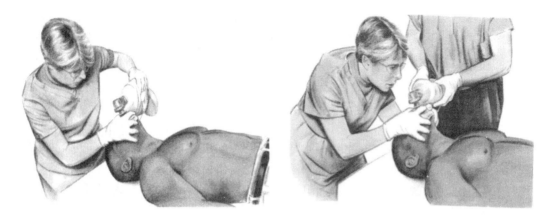

图 4-1 EC 手法

3. C（Circulation）胸外按压 胸外按压是在胸外将胸骨向脊柱方向按压，使心脏内血液被动排向全身，以恢复血液供应的抢救措施。

（1）按压部位：站或跪在患者身体一侧。用一手中、示指并拢，中指沿抢救者一侧的肋弓下缘向上滑动，至胸骨体与剑突交界处，另一手掌根部鱼际外侧紧贴前一手示指、掌根部置于胸骨上，即胸骨体中下 1/3 交界处，并使掌根长轴与胸骨长轴平行，另一手掌重叠其上，双手相互平行，手指可交叉在一起。

（2）按压姿势：两臂伸直，肘关节不得弯曲，双肩正对患者胸骨上方，利用上体的重量垂直向下按压胸骨，深度 5 ~ 6cm。保证每次按压后胸部回弹，但手掌与患者胸壁保持接触，待胸骨回位后再次下压，如此反复进行。

（3）成人按压频率为 100 ~ 120 次/分。

（4）成人单人或双人 CPR 按压/通气比例均为 30∶2。

（5）实施按压的医务人员每 2 分钟替换一次。

四、自动体外除颤器（AED）

心搏骤停患者早期 85% ~ 90% 是室颤，治疗室颤最有效的方法是尽早除颤。除颤每推迟 1 分钟，存活率降低 7% ~ 10%。CPR 与除颤的早期有效配合使用，是抢救心跳呼吸骤停猝死患者的最有效抢救手段。因此，医疗救护员必须熟悉掌握自动体外除颤器（Automated External Defibrillator，AED）的使用，AED 具体操作方法见第十章。

第三节 高级生命支持

心肺复苏成功的四个关键环节称为生存链：第一，尽早呼救（120）启动急诊医疗服务（EMS）系统；第二，尽早心肺复苏（CPR）按照 CAB 进行，越早 CPR 存活率越高；第三，尽早电除颤；第四，尽早高级生命支持（ALS）。高级心脏生命支持是指通过运用辅助设备和特殊技术以维持更有效的血液循环和通气，尽最大努力恢复患者的自主心跳与呼吸。主要内容是供氧、建立人工气道，建立给药通道，应用复苏药物，人工电除颤、电复律与起搏等。

一、建立人工高级气道

高级气道是与一些简单气道比较而言的,主要有:食管-气管联合导管,喉罩,气管插管。根据情况选用不同的设施,一般常用气管插管途径。但是困难气道或一些医务人员未经良好的气管插管训练,可以选用食管-气管联合导管。具体方法详见第三章。

二、复 苏 药 物

高级气道的建立是属于高级生命支持的内容,建立复苏药物给药途径及应用复苏药物也属于高级生命支持的重要部分。

1. 建立输液通道 静脉内给药是最常用的给药途径,包括中心静脉和外周静脉;骨髓腔内给药也是较好的给药途径,多用于儿童或静脉通路难以建立的成人;经气管插管给药,目前不推荐为首选给药途径。但是静脉通道的建立,在早期不是非常必要的,首先着眼于CPR 和电除颤是非常关键的,只有在良好的 CPR 和电除颤的基础上再考虑建立静脉通道,然后给复苏药物。给药一般先给肾上腺素1mg,然后再给 20ml 的生理盐水静脉推注。

2. 复苏药物分级

目前复苏药物分为五级:Ⅰ级,肯定推荐,安全;Ⅱa 级,可接受和有益的,有较好的证据支持;Ⅱb 级,可接受和有益的,一般性证据支持;Ⅲ级,不可接受无益,可能有害;不能确定级,研究处于初始阶段,效果不能确定。

肾上腺素Ⅱb 级、血管加压素属不能确定级、阿托品属不能确定级、胺碘酮属Ⅱb 级、利多卡因属不能确定级、镁剂在用于尖端扭转性室速时属Ⅱa 级。

3. 常用的复苏药物

(1)肾上腺素:肾上腺素具有 α-肾上腺素能受体激动剂的特性,心肺复苏时可增加心肌和脑的供血对复苏有利;其 β-肾上腺素能样作用是否有利于复苏仍有争议,因其可能增加心肌氧耗和减少心内膜下心肌灌注。

适应证:可用于室颤、无脉性室速以及心脏停搏和电机械分离。

用药方法:多采用标准剂量肾上腺素即 1mg,每 3～5 分钟静注或骨髓腔内注射。随后再给约 20ml 的生理盐水推注。大剂量的肾上腺素可用到 0.1～0.2mg/kg 体重,对复苏没有更好的效果目前不推荐。如果没有静脉和骨髓腔内通道,气管内给药的剂量为 2～2.5mg,并用 10ml 注射用水或生理盐水稀释。

(2)血管加压素:血管加压素是一种强力的非肾上腺素性血管收缩剂,直接兴奋平滑肌 V1 受体和(或)增强血管对内源性儿茶酚胺的敏感性,使内脏、冠脉、肌肉及皮肤的血管收缩。

适应证:可用于室颤、无脉性室速以及心脏停搏和电机械分离;可替代第一或第二剂肾上腺素。

用药方法:40U 通过静脉或骨髓腔途径给药。

(3)阿托品:硫酸阿托品能逆转胆碱能介导的心率下降、全身血管收缩和血压下降。

适应证:阿托品可用于心脏停搏,无脉性电活动和缓慢的心律失常。

用药方法 1.0mg 静注,若心脏停搏或无脉性电活动持续存在,可每 3～5 分钟重复1.0mg,至总量 3mg。

（4）胺碘酮

适应证：当CPR、2～3次除颤以及给予肾上腺素或血管加压素后，如室颤、无脉性室速仍持续，可考虑给予抗心律失常药物如胺碘酮。

用药方法：首剂300mg静推或骨髓腔内注射，可追加每次150mg。

（5）利多卡因

适应证：利多卡因在心搏骤停时可作为胺碘酮的替代药物。用于室颤、无脉性室速。

用药方法：心搏骤停患者，起始剂量为静注1.0～1.5mg/kg，如室颤、无脉性室速仍持续存在，可每隔5～10分钟追加0.5～0.75mg/kg，最大量为3mg/kg。

（6）镁剂

适应证：如心律为尖端扭转性室速，可应用镁剂。

用药方法：1～2g镁加入10ml 5%GS液中5～20分钟内静脉或骨髓腔内注射；如果尖端扭转性室速患者脉搏存在，可将1～2g镁加入50～100ml 5%GS液中5～60分钟内缓慢静脉滴注。

（7）碳酸氢钠

适应证：非一线药物，原有代谢性酸中毒、高钾血症、抗抑郁药物过量可早用胸外按压、除颤、建立人工气道、辅助呼吸、血管收缩剂无效，抢救10分钟后，才考虑应用碳酸氢钠。

用药方法：1mmol/kg起始量，根据血气分析结果调整碳酸氢钠的用量。

三、电 除 颤

电除颤是用较强的脉冲电流，短时间内经胸壁或直接经心脏，使大部分（约75%以上）或全部心肌纤维同时除极，中断导致快速心律失常的折返循环或消除异位兴奋灶，使自律性最高的窦房结重新控制心脏搏动，从而达到恢复窦性心律的方法，亦称为心脏电除颤，是急诊急救治疗中的一项重要手段，尤其在促使心脏复跳中具有重要意义。

1. 适应证　血流动力学不稳定的异位快速心律失常，如心室扑动、心室颤动、室性心动过速等。

2. 操作方法　患者平卧位。通过心电示波确认存在的心律失常，在心搏骤停的患者，准备除颤器的同时，应给予持续胸外心脏按压。将两个电极板涂以导电膏或垫一生理盐水纱布，并分别放置于患者右锁骨中线第二肋和心尖部，紧贴皮肤。打开除颤器电源，将除颤器设置为同步或非同步状态。同步用于转复术，非同步用于除颤。非同步电复律：首次充电，如果使用双相波除颤器，一般选择120～200J；如使用单相波除颤器，则给予360J的初始能量；不知道除颤器有效能量范围，可使用200J的能量作为首次除颤，第2次和随后除颤，则选用相同或较高能量。同步电复律：同步电复律初始能量一般选择50～100J。按充电按钮进行充电，约数秒后除颤仪鸣叫提示充电完毕。将两电极板按上述位置及力度放置好后，检查术者及他人确无与患者身体接触后开始放电。如心电监测显示为心室停搏，立即给肾上腺素静脉注射（具体用法见"心搏骤停"）。电转复过程中与电转复成功后，均须严密监测并记录心律/心率、呼吸、血压、神志等病情变化。除颤完毕，关闭除颤器电源，将电极板擦拭干净，收存备用。

3. 注意事项

（1）电极板的手柄应保持干燥，电击时操作者与周围人员应避免接触患者身体和病床，以保证安全。

（2）心搏骤停的患者，先给一次除颤，立即恢复胸外心脏按压。

（3）电转复过程中与电转复成功后，均须严密监测并记录心律、心率、呼吸、血压、神志等病情变化。

（4）定期检查仪器，使其处于良好的备用状态。每次用毕必须把附件放置整齐，把电极板上的导电胶清除干净。

四、心肺复苏的有效指标和终止条件

1. 判别心肺复苏有效的指标：

（1）自主呼吸和（或）脉搏恢复；

（2）面色（口唇）由发绀或灰白转为红润；

（3）可见眼球活动甚至四肢末端呈现抽动现象；

（4）神志恢复。

2. 终止心肺复苏的指标：

（1）自主呼吸及脉搏恢复；

（2）有医务人员接替复苏抢救；

（3）专业人员到场确定患者死亡；

（4）施救者精疲力竭。

五、心肺复苏的并发症

在经 CPR 恢复自主循环的患者，应注意检查和发现可能出现的各种并发症，并及时给予相应的治疗。

1. 常见并发症 最常见的并发症有肋骨骨折、血胸、心脏压塞、腹腔内损伤、气管导管位置不当等。

2. 胃损伤、肺误吸 此外，常见的并发症还有胃损伤和肺误吸。Felegi 等报告 1928 例经 CPR 后的尸检。院外 CPR 者，胃损伤 0.8，院内 CPR 者则无，远较一般文献报道达 9% ~12% 为低。肺误吸则较胃损伤多，院外 CPR 者为 10%。引起胃损伤和肺误吸的因素，可能是基础生命支持和总的复苏时间长。

3. 儿童的并发症 Bush 等报告，接受 CPR 的儿童很少有致命性并发症，其发生率约为 3% ~4%。然而，在复苏成功的病例，这些并发症可能很严重而需要长时间才能恢复。如发现骨折或内脏损伤，应考虑为 CPR 操作不当。

4. 心肌损伤 常规手法复苏往往引起心肌损伤。ICU 内复苏患者的死亡率相当高，在终末期均出现循环衰竭现象，Guest 等通过心肌肌钙蛋白 T（cTnT）的检测，证实心肌损伤与此有关。朱志军等通过犬标准室颤模型进行复苏的研究，显示不仅常规病理检查存在心组织细胞水肿、坏死、出血的现象，而且在超微结构上也存在细胞受损的现象，说明复苏犬的确存在急性心肌损伤，而诊断心肌损伤或坏死的血液生化检测指标中，cTnT（心肌肌钙蛋白 T）在心肌受损后，能快速持久地释放入血，其血浓度可客观地反映心肌受损的程度。

后续生命支持（Prolonged Life Support，PLS）是指患者在自主循环恢复后进入脑复苏和脏器功能支持的后续阶段，主要是在医院内完成，在此不做介绍。

附：成人高级生命支持流程图

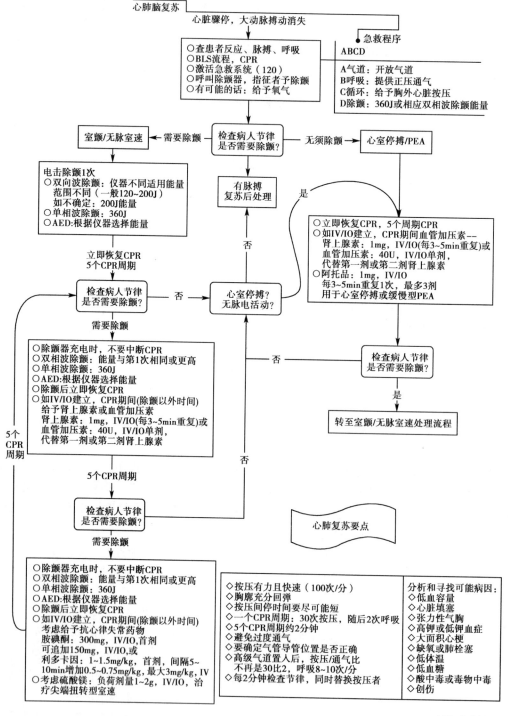

（陶金喆）

第五章

常见急症处理

第一节 休 克

休克是指由于多种原因导致的急性循环功能不全，微循环障碍，组织灌注不良引起细胞代谢紊乱的综合征。主要表现为低血压（收缩压降低至90mmHg以下或比基础血压降低60mmHg，脉压小于20mmHg）、心动过速、脉搏细弱、皮肤湿冷、神志模糊或烦躁不安、昏迷及代谢性酸中毒等。

一、病因及分类

1. 低血容量性休克　低血容量性休克是院前急救创伤性休克的常见类型，包括失血和失液所致的休克。

（1）以出血为主：严重创伤、骨折、多发性损伤引起的大血管破裂出血；肝、脾破裂出血；上消化道出血；产后大出血；输卵管妊娠破裂出血等。

（2）以失液为主：大面积烧伤、弥漫性腹膜炎、严重呕吐、腹泻，绞窄性肠梗阻等所致大量水分电解质丢失。

2. 感染性休克　感染性休克常见于急腹症后期、泌尿系或呼吸道的严重感染、大面积烧伤并发败血症，以及化脓性感染所致脓毒血症等。细菌毒素及坏死组织产生的有毒物质刺激，使微循环早期痉挛收缩，后期扩张，血液滞留，血浆外渗，致有效循环血量锐减导致休克。

3. 心源性休克　急性心肌梗死、严重心律失常、心瓣膜病、心肌炎及急性心脏压塞等引起心功能失常，心排出量减低所致。

4. 过敏性休克　某些药物（如青霉素）或血清制剂（如破伤风抗毒血清）所引起的过敏反应，使血管骤然扩张，有效循环血量锐减，导致休克。

5. 神经源性休克　损伤后剧痛或脊髓麻醉意外等，阻断了交感神经对血管的调节作用，使血管扩张，引起休克。

6. 全身炎症反应性休克　常见于严重创伤、烧伤、严重胰腺炎早期等。

二、临床表现与分级

1. 临床表现

（1）意识改变：神志淡漠、意识模糊、面容痛苦而憔悴，语言正常至含糊。

（2）血压改变：休克早期，血管剧烈收缩，血压可以保持正常或高于正常。休克晚期收缩压可降低至90mmHg以下，多数在70~80mmHg甚至更低，脉压小于20mmHg。

（3）周围血管灌注不足：患者口唇和皮肤呈苍白或灰白色，遍体湿冷，尿量稍减。

（4）心率或脉率改变：110~120次/分，心率加快或脉率细速常常出现在血压下降之前。

休克指数：脉率/收缩期血压（mmHg），有助于判断休克的程度。休克指数正常为0.5，表示无休克；超过1.0，则表示存在休克；>2.0则表示休克严重。

2. 分级

（1）轻度休克：患者主诉感觉发冷，体位性低血压，心动过速，皮肤苍白、湿冷，颈动脉塌陷等体征及尿液浓缩。

（2）中度休克：口渴，卧位低血压，心动过速，少尿或无尿。

（3）重度休克：易激惹，意识障碍，感觉迟钝，卧位低血压，心动过速，呼吸深快。

三、诊　　断

有典型休克的临床表现，结合收缩压降低至90mmHg以下，多数在70~80mmHg甚至更低，脉压小于20mmHg，即可诊断休克。但低血压不一定是休克，休克必须有微循环和组织灌注不足的表现。

四、急救处理

（一）综合处理

1. 取平卧位，下肢抬高30°；血压正常或低于正常的肺水肿患者应置半卧位。

2. 保持呼吸道通畅，吸氧，4~6L/min。

3. 立即建立静脉通路，按先晶体液后胶体液原则补充，以维持正常的心排出量和组织灌注为目标，恢复足够的血容量。

4. 血管活性药物的应用：休克早期不宜用血管收缩药物，只有血容量已基本补足，又无继续出血的证据以及无酸中毒与心功能不全时，可选用多巴胺等血管活性药物。

（二）各型休克的处理

1. 低血容量性休克　低血容量休克的基本机制是大量体液丧失使血容量急剧减少，心脏前负荷不足，导致心排出量下降，氧输送和组织灌注明显减少。

处理要点：

（1）积极的病因治疗（控制出止血）：现场主要是对外出血进行止血。可用指压法、填塞法及止血带止血法，同时包扎伤口。

（2）给予补液复苏：建立两个及以上静脉通路，保障组织器官的灌流及氧供，进行血氧、血压、心电监测。

（3）改善通气：给予有效的氧气供给，增加血氧饱和度；积极处理因创伤导致的肺部通气障碍，如血气胸、张力性胸、连枷胸、气道梗阻等。

2. 感染性休克

处理要点：积极给予呼吸循环支持，在补充体液的同时，联合抗生素的使用，做好感染灶的清创引流。持续心电、血氧、血压监测。

3. 心源性休克 心源性休克由于心脏泵功能衰竭，导致心排出量明显下降。

处理要点：应绝对卧床休息，立即吸氧，必要时可经面罩高流量给氧，如低氧状态持续不缓解，可以考虑气管插管辅助通气；当出现剧烈的胸痛或心绞痛时，嘱患者就地休息，解开衣领，使患者保持镇静。立即行心电图检查，判断有无心肌梗死。可舌下含服硝酸甘油、速效救心丸等，并立即送医院进行冠状动脉血运重建。途中进行心电监测。

4. 过敏性休克 过敏性休克是免疫球蛋白 E（IgE）介导的速发型严重机体变态反应。可引起速发型变态反应的抗原包括青霉素等药物、昆虫的毒液、抗毒素等血清制剂、花粉、化学气体及某些食物。

（1）临床特征：①休克发生迅速，50%患者的休克发生在接触抗原 5 分钟内，10%患者发生在接触抗原 30 分钟以后；②往往出现皮肤红斑、瘙痒，呈现大片状的、高出皮肤的荨麻疹；③可出现呼吸急促、喉水肿、喉痉挛、哮喘，严重时呼吸停止；④循环系统多表现为血管强烈扩张，血压下降、脉搏细速，甚至心搏骤停。

（2）处理要点：患者立即平卧，解开衣领，脱离过敏环境，开放静脉通路，尽可能地快速补充液体。药物治疗首选肾上腺素，0.3～0.5ml，1∶1000 肌内或皮下注射，如临床症状无改善，每 15 分钟重复 1 次。

5. 神经源性休克 神经源性休克主要是去交感神经作用而导致的循环功能障碍。基本机制为全身动脉和静脉血管异常舒张。

（1）临床特征：①由于去交感作用，患者往往表现为低血压和心动过缓，但也在部分患者表现为快速性心律失常；②与心源性休克和低血容量性休克不同，患者四肢是温暖、干燥的；③全身血管异常舒张，导致外周血管阻力降低，循环血量不足，低血容量状态伴心排出量降低是其血流动力学特征。

（2）处理要点：平卧，吸氧，开放静脉通路，做好心电监测，积极处理并发症，必要时给与血管活性药物。

五、转 运 原 则

1. 患者取平卧位，头和躯干稍抬高以利于呼吸，下肢抬高 15°～20°有利于静脉血的回流。

2. 保持呼吸道通畅，吸氧，4～6L/min。

3. 保持静脉通路畅通，失血性休克在没有确切止血情况下不要过多补液，收缩压维持在 80～85mmHg，如果是创伤性脑损伤平均动脉压维持在 90～110mmHg。

4. 密切观察生命体征并予以相应处理。

5. 途中注意保暖。

6. 使用止血带应注意观察末梢血液循环情况，定时松解止血带。

第二节 昏 迷

昏迷是多种原因引起大脑皮层处于严重而广泛抑制状态的病理过程，是指患者生命体征存在，但对体内外的一切刺激均无反应，临床上表现为意识丧失，运动、感觉和反射等功能障碍。

一、病　　因

昏迷的病因很多，可将其分为颅内病变和颅外病变，也可以分为感染性疾病或非感染性疾病。

1. 急性脑血管病　包括脑出血、脑血栓形成、脑栓塞、蛛网膜下腔出血等。

2. 脑外伤　包括脑震荡、脑挫伤、颅内血肿、硬脑膜下血肿、硬脑膜外血肿等。

3. 癫痫　包括原发性癫痫、继发性癫痫、癫痫持续状态、子痫。

4. 神经系统感染　包括单纯疱疹病毒性脑炎、乙型脑炎及其他病毒性脑炎、结核性脑膜炎、化脓性脑膜炎、流行性脑脊髓膜炎。

5. 颅内占位　包括原发性颅内肿瘤、转移性颅内肿瘤、脑脓肿或颅内寄生虫病。

6. 严重感染性疾病　如大叶性肺炎、急性中毒性菌痢、脑型恶性疟疾、脑炎型流行性感冒、急性脑型血吸虫病、败血症等。

7. 代谢紊乱性疾病　如尿毒症性昏迷、肝性脑病、甲状腺危象、糖尿病高渗性昏迷、酮症酸中毒、低血糖昏迷、肝性脑病、慢性肾上腺皮质功能减退症性昏迷、稀释性低钠血症、低氯性碱中毒、高氯性酸中毒。

8. 心血管疾病　如严重休克、房室传导阻滞、心脏停搏、心室纤颤等所致急性心源性脑缺血综合征。

9. 外因性中毒　如工业毒物如苯、硫化物、乙醇等中毒；农药类如有机磷中毒；药物类如安眠药、吗啡、氯丙嗪等中毒；动物类如食河豚、食生鱼胆中毒；其他如植物中毒等。

10. 物理因素及缺氧损害　如重症中暑、触电、一氧化碳中毒等。

二、分　　类

昏迷为意识障碍的严重表现，昏迷按程度的分类，可分为浅昏迷、中昏迷和深昏迷。

1. 浅昏迷　意识大部分丧失，无自主运动，对声、光刺激无反应，对疼痛刺激可有痛苦表情及防御反应，生理反射存在，生命体征多无异常改变。

2. 中度昏迷　对各种刺激均无反应，对强烈刺激和疼痛刺激可有防御反应，生理反射减弱，可出现病理反射及生命体征的异常改变。

3. 深昏迷　意识完全丧失，全身肌肉松弛，对各种强度的刺激均无任何反应，生理反射消失，生命体征发生明显的异常改变，常常仅维持呼吸与循环功能。

三、现 场 判 断

1. 病史　详细询问家属或者目击者，了解患者有无高血压、冠心病、糖尿病、肝硬化、外伤、中毒等病史，追寻发病过程等。了解患者在发病前的主诉、使用药品、吸毒及近期的损伤史，患者的昏迷发病间期和意识变化过程，有助于病因诊断。患者所处的环境也应当检查，是否有药瓶、遗书、屋里是否生有煤火等。

2. 体格检查

(1) 体温：高热见于重症感染，如肺炎、脑膜炎等；脑部病损侵及下丘脑体温调节中枢可出现高热，多见于脑出血。在高温环境下出现者需考虑中暑；体温过低可见于各种代谢性或中毒性昏迷，也见于休克、黏液性水肿与冻伤等。

（2）脉搏：脉率显著减慢至每分钟 40 次以下，需考虑房室传导阻滞；心搏减慢合并潮式呼吸，血压增高则提示颅内压增高。脉（心）搏消失则是心搏骤停的表现。脉搏增快见于急性全身感染及药物中毒。

（3）呼吸：明显减慢见于吗啡类药物等中毒所致的呼吸中枢抑制。脑出血时呼吸深而粗，出现鼾声。代谢性酸中毒时（如糖尿病与尿毒症昏迷）常出现库斯莫尔（Kussmaul）呼吸，呼吸深大而规律，频率正常。呼气带氨臭味见于尿毒症，呼气带烂苹果味见于糖尿病酸中毒。酒精中毒时呼气带浓酒气味。有机磷中毒时呼气带大蒜味。出现肝臭者提示为肝性脑病。

（4）血压：严重高血压常见于高血压脑病、脑出血等。麻醉剂与安眠药中毒、心肌梗死、革兰阴性杆菌败血症、慢性肾上腺皮质功能减退症等疾病时血压降低。

（5）皮肤与黏膜：面色苍白见于休克、尿毒症昏迷；面色潮红见于酒精、颠茄类中毒，中暑、肺性脑病、脑出血等；皮肤黏膜黄疸可见于重症肝病、脑型疟疾等。

（6）脑膜刺激征：首先表现为颈项强直，深昏迷时脑膜刺激征可不出现。蛛网膜下腔出血脑膜刺激征明显，此时脑脊液检查呈血性，有诊断价值。

（7）瞳孔：颠茄类、巴比妥类、可待因、可卡因、肉毒杆菌感染、癫痫发作缺氧时，可见双侧瞳孔扩大；吗啡、毛果芸香碱、新斯的明、有机磷、苯胺、水合氯醛等中毒时则缩小。脑桥出血时双侧随孔缩小如针尖，但对光反射保存。

（8）瘫痪：观察肢体的位置，对疼痛的刺激反应，肌张力、腱反射的改变和病理反射的出现，可确定瘫痪的存在。

（9）体位：去大脑强直呈颈、躯干与四肢的伸直性强直，可见于中脑出血、肿瘤或炎症性病变。

四、急救处理

1. 脑血管意外

诊断要点：脑卒中是引起昏迷的常见病因。脑出血多发生于 50 岁以上的高血压患者，在用力或情绪紧张时突然发生。

（1）内囊出血表现为突然偏瘫、昏迷、呕吐、血压升高、呼吸紊乱、尿失禁及脑膜刺激征。严重者呈去皮质或去大脑强直，眼底可见视网膜出血或急性视乳头水肿征，脑脊液压力增高。

（2）脑室出血亦骤然起病，迅速昏迷，有明显脑膜刺激征、呕吐、呼吸不规则、四肢去大脑强直表现及高热。

（3）脑桥出血除急性昏迷、四肢瘫痪或强直外，尚有针尖状瞳孔与高热。重型小脑出血的临床表现与脑桥出血相似，轻型以眩晕、枕部痛及呕吐开始，之后出现共济失调及逐渐加深的意识障碍。

（4）脑动脉血性形成多见于老年患者，于睡眠与休息安静时发病，昏迷较浅，伴有偏瘫、偏身感觉障碍或失语，血压一般不高。

（5）脑动脉栓塞起病急骤，常在数分钟内出现偏瘫等脑局灶性损害体征，意识障碍较轻。在动脉主干（如颈内动脉或基底动脉）阻塞时，由于侧支循环差而形成较大的梗死与并发脑水肿，昏迷常深而持久。

（6）蛛网膜下腔出血发病急骤，突然发生剧烈头痛、呕吐、脑膜刺激征，脑脊液呈血性，约2/3病例有意识障碍，一般不过几天。

（7）高血压脑病发生于高血压患者血压急骤升高时，出现剧烈头痛、恶心、呕吐、视力减退、意识障碍、病性发作等症状，脑脊液压力增高，常规与生化大多正常，经降血压及颅内压治疗后，症状可迅速好转，头部CT对脑室中的诊断有很高的价值。

处理要点：维持气道通畅，防止因呕吐导致气道梗阻，给予持续吸氧吸入。监测生命体征，搬抬时应尽量减少头部的晃动，出血性脑卒中治疗原则是脱水降颅压、止血、控制血压，必要时手术。而缺血性脑卒中以扩张血管、疏通微循环、抗凝、活血化瘀为主。

2. 颅脑外伤

诊断要点：颅脑外伤均有明确的头颅外伤史，意识丧失短暂者常为脑震荡；如昏迷持久，可能为脑挫伤，可伴有精神错乱及偏瘫等局灶性神经缺损症，以及呕吐与累及生命中枢等表现，脑脊液混有血液，外伤性颅内血肿的病情呈进行性加剧，一般于伤后有短暂昏迷，继以一段意识好转期，有头痛、呕吐，而后出现躁动不安，再度昏迷，并常伴随脑疝征，如急性硬膜外血肿及慢性硬膜下血肿，也可在伤后昏迷继续加深，迅速出现颅内压升高与脑疝征。如急性或亚急性硬膜下及脑内血肿。弥漫性轴索损伤为严重脑伤之一系大脑半球白质（如胼胝体）与上部脑干的神经元及其轴索弥漫性损害与变性伴有脑水肿及血管损伤，如见于颅脑损伤后持久昏迷或植物状态的患者，多见于年轻人。一般于伤时即出现深昏迷，伴有两侧肢体伸性强直及自主神经功能紊乱。

处理要点：注意保护颈椎，有活动性出血应及时止血，观察肢体活动和意识状态，保证气道通畅，必要时给与脱水降颅压和保护脑细胞功能的药物。治疗原则是脱水、止血、手术。

3. 脑肿瘤

诊断要点：脑肿瘤一般起病缓慢，主要表现为：①进行性脑实质局灶性症状及体征，如痫性发作、运动与感觉障碍等；②头痛、呕吐、视乳头水肿等颅内压增高表现。一般无意识障碍，并发脑疝则可引起昏迷。如肿瘤出血则在病程中突然发生意识障碍，临床表现与脑卒中发作相似，故又称瘤卒中。

处理要点：监护生命体征，给予对症支持治疗，及时送往医院，手术切除肿瘤。

4. 中枢神经系统感染

诊断要点：各种中枢神经感染均有不同程度的头痛、发热、精神意识障碍、颈项强直、凯尔尼格（Kernig）征阳性及脑脊液异常。脑膜炎时以脑膜刺激征及精神、意识障碍为主要表现。脑炎则以意识障碍、精神症状及脑弥漫性或局灶性损害征为主要表现，其意识障碍与精神症状较脑膜炎重。

处理要点：监护生命体征，给予对症支持治疗，抗感染、降颅压。

5. 癫痫性昏迷　昏迷可见于痫性大发作后或痫性大发作持续状态。小发作或精神运动性发作持续状态则以意识模糊为临床特点，根据癫痫病史、发作及脑电图改变可确诊。

处理要点：防止舌咬伤，防止因突然意识障碍引起的磕碰伤，控制癫痫发作，防止并发症，及时清理口腔异物。

6. 糖尿病性昏迷　与糖尿病直接有关的昏迷原因有：①降血糖药过量所致的低血糖

昏迷；②胰岛素严重不足（糖尿病酮症酸中毒）或轻、中度不足（糖尿病高渗性昏迷）所致的高血糖昏迷；③糖尿病的乳酸性酸中毒，尤其是伴有肾功能不全或服用苯乙双胍（苯乙双胍）者，也可见于合并严重感染或虚脱的糖尿病患者。

处理要点：控制血糖，积极治疗并发症，低血糖患者应及时输注葡萄糖。

7. 尿毒症 尿毒症所致昏迷的临床特点为：①昏迷前先有一个时期的表情淡漠、动作缓慢、注意力不集中、智力减退、嗜睡等抑制性症状，亦可出现谵妄、手足抽搐、震颤、惊厥；②发生酸中毒与氮质血症，表现为恶心、呕吐、食欲减退、疲乏、消瘦、贫血、不安、失眠，终至抽搐及昏迷，有时因多尿、呕吐，低钠而失水。血尿素氮、尿酸、肌酐等升高，伴血钾升高及血钙、血钠、二氧化碳结合力均降低。

处理要点：利尿、透析等降低代谢产物，纠正水电解质平衡。

8. 肝性脑病 肝性脑病又称肝昏迷、门-体循环性脑病或肝脑综合征，系由严重肝病所引起。如暴发性肝衰竭，肝功能进行性迅速减损，血清胆红素与氨基转移酶值显著升高，由神志错乱很快进入昏迷。若为慢性进行性肝病，常有胃纳减退、腹胀、肝脾大、黄疸、蜘蛛痣、腹壁静脉曲张、肝臭等肝病症状及肝功能损害，发生昏迷较缓慢。

处理要点：保肝，减少肝代谢产物。

9. 肺性脑病 肺性脑病多见于老年慢性肺气肿、肺源性心脏病患者，常因感染、应用镇静剂、利尿低钾血症、创伤等而诱发。临床上先有呼吸困难、发绀、头痛、倦怠、健忘等慢性肺功能不全症状，以呼吸衰竭与意识障碍为其突出的临床表现。动脉血氧分压下降、二氧化碳分压与二氧化碳结合力增高，标准重碳酸与剩余碱含量增多，血 pH 降低。脑脊液压力常升高，白细胞与蛋白正常。

处理要点：改善通气，纠正缺氧，防止水电解质失衡。

10. 感染中毒性脑病 感染中毒性脑病见于急性感染（如败血症、肺炎、中毒性菌痢等）的早期或极期，儿童多于成人。除有高热、头痛、呕吐外，可出现烦躁不安或反应迟钝、谵妄、惊厥、意识障碍等。脑脊液压力常增高，常规和生化正常，少数患者可有白细胞及蛋白轻度增加。

处理要点：控制感染，降低颅压。

11. 外源性中毒 引起昏迷的毒物大致可有中枢神经抑制剂、麻醉剂、一氧化碳、酒精、氰化物、抗胆碱能及胆碱能类药物或毒物等。追询毒性接触史，对可疑毒物、排泄物（呕吐物、二便）及血作毒物分析鉴定，可迅速确诊。

处理要点：及时脱离中毒环境，脱掉可能染毒衣物，尽可能地排泄毒物，给予积极的对症支持治疗，并使用解毒剂，防止并发症，将患者送往专科医院。

五、转 运 原 则

1. 保持呼吸道通畅，给予吸氧，必要时气管切开或插管行人工辅助通气。

2. 保持静脉通道通畅，维持有效血液循环，纠正休克。颅内压高者可给予降颅压药物如20%甘露醇、呋塞米、甘油、地塞米松等，纠正水、电解质紊乱。

3. 转送途中应注意监测生命体征。

4. 昏迷患者病情复杂变化快，应及时向家属了解病史和交代病情预后，迅速转送至附近具有救治能力的医院。

第三节　胸　痛

胸痛是院前急救常见的症状，主要由胸部疾病所致，少数由其他疾病引起。胸痛的程度因个体痛阈的差异而不同，与疾病病情轻重程度不完全一致。致命性胸痛可能是急性冠状动脉综合征 acute co-ronary syndrome，ACS）、主动脉夹层、肺栓塞、气胸、心包炎（压塞）、食管破裂，其中 ACS 最为常见。

一、病　因

引起胸痛的原因主要为胸部疾病，见表5-1。常见的有：

1. 胸壁疾病　急性皮炎、皮下蜂窝织炎、带状疱疹、肋间神经炎、肋软骨炎、流行性肌炎、肋骨骨折、多发性骨髓瘤、急性白血病等。

2. 心血管疾病　冠状动脉硬化性心脏病（心绞痛、心肌梗死）、心肌病、二尖瓣或主动脉瓣病变、急性心包炎、胸主动脉瘤（夹层动脉瘤）、肺栓塞（梗死）、肺动脉高压以及神经症等。

3. 呼吸系统疾病　胸膜炎、胸膜肿瘤、自发性气胸、血胸、支气管炎、支气管肺癌等。

4. 纵隔疾病　纵隔炎、纵隔气肿、纵隔肿瘤等。

5. 其他　过度通气综合征、痛风、食管炎、食管癌、食管裂孔疝、膈下脓肿、肝脓肿、脾梗死等。

表 5-1　胸痛病因

	急危症	重症	非急症
心脏	急性心肌梗死 急性冠状动脉缺血 主动脉夹层 心脏压塞	不稳定型心绞痛 冠状动脉痉挛 变异型心绞痛 心包炎 心肌炎	瓣膜病 主动脉狭窄 二尖瓣脱垂 肥厚性心肌病
肺脏	肺栓塞 张力性气胸	气胸 纵隔炎	肺炎 胸膜炎 肿物

二、现场判断

1. 病史

（1）起病方式：起病缓急，首发或再发。

（2）胸痛的特点：胸痛的部位、放射、性质及持续时间。

（3）诱发或加重因素：如体力活动、情绪、饱餐寒冷、体位、食酸、深呼吸、咳嗽、打喷嚏。

（4）缓解因素：如休息、特定体位、硝酸甘油、制酸剂。

（5）伴随症状：如发热、心悸、气短、咳嗽、咳痰、咯血、恶心、呕吐。

（6）既往发作史：如呼吸、心血管（高血压、冠心病、心绞痛）、消化系统病史等。

2. 体格检查

（1）一般状况：胸痛伴急性窘迫：多见于肺栓塞、张力性气胸、AMI、气胸。胸痛伴出汗：多见于 AMI、主动脉夹层、冠状动脉缺血、肺栓塞、食管破裂、胆囊炎、胃穿孔。

（2）生命体征：胸痛伴血压低：多见于张力性气胸、肺栓塞、AMI、主动脉夹层（后期）、食管破裂、心包炎。胸痛伴心动过速：多见于 AMl、肺栓塞、主动脉夹层、张力性气胸、心包炎、心肌炎。胸痛伴血压升高：多见于主动脉夹层（早期）、AMI、冠状动脉缺血。胸痛伴发热：多见于肺栓塞、食管破裂、心包炎、纵隔炎、胆囊炎。胸痛伴缺氧：多见于肺栓塞、张力性气胸。胸痛伴双上肢血压不等见于主动脉夹层。胸痛伴脉压缩小见于心包炎（积液）。胸痛伴心包摩擦音见于心包炎。胸痛伴颈静脉怒张：多见于张力性气胸、心包积液、AMI、冠状动脉缺血、肺栓塞。

（3）肺部检查：胸痛伴单侧呼吸音减弱见于气胸。胸痛伴胸膜摩擦音见于胸膜炎和肺栓塞。胸痛伴皮下气肿见于张力性气胸、食管破裂、气胸、纵隔炎。

对于所有胸痛患者，都应做 18 导联心电图检查。

三、急 救 处 理

（一）急性冠状动脉综合征

1. 诊断要点　急性冠状动脉综合征（ACS）是以冠状动脉粥样硬化斑块不稳定为基本病理生理特点，以急性心肌缺血为共同特征的一组综合征，包括心绞痛和心肌梗死。对于怀疑心肌梗死患者，应尽快确诊：结合病史、体格检查和 18 导联心电图检查一般较易确诊。对可疑 ACS，而其最初 18 导联心电图正常的患者，15 分钟后复查心电图。

2. 处理要点

（1）ACS 诊断一旦明确，应立即处理。①吸氧；②含化硝酸甘油（除非收缩期血压<90mmHg、心率<50 次/分或>100 次/分）；③充分镇痛；④口服阿司匹林；⑤在心电监护下，迅速转运到附近具有接收能力的医院进行治疗。

（2）早期再灌注治疗是改善心室功能和提高生存率的关键。治疗的目标是在数小时内开通闭塞的冠状动脉，实现和维持心肌水平的血流再灌注。

（二）主动脉夹层

1. 诊断要点　本病是指主动脉内膜撕裂，血液经裂口流入主动脉壁，使中层从外膜剥离，其死亡率很高，临床上常表现为撕裂样疼痛，且有血管迷走样反应、休克。主动脉 CT 扫描等影像学检查可以确立诊断。

2. 处理要点

（1）积极镇静和镇痛治疗、迅速控制血压与心率、介入与外科治疗。

（2）主动脉夹层诊断一旦确立，应尽早开始药物治疗：①积极给予镇静和镇痛治疗；②迅速控制血压，通常联合应用硝普钠和 β 受体阻滞剂。将血压降到能维持足够的脑、心和肾的血流灌注的最低血压水平；③控制心率和减慢左心室收缩的速率（dp/dt），通常使用 β 受体阻滞剂；④介入与外科治疗。

（三）急性肺动脉血栓栓塞

1. 诊断要点　本病是指全身静脉系统内的栓子及右心腔内血栓脱落或游离后堵塞肺血管床引起的急性肺动脉血液循环障碍，首发表现为低氧血症。较大面积肺栓塞，有严重的呼吸困难、呼吸增快、胸痛、发绀、低氧血症甚至出现晕厥。肺栓塞急性期发病率、误诊率及病死率颇高，正确的诊断和及时有效的治疗是降低急性期死亡率的关键。

2. 处理要点　治疗上以抗凝为主，应用静脉肝素使活化部分凝血活酶时间（APTT）保持在正常值的 1.5~2.5 倍。

（四）张力性气胸

1. 诊断要点　本病是指受伤组织形成活瓣，吸气时空气可以经过裂口进入胸膜腔，而呼气时活瓣闭合，空气不能排出，造成胸腔内压力不断增高，结果会使肺塌陷，纵隔向对侧移位，可严重危及心肺功能。临床上患者通常首先出现突发而剧烈的胸痛、呼吸困难，偶尔有干咳。疼痛可放射至同侧肩部、对侧胸部或腹部，可类似于 ACS 或急腹症。体征可以出现叩诊鼓音，语颤减弱或消失，患侧运动减弱。纵隔移位可表现为心脏浊音及心尖搏动移向健侧，呼吸音明显减低或消失。胸部 X 线显示肺外周部分空气、无肺纹理可以确诊。

2. 处理要点　迅速排除空气是挽救生命的措施。排除空气的简单办法是将 19 号或更大一点的针头插入胸部，然后用一连接于大注射器上的三通活塞通过针头迅速排出空气。随后，应尽快行胸廓切开插管及单侧胸廓水封式引流。

（五）胸膜炎与胸膜痛

1. 诊断要点　此种胸痛年轻人居多，发病急，胸痛多伴有发热或与呼吸相关，胸痛多呈刺痛，偶可听到胸膜摩擦音，胸片可有少量胸腔积液伴或不伴小片的肺渗出影。

2. 处理要点　自限性疾病，对症处理，如为结核者应抗结核治疗。

（六）肺部炎症

1. 诊断要点　本病有受凉感染史，胸痛伴发热、寒战、咳嗽，深呼吸时加剧，肺部听诊有支气管呼吸音及呼音，白细胞增多，胸片可见片状致密影，即可确诊。

2. 处理要点　吸氧，止痛，应用抗生素治疗。

（七）纵隔气肿

1. 诊断要点　本病胸骨后剧烈锐痛，向肩部放射，伴有呼吸困难、发绀，颈、前胸甚至面部皮下气肿，有捻发感，X 线检查示纵隔增宽。本病常为食管穿孔所致。

2. 处理要点　吸氧，止痛，请胸外科手术治疗。

（八）食管破裂

1. 诊断要点　食管破裂的特征是极度严重的胸骨后疼痛，吞咽或呼吸加重，并伴有胸片示纵隔气肿、气胸、肺炎或胸腔积液、皮下组织有气体，近期有剧烈恶心、呕吐或内镜检查病史，食管造影或食管镜即可确诊。

2. 处理要点　需手术治疗。

四、转 运 原 则

1. 立即行 12 导联甚至 18 导联心电图，根据心电图提示酌情给予口含、静脉点滴硝酸甘油、嚼服阿司匹林、肌内注射吗啡以及降压治疗等。

2. 立即吸氧，限制活动，进行必要的心理安抚。

3. 诊断不明确的胸痛不给止痛药，直接送医院诊治。

4. 注意伴随症状，协助鉴别诊断。

5. 保持静脉通道畅通。

6. 及时向患者及家属交代病情，前病情告知书，并与医院建立绿色通道。

第四节　呼吸困难

呼吸困难是指患者主观上感觉呼吸费力或不适。患者可表现为呼吸用力，严重者鼻翼扇动、端坐呼吸、张口呼吸，口唇发绀。平卧位呼吸困难而被迫采取坐位称为端坐呼吸。呼吸困难同时伴有响声者称为哮喘。因呼吸困难在夜间睡着后被憋醒，醒后又可入睡称为夜间阵发性呼吸困难。

一、病　　因

1. 呼吸系统疾病

（1）气道阻塞性疾病：包括呼吸道异物、支气管哮喘、支气管炎、支气管扩张等。

（2）肺部疾病：包括肺气肿、肺水肿、肺炎、肺栓塞、肺梗死、肺肿瘤等。

（3）胸廓疾病：包括胸廓外伤、连枷胸、气胸、胸腔积液、膈肌麻痹等。

2. 心脏疾病：心肌梗死、心脏压塞、先天性心脏病、心肌炎、心肌病、心力衰竭、冠心病、心律失常等。

3. 血液和内分泌系统：包括重度贫血、一氧化碳中毒、甲亢、酸中毒等。

二、现　场　判　断

1. 病史

（1）年龄与性别：儿童多见于呼吸道异物、先天性心脏病、急性感染等；老年人多见于 COPD、重症肺炎、肿瘤、心功能不全等；青壮年多见于胸膜疾病、肺结核、风湿性心脏病等。

（2）发病缓急

突发呼吸困难：指突然发生的、有明确的发病时间。见于上呼吸道梗阻、自发性气胸、肺栓塞、心脏破裂等。

急性呼吸困难：指在短时间内（数小时或 1～2 天）发生。见于肺炎、肺水肿、肺不张、胸腔积液、急性呼吸窘迫综合征等。

2. 症状与体征

（1）体位变化：端坐呼吸见于左心衰、COPD 等；夜间阵发性呼吸困难最常见于心源性肺水肿和 COPD 患者。

（2）伴随症状：呼吸困难伴发热，多见于肺炎、胸膜炎、心包炎、会厌炎等。呼吸困难伴胸痛，多见于心肌梗死、气胸、肺栓塞、肺炎、胸膜炎和肺癌等。呼吸困难伴咯血，多见于支气管肺癌、肺梗死、大叶性肺炎、肺脓肿等。呼吸困难伴咳嗽，咳大量粉红色泡沫痰或白色泡沫痰多见于急性左心衰或有机磷农药中毒，咳铁锈色痰提示大叶性肺炎，咳大量浓痰提示肺脓肿。呼吸困难伴意识障碍，提示肺性脑病、重症肺炎、代谢性酸中毒等。呼吸困难伴血压降低，提示心肌梗死、张力性气胸、心脏压塞、肺栓塞、重症肺炎等。

（3）吸气性呼吸困难（以吸气期显著困难为特点，严重时出现胸骨上窝、锁骨上窝及肋间隙明显凹陷，称为"三凹征"）：提示上呼吸道梗阻；呼气性呼吸困难（以呼气明显费力、呼气期延长伴有广泛的喘鸣音为特点）提示哮喘、COPD。

三、急 救 处 理

（一）急性上呼吸道阻塞

1. 诊断要点　急性上呼吸道阻塞表现为突然发生的呼吸困难，患者烦躁不安，用手抓住咽喉部，表情痛苦，可有发作性咳嗽、声嘶、喉鸣、发绀及吸气三凹征。多见于会厌炎、气道异物、过敏反应等。

2. 急救处理　根据不同病因采取针对性急救措施，迅速解除梗阻、恢复气道通畅。如果是气道异物梗阻，采用 Heimlich 法急救，详见第十三章。

（二）心脏压塞

1. 诊断要点　心脏压塞呼吸困难主要表现为呼吸浅块、大汗、颈静脉怒张，血压低或休克、脉压减小。确诊最佳途径是急诊超声检查。

2. 急救处理　迅速降低心包压力，维持心室的充盈压，同时治疗原发病。

（三）哮喘急性发作

1. 诊断要点　有哮喘史，哮喘急性发作表现为焦虑、大汗、前倾坐位，仅能说一两个字，连不成句子，三凹征。精神差，乏力，烦躁或嗜睡。

2. 急救处理

（1）去除诱因，尽快脱离致敏环境，及时发现气胸等伴发情况。

（2）给予吸氧，流量为 1~3L/min。病情危重以及经积极药物治疗呼吸困难仍未缓解，应行机械通气治疗。

（3）扩张支气管：可以用硫酸沙丁胺醇（沙丁胺醇）、硫酸特布他林（间羟叔丁肾上腺素）等 β_2 受体兴奋剂的气雾剂吸入。氨茶碱 0.25~0.5g 加入到 5% 葡萄糖液体 250ml 中静脉点滴或二羟丙茶碱 0.25g 加入葡萄糖液体 20ml 缓慢静脉注射。甲泼尼龙 40~80mg 静脉注射或琥珀酸氢化可的松 135mg 静滴。经上述治疗仍无改善者，心率 >140 次/分，或有血压下降时，应及时行气管插管，应用呼吸机。

（四）急性左心衰

1. 诊断要点　急性左心衰多有高血压、心脏病病史。临床表现为突发呼吸困难、烦躁不安、端坐呼吸、大汗淋漓、窒息感、咳嗽、咯白色或粉红色泡沫痰，可从口鼻涌出。双肺内早期可闻及哮鸣音，稍晚出现双下肺湿啰音；心率加快，呈奔马律；初期血压可升高；面色青灰、发绀，四肢厥冷，脉细弱，可有交替脉。多见于大面积急性心肌梗死、暴发性心肌炎、心肌病等所致的心力衰竭。

2. 急救处理

（1）保持呼吸道通畅，使动脉血氧饱和度达到 95% 以上。对意识模糊或呼吸无力者可行无创正压通气或气管插管，机械辅助呼吸。

（2）使患者呈坐位或半卧位，双小腿下垂。首选静脉点滴硝酸甘油，从 $10\mu g$/分钟开始，在血压监测下，每 5 分钟递增 $5\sim10\mu g/min$，最大能量 $200\mu g/min$，使收缩压维持在 $90\sim100mmHg$。或含服硝酸甘油 $0.5mg$，每 $3\sim5$ 分钟 1 次，对顽固性高血压或对硝酸甘油无反应者，可静脉点滴乌拉地尔。

（3）保持静脉通道畅通。缓慢静脉注射呋塞米 $20\sim80mg$，可快速降低血容量，减轻心脏的前负荷。

（4）快速性房颤合并心衰时，首选毛花苷丙 $0.2\sim0.4mg$。

（5）高龄、低血压、昏迷、呼吸衰竭、慢性肺病、下壁心肌梗死及心动过缓患者慎用或忌用吗啡及哌替啶。

（6）下壁心肌梗死合并心动过缓、低血压，可疑右室梗死不宜使用硝酸甘油。

（五）急性肺动脉栓塞

1. 诊断要点　急性肺动脉栓塞临床表现的呼吸困难常伴胸痛及气短、咯血、晕厥等，查体呼吸加快，可见心动过速、血压下降、发绀、发热、颈静脉充盈，肺部可闻及哮鸣音和细湿啰音。确诊需要到医院特殊检查。

2. 急救处理　对于高度疑是有急性肺动脉栓塞的患者，应该严密检测呼吸、心率、血压的变化，患者保持绝对卧床休息，避免用力和情绪激动。采用经鼻导管或者面罩吸氧以纠正低氧血症。尽快送专科医院治疗。

四、转运原则

1. 吸氧，必要时气管插管、气囊面罩人工呼吸。
2. 保持气道通畅，患者取舒适位，坐、卧或半坐位。
3. 保持静脉通道，对症用药。
4. 转运途中严密监控神志、呼吸、血压、心率、心律等。

第五节　腹　痛

腹痛是腹部或腹部外脏器疾病、腹壁病变引起的主观症状，是临床最为常见的症状之一。腹痛的病因复杂，可以是严重的器质性病变，也可能是功能性改变。腹痛可见于内、外、妇、儿各科疾病，易误诊和漏诊，需要特别慎重的对待。临床上按起病急缓与病程长短将腹痛分为急性腹痛与慢性腹痛两大类，其中需进行外科紧急处理的急性腹痛又称急腹症，主要包括腹部脏器的炎症、穿孔、出血、梗阻以及器官的缺血性病变，

一、病　因

1. 急性腹痛

（1）腹腔器官急性炎症：急性胃炎、急性肠炎、急性胰腺炎、急性出血坏死性肠炎、急性胆囊炎、急性阑尾炎等。

（2）空腔脏器阻塞或扩张：肠梗阻、肠套叠、胆道结石、胆道蛔虫症、泌尿系统结石等。

（3）脏器扭转或破裂：肠扭转、绞窄性肠梗阻、胃肠穿孔、肠系膜或大网膜扭转、卵

巢囊肿瘤蒂组转、肝破裂、脾破裂，异位妊娠破裂等。

（4）腹膜炎症：多由胃肠穿孔引起，少部分为自发性腹膜炎。

（5）腹腔内血管阻塞：缺血性肠病、腹主动脉瘤及门静脉血栓形成等。

（6）腹壁疾病：腹壁挫伤、脓肿及腹壁皮肤带状疱疹。

（7）胸腔疾病所致的腹部牵涉性痛：大叶性肺炎、肺梗死、心绞痛、心肌梗死、急性心包炎、胸膜炎、食管裂孔疝、胸椎结核。

（8）全身性疾病所致的腹痛：腹型过敏性紫藏、糖尿病酮症酸中毒、尿毒症、铅中毒、血卟啉病等。

2. 慢性腹痛

（1）腹腔脏器慢性炎症：慢性胃炎、十二指肠炎、慢性胆囊炎及胆道感染、慢性胰腺炎、结核性腹膜炎、溃疡性结肠炎、Crohn 病等。

（2）消化道运动障：功能性消化不良、肠易激综合征及胆道运动功能障碍等。

（3）胃、十二指肠溃疡。

（4）腹腔脏器扭转或梗阻：慢性胃扭转、肠扭转、十二指肠壅滞症、慢性肠梗阻。

（5）脏器包膜的牵张：实质性器官因病变肿胀，导致包膜张力增加而发生的腹痛，如肝淤血、肝炎、肝脓肿、肝癌等。

（6）中毒与代谢障碍：铅中毒、尿毒症等。

（7）肿瘤压迫及浸润：以恶性肿瘤居多，与肿瘤不断生长、压迫和侵犯感觉神经有关。

二、现 场 判 断

1. 病史　腹痛前有饮食不洁史，多为消化系统疾病，如暴饮暴食或大量脂肪饮食后腹痛，应考虑胃、十二指肠溃疡穿孔，急性胆囊炎，急性胰腺炎；剧烈运动后的腹痛，考虑脏器破裂、扭转，泌尿系统结石梗阻，嵌顿性疝和气胸；腹部外伤后的腹痛，可能是内脏破裂；突然腹痛且迅速加重多见于实质性脏器破裂、空腔脏器穿孔或梗阻、内脏扭转、重症胰腺炎等，也见于胸腔疾病，如心包炎、心肌梗死、大叶性肺炎等；腹痛开始较轻，但进行性加重者常为腹内炎症性疾病。儿童多见于肠道寄生虫病、肠系膜淋巴结炎、肠套叠等。中老年多见于胆囊炎、胆囊结石、胃肠道肿瘤等。女性下腹痛须注意妇科疾病，如痛经、异位妊娠破裂、黄体破裂、盆腔炎等。

2. 腹痛性质

（1）阵发性腹痛：多见于胃肠道、胆道和泌尿道梗阻性疾病，腹痛发作突然，疼痛剧烈，呈阵发性，在缓解期，患者可无任何不适，疼痛可为针刺、解痉剂所缓解，伴有脏器梗阻的其他症状，如肠梗阻可引起腹胀、呕吐、停止肛门排便排气、肠鸣亢进或出现气过水声。胆道梗阻出现发热、黄疸。泌尿道梗阻出现排尿障碍，血尿。

（2）持续性腹痛：见于腹腔内脏器及腹膜的炎症、脏器血运障碍及扭转，如急性阑尾炎、绞窄性疝、卵巢囊肿蒂扭转等。炎症性腹痛多逐渐发生，脏器扭转多突然腹痛，血运障碍根据其发生的快慢表现为突然腹痛或缓慢发生，腹痛部位与病变部位相一致。

（3）持续性腹痛阵发性加重：表示炎症的同时伴有梗阻，或梗阻性疾病伴血运障碍，如胆道梗阻伴胆囊炎或胆管炎，或绞窄性肠梗阻等。

（4）腹痛减轻或消失：腹痛缓解减轻多为炎症消退；如果突然减轻或消失，见于扭转复位、梗阻的结石排出。有时脏器穿孔（阑尾或胃肠穿孔）也可导致腹痛突然减轻或消失，但不久即可出现全身及局部情况恶化。

（5）牵涉痛：某些器官病变常引起固定区域的牵涉痛，具有特定的诊断参考价值，如胆道或膈下疾病可引起右肩背部疼痛，胰腺炎刺激后腹膜引起左腰背部带状放射痛，肾炎、输尿管疾病向会阴部放射。

3. 腹痛部位

（1）中上腹部：急性胃炎、急性胰腺炎，疼痛多位于中上腹部。

（2）右上腹部：急性胆囊炎位于右上腹部。

（3）右下腹部：急性阑尾炎位于右下腹部。

（4）脐周：急性肠炎位于脐周。

（5）下腹部：异位妊娠破裂疼痛于下腹部。

（6）弥散性或部位不确定：疼痛呈弥漫性或部位不确定，则提示为急性弥漫性腹膜炎、肠梗阻、急性出血坏死性肠炎或腹型过敏性紫癜、铅中毒等。

4. 腹痛伴随症状

（1）腹痛伴发热：急性腹痛伴有寒战、发热，多见于腹腔内炎症性疾患，如急性胆囊炎、急性肠炎、急性弥漫性腹膜炎、急性胰腺炎、急性阑尾炎等；先有发热而后出现腹痛，多见于大叶性肺炎、胸膜炎、原发性腹膜炎等。

（2）腹痛伴腹泻：腹痛伴有腹泻，多见于胃肠道疾患，如急性胃肠炎等；伴有黏液血便，提示为结肠或直肠病变，发生于小儿，提示为肠套叠；剧烈腹痛伴有血便，多见于绞窄性疝及肠道血管血栓形成。

（3）腹痛伴黄疸：见于胆道疾病，如胆石症、胆道蛔虫症所致的胆道梗阻等。

（4）腹痛伴血尿：多见于泌尿系统结石，如肾结石、输尿管结石等。

（5）腹痛伴呕吐：多见于急性胃炎，若呕吐物较多，并有隔日隔餐食物，提示为幽门梗阻；若呕吐物有粪臭味，同时伴有腹胀，肛门停止排便排气，则为肠梗阻的表现。

（6）腹痛伴腹部肿块：先有肿块后出现腹痛者，应考虑肿块破裂或扭转，先有腹痛后出现肿块多为炎症性肿块，腹部肿块常提示病变所在部位。

（7）腹痛与休克：急性腹痛伴有休克，多见于急症，休克同时伴有贫血者，为腹腔脏器破裂，如肝破裂、脾破裂及异位妊娠破裂；休克同时无明显贫血，多见于急性胃肠穿孔、肠梗阻、肠扭转及急性弥漫性腹膜炎等急腹症；急性心肌梗死，可以腹痛伴有休克为首发症状；大叶性肺炎并发中毒性肺炎时，也可表现为急性腹痛伴有休克，应注意询问病史、详细查体以明确诊断。

5. 体格检查

（1）急性胃扩张可见中、上腹胀满；肠梗阻可见肠型、肠蠕动波；麦氏点压痛与墨菲征阳性对阑尾炎和胆囊炎诊断有重要价值。

（2）腹部有压痛、反跳痛、腹肌抵抗时，是炎症波及腹膜的指征。

（3）左上腹包块可能为胃癌、胰腺癌；右上腹包块可能为原发性肝癌、肝脓肿或肿大的胆囊。

（4）肝浊音界缩小或消失是急性胃穿孔或高度肠胀气的体征。

（5）移动性浊音应考虑腹腔内出血、炎性渗出性腹膜炎。

（6）振水音见于幽门梗阻、急性胃扩张、胃扭转等。

三、急 救 处 理

1. 溃疡病穿孔

（1）诊断要点：溃疡病穿孔患者多数既往有溃疡病史，穿孔前有溃疡病发作的症状存在，穿孔后的腹痛有转移性特征，开始在上腹部，很快表现为全腹持续性剧烈疼痛。肠鸣音先减弱后消失，X线检查膈下有游离气体。

（2）处理要点：禁食，监测生命体征变化，氧气吸入，建立静脉通道，给予必要的心理安抚，防止因呕吐引起气道梗阻，尽快送往有条件急诊手术的医院。

2. 急性胃肠炎

（1）诊断要点：急性胃肠炎是消化系统常见病、多发病。一般发病较急，中上腹部或脐周压痛，无肌紧张，伴恶心、呕吐和食欲减退，严重者有绞痛，伴有发热及水样腹泻，重者呈血水样便；胃黏膜糜烂者可出现呕吐。胃镜检查有胃黏膜改变。

（2）处理要点：根据病情补液，保证入量，防止因呕吐引起气道梗阻；急性期禁食，病情缓解后进流食，停止对胃有刺激的食物及药物；对症治疗，给予必要的抗酸、保护胃黏膜的药物。

3. 急性胰腺炎

（1）诊断要点：急性胰腺炎常突然发生在饱餐或饮酒后，通常发作中上腹痛，可向左上腹转移而呈束带状放射性疼痛，少数患者疼痛向腰部或肩胛部放射，伴恶心、呕吐及发热，可有黄疸，严重者有麻痹性肠梗阻、腹膜炎及休克。早期腹膜刺激征一般不明显，血清淀粉酶超过500索氏单位（有重要诊断价值），腹腔穿刺可抽出血性液体，CT检查可确诊。

（2）处理要点：严格禁食，行胃肠减压，监护吸氧；适度止痛；给予抑制和减少胰腺分泌的药物；抗生素的应用；营养支持疗法；防治并发症，迅速送往有条件救治的医院。

4. 急性阑尾炎

（1）诊断要点：急性阑尾炎的腹痛起病较缓慢、较轻。开始时上腹或脐周隐痛，痛点不明确，数小时或10余小时后腹痛转移至右下腹，痛点明确，本病早期无肌紧张，压痛不明显，以后出现比较明显的压痛。转移性右下腹痛，是阑尾炎特有体征，可依次诊断。

（2）处理要点：给予抗炎支持治疗，观察病情变化，必要时进行手术治疗。

5. 急性胆囊炎和胆石症

（1）诊断要点：胆囊炎和胆石症常并存，上腹部或右上腹部疼痛，常在脂肪餐和饱食之后发生，疼痛呈持续性、阵发性加剧，并可向右肩或右肩胛下放射，伴有发热、寒战、高热，也可伴有恶心、呕吐、腹胀，右上腹压痛或肌紧张，有时可触及肿大的胆囊，墨菲征阳性，如胆总管有梗阻可出现黄疸。

（2）处理要点：胃肠减压，急性期应限制饮食，监测生命体征，维持水电解质的平衡，给予解痉止痛药物和抗炎药物。如出现化脓性胆囊炎、胆道梗阻明显并伴有黄疸、怀疑有胆囊穿孔或引起的弥漫性腹膜炎等情况需要急诊手术。

6. 急性肠梗阻

（1）诊断要点：肠梗阻的腹痛早期为阵发性绞痛，伴明显呕吐，腹膜刺激征在早期较轻，绞窄性肠梗阻休克严重而持久，血管性肠梗阻患者常有心血管疾患。诊断困难时，腹腔穿刺与腹腔 X 线片有助于鉴别。

（2）处理要点：维持水电解质的平衡，给予物理导泻，必要时手术治疗。

7. 肠系膜动脉栓塞

（1）诊断要点：患者多有心血管疾病史，突发腹绞痛、呕吐、腹胀和腹肌紧张，肠鸣音减弱或消失，本病体征往往轻，而全身症状严重，可迅速出现休克，约半数以上患者于 48h 内死亡。

（2）处理要点：密切监测血压、血氧、心率等生命体征变化，开放静脉通路，氧气吸入，对症处理，及时送往医院急诊手术治疗。

8. 异位妊娠破裂

（1）诊断要点：患者有月经过期或近期不规则史，腹痛多突然发生，为持续性、阵发性加剧，开始即在下腹部，可放射至肩部，并伴有会阴部下坠感，可伴有恶心、呕吐。查体下腹有轻度触痛，患侧稍重，无局限性压痛点，有时可有移动性浊音，阴道后穹隆穿刺抽出不凝固的血液，则可确定诊断。

（2）处理要点：取平卧位，密切观察血压变化，及时开放静脉通路快速补液，必要时使用升压药物，及时送往急诊室进行手术治疗。

9. 泌尿系结石

（1）诊断要点：泌尿系结石常表现为患侧腹背部痛，并向下腹部和会阴部放射。有血尿（或镜下血尿）、脓尿，少数人疼痛发作后，排出尿中有石沙或小结石。作 X 线腹平片检查，95% 以上有肾区结石影，静脉肾盂造影可了解双肾功能情况，结石定位，肾盏肾盂有无梗阻。

（2）处理要点：解痉、止痛、抗感染治疗，根据病情需要选择体外碎石、药物排石或手术治疗。

10. 痛经

（1）诊断要点：根据患者的月经史、发病规律、疼痛特点、持续时间不难做出诊断，需要排除引起腹痛的其他急腹症。

（2）处理要点：精神安慰，使患者安静；镇痛及解痉药物。

四、转运原则

1. 密切观察病情变化，积极对症支持治疗，维持水电解质的平衡，给予适当护理。

2. 病因诊断未明确前，尤其是疑诊为急腹症者，若疼痛尚可忍受，禁用或慎用镇痛剂。

3. 不可单纯强调诊断而耽误治疗。

4. 在急性期应禁食，必要时给予胃肠减压。

5. 途中应尽量避免车辆颠簸，防止呕吐引起气道窒息。

6. 尽快将患者转送至有条件救治的医院。

7. 出现休克的患者应取平卧位，保证重要脏器血液供应。

8. 维持气道通畅，给予氧气吸入。

9. 对躁动焦虑的患者给予必要的心理安抚。

第六节 发 热

正常人的体温受体温调节中枢所调控，并通过神经、体液因素使产热和散热过程呈动态平衡，保持体温在相对恒定的范围内。发热是指机体在致热源作用下或各种原因引起体温调节中枢的功能障碍时，体温升高超出正常范围。临床上将腋下体温超过37.3℃，称为发热。发热的程度可分为：低热（37.3~38℃）；中等度发热（38.1~39℃）；高热（39.1~41℃）；超高热（41℃以上）。

一、病 因

1. 感染性发热 各种病原体如病毒、细菌、支原体、立克次体、螺旋体、真菌、寄生虫等引起的感染，不论是急性、亚急性或慢性，局部性或全身性，均可出现发热。

2. 非感染性发热

（1）血液病：如白血病、淋巴瘤、恶性组织细胞病等。

（2）结缔组织疾病：如系统性红斑狼疮、皮肌炎、硬皮病、类风湿关节炎和结节性多动脉炎等。

（3）变态反应性疾病：如风湿热、药物热、血清病、溶血反应等。

（4）内分泌代谢疾病：如甲状腺功能亢进症、甲状腺炎、痛风和重度脱水等。

（5）血栓及栓塞疾病：如心肌梗死、肺梗死、脾梗死和肢体坏死等，通常称为吸收热。

（6）颅内疾病：如脑出血、脑震荡、脑挫伤等，为中枢性发热，癫痫持续状态可引起发热，为产热过多所致。

（7）皮肤病变：皮肤广泛病变致皮肤散热减少而发热，见于广泛性皮炎、鱼鳞癣等，慢性心力衰竭使皮肤散热减少也可引起发热。

（8）恶性肿瘤：各种恶性肿瘤均有可能出现发热。

（9）物理及化学性损害：如中暑、大手术后、内出血、骨折、大面积烧伤及重度安眠药中毒等。

（10）自主神经功能紊乱：由于自主神经功能紊乱，影响正常的体温调节过程，使产热大于散热，体温升高．多为低热，常伴有自主神经功能紊乱的其他表现，属功能性发热范畴，常见的功能性低热有：原发性低热、感染治愈后低热、夏季低热、生理性低热。

二、现 场 判 断

1. 病史 通过询问患者来自的地区、年龄、性别、职业、发病季节、旅游史、接触感染史、预防接种史等，判断可能导致发热的致病原因，做好进一步的病因筛查及预防。

2. 识别热型 了解发热的基本规律及特点，有利于查找可能的致病原因。

（1）稽留热：体温持续39~40℃，达数天或数周，体温每天波动范围不超过1℃，见于大叶性肺炎、伤寒、斑疹伤寒、乙脑、系统性红斑狼疮等。

（2）弛张热：体温在39℃以上，每天体温波动幅度较大，24小时体温波动差达2℃以上，体温最低时一般仍高于正常水平，多见于败血症、感染性心内膜炎、风湿热、重症肺结核、急性白血病、急性粒细胞减少症等。

（3）间歇热：高热期与无热期交替地出现，体温波动幅度可达数度，无热期（间歇期）持续一天乃至数天，反复发作，见于疟疾、急性肾盂肾炎、局限性化脓性感染等。

（4）回归热：体温急骤升高至39℃以上，持续数天后又骤然下降至正常水平，高热期与无热期各持续若干天，即规律性互相交替一次，见于回归热、霍奇金淋巴瘤、周期热等。

（5）波状热：体温逐渐升高至39℃或以上，数天后逐渐下降至正常水平，数天后又逐渐升高，如此反复多次，常见于布氏菌病、恶性淋巴瘤等。

（6）不规则热：发热持续时间、体温波动无一定规律，可见于结核病、风湿热、流感、普通感冒、支气管肺炎、渗出性胸膜炎、感染性心内膜炎等。

3. 体格检查

（1）呼吸和脉搏：一般随体温的升高而加速，只有在伤寒和病毒感染时可以出现相对缓脉。

（2）血压：伴有中毒性休克时，可以出现血压下降。

（3）意识障碍：发热患者可伴有神志改变，甚至昏迷，常见于中枢神经系统感染、脑血管意外、感染性休克、药物中毒等。

（4）发热伴有心脏杂音，尤其是原有器质性心脏病患者心脏杂音发生明显改变时，应注意感染性心内膜炎的可能；发热伴心包摩擦音或心包积液，常提示心包炎；急性心肌炎常表现为发热与心率不成正比，心率增快常超过发热程度；发现肺部实变体征或闻及肺部干湿性啰音等，应考虑呼吸系统感染；发热伴肝、脾肿大，应考虑造血器官疾病，也可见于急性或慢性传染病、结缔组织病、急性溶血等。

三、急救处理

遇有下列情况应作紧急降温处理：体温超过40℃；高热并惊厥或谵妄；高热伴休克或心功能不全；高温中暑。

1. 物理降温

（1）30%～50%乙醇或温水擦试四肢、颈等处。

（2）用冰袋或冷毛巾置于额、颈、腋、腹股沟等处。

（3）对超高热患者尚可用冷水保留灌肠、胃内灌注冷盐水、动脉灌注冷液等体内中心降温措施。

2. 药物降温

一般不使用降温药物，开放静脉通路给予0.9%氯化钠溶液250ml静脉滴注，如物理降温无效时可以选择：

（1）10%～25%安乃近滴鼻，每次2～3滴。

（2）复方安基比林2ml或柴胡注射液2ml，肌内注射。

（3）酌情选用阿司匹林、对乙酰氨基酚、肾上腺皮质激素等。

（4）若因高热引起脑水肿，在积极治疗原发病的同时，可用20%甘露醇200ml加地塞米松5～10mg快速静脉滴注，有利降低体温和减轻脑水肿。

四、转运原则

1. 保持呼吸道通畅，防止意识障碍患者因呕吐引起窒息，给予氧气吸入。

2. 监测血压、血氧、心电和体温变化，观察患者神志、呼吸、四肢活动等，对病情变化给予相应处置。

3. 维持输液通道通畅。

4. 对于确诊或疑似传染病患者采取相应的医疗防护措施。

第七节　头　　痛

头痛是指眉毛以上向后到枕骨粗隆范围的疼痛，可见于多种疾病，大多无特异性，全身感染发热性疾病往往伴有头痛，精神紧张、过度疲劳也可有头痛。但反复发作或持续的头病，可能是某些器质性疾病的信号，应认真检查，明确诊断，及时治疗。

一、病　　因

头痛的病因包括颅脑病变、颅外病变、全身性疾病及神经症。

1. 颅脑病变

（1）感染：如脑膜炎、脑膜脑炎、脑炎、脑脓肿等。

（2）血管病变：如蛛网膜下腔出血、脑出血、脑血栓形成、脑栓塞、高血压脑病、脑供血不足，脑血管畸形、风湿性脑脉管炎和血栓闭塞性脑脉管炎等。

（3）占位性病变：如脑肿瘤、颅内转移瘤、脑内囊虫病或棘球蚴病等。

（4）颅脑外伤：如脑震荡、脑挫伤、硬膜下血肿、颅内血肿、脑外伤后遗症等。

（5）其他：如偏头痛、丛集性头痛、肌收缩性头痛、头痛型癫痫、腰椎穿刺后及腰椎麻醉后头痛等。

2. 颅外病变

（1）颅骨疾病：如颅底凹入症、颅骨肿瘤等。

（2）颈部疾病：如颈椎病及其他颈部疾病。

（3）神经痛：如三叉神经、舌咽神经及枕神经痛等。

（4）其他：如眼、耳、鼻和齿等疾病所致的头痛。

3. 全身性疾病

（1）急性感染：如流感、伤寒、肺炎等发热性疾病。

（2）心血管疾病：如高血压病、心力衰竭等。

（3）中毒：如铅、酒精、一氧化碳、有机磷、药物（如颠茄、水杨酸类）等中毒。

（4）其他：尿毒症、低血糖、贫血、肺性脑病、系统性红斑狼疮、月经期或绝经期头痛、中暑等。

4. 神经症如神经衰弱及癔症性头痛。

二、现场判断

1. 病史与症状

（1）起病快慢：询问是新发生的头病还是反复发作的头痛。若是新发生的头痛如 1～

2d，则可能是严重疾患；如是以同样类型的头痛反复发作数年甚至 10 余年，则可能为功能性头痛。如果是进行性加重，应考虑颅内占位性病变。急性头痛见于发热、颅内出血、脑膜脑炎、颅脑外伤、腰椎穿刺后、急性青光眼、中毒、静脉窦血栓形成、脑脓肿、中暑等。慢性头痛见于有颅内占位性病变、慢性硬膜下血肿、结核性脑膜炎、高血压病、鼻源性头痛（如鼻窦炎）等。

（2）头痛部位：额部头痛一般由天幕上病变引起，但也见于鼻窦炎、颅内压增高等；一侧头痛可见于青光眼、偏头痛、颞动脉炎、神经痛等；枕部头痛常反映颅后窝病变，如为一侧痛则病变在同侧，也见于颈椎病变、肌痛、纤维组织炎等；顶部头痛常见于神经症患者；弥散性者常为颅压增高、高血压、脑动脉硬化、紧张性头痛等。

（3）头痛性质：头痛的性质一般对诊断大多无帮助，搏动性头痛多为血管性，如偏头痛、高血压等；头部紧箍样、压迫样疼痛多见于紧张性头痛；脑肿瘤、脑膜炎多为强烈钝痛。

（4）头痛时间：有规律的早晨痛多为鼻窦炎，也见于颅内压增高；晚上较剧者为紧张性头痛；偏头痛起于下午。

（5）伴随症状：伴有呕吐者应疑为颅内压增高或血管性头痛；有视力障碍者多见于偏头痛、青光眼、颞动脉炎等；有幻视、眩晕等预兆者为偏头痛。

2. 体格检查

（1）检查体温、呼吸、脉搏、体温升高时，应考虑感染性疾病。

（2）视乳头水肿、缓脉及局部神经体征如瘫痪等，可考虑为颅内占位病变；如有低热则疑为脑脓肿；有颈强直、脑膜刺激征提示为脑炎、脑膜炎及蛛网膜下腔出血；颅脑外伤后颅骨骨折和皮下血肿者多为外伤性头痛。

（3）血压高、有偏瘫，多为脑出血或血栓形成。

（4）鼻腔内有脓涕填塞或流出，上颌窦或额窦区有显著叩痛或压痛应考虑鼻窦炎；有龋齿和疼痛者可为牙髓炎；鼻咽癌多有颈部淋巴肿大和鼻咽部肿块。

（5）其他症状、体征与解剖生理基础不相符合，且多属神经功能症状者，应考虑为癔症或神经衰弱。

三、急救处理

1. 颅内感染性疾病　包括各种原因所致的脑膜炎和脑炎，伴有发热、呕吐，头痛程度往往剧烈，部位多在全头部，查体患者有不同程度的意识障碍、脑膜刺激征，通过腰椎穿刺行脑脊液常规、生化及脑脊液培养以进一步明确感染病因。

处理要点：监测生命体征，吸氧，保持呼吸道通畅，必要时予呼吸机支持，经验性抗感染治疗，补液及营养支持，维持电解质及酸碱平衡，除外传染性疾病后收入 ICU 进一步诊治。

2. 急性脑血管意外　包括急性脑出血、急性脑梗死及蛛网膜下腔出血，为急诊常见病、多发病。

（1）诊断要点：常伴有呕吐及意识水平下降，其中以蛛网膜下腔出血头痛较为剧烈，急性脑梗死的头痛程度不如急性脑出血及蛛网膜下腔出血时剧烈。有局灶神经系统定位体征，急性脑出血患者多有血压升高表现，蛛网膜下腔出血患者有明显的脑膜刺激征。

（2）处理要点：监测生命体征，吸氧，保持呼吸道通畅，必要时气管插管。甘露醇（0.25～0.5g/kg，每6小时1次）静脉点滴脱水降颅压。

3. 高血压脑病

（1）诊断要点：在原来高血压的基础上，血压进一步升高，可达200～260/140～180mmHg，常引起脑水肿和颅内压增高，主要表现为剧烈头痛、喷射性呕吐、神志改变、视力障碍（如偏盲、黑矇），有时出现一过性偏瘫、半身感觉障碍、失语及频痫样抽搐，眼底检查有局限性或弥漫性视网膜小动脉痉挛，为排除性诊断，应先排除脑血管意外、头外伤、脑炎等疾病。

（2）处理要点：尽快将血压控制在安全范围，应选用静脉给药的快速降压药物，切忌降压过度，在最初1小时内将血压降低20%或将舒张压降至100～110mmHg；而对于发病前血压正常的患者，可以将血压迅速降至正常水平，及时使用脱水剂和利尿剂减轻脑组织水肿，防止脑疝形成。适当使用镇静剂，防止惊厥与抽搐发生，病情稳定后，应逐过渡到常规抗高血压治疗和对原发病的治疗。

四、转运原则

1. 避免头部振动，减少声光刺激。

2. 途中生命体征监护。

3. 保持呼吸道通畅，吸氧，必要时气管切开或插管行人工辅助通气。

4. 若能明确病因的按相应原则处理。

5. 对血流动力学不稳定的头痛患者，一定要先稳定生命体征，积极处理再寻找原因。

6. 对于危重头痛患者，应及时向家属交代病情，迅速转送至具有接收能力的医院进行治疗。

第八节　抽　搐

抽搐是一种不随意运动的表现，是神经-肌肉疾病的病理现象，表现为全身或局部成群骨骼肌非自主的抽动或强烈收缩，常可引起关节运动和强直。临床上常见的有：惊厥、强直性痉挛、肌阵挛、震颤、舞蹈样动作、手足徐动、组转痉挛、肌束颤动和习惯性抽搐等。当肌群收缩表现为强直性和阵挛性时，称为惊厥。惊厥表现的抽搐一般为全身性、对称性、伴有或不伴有意识丧失。

一、病　因

1. 脑部疾病

（1）感染：如脑炎、脑膜炎、脑脓肿、脑结核瘤、脑灰质炎等。

（2）外伤：如颅脑外伤、产伤等。

（3）肿瘤：包括原发性肿瘤、脑转移瘤。

（4）血管疾病：如脑出血、蛛网膜下腔出血、高血压脑病、脑栓塞、脑血栓形成、脑缺氧等。

（5）寄生虫病：如脑型疟疾、脑血吸虫病、脑棘球蚴病、脑囊虫病等。

2. 全身性疾病

（1）感染：如急性肠胃炎、中毒型菌痢、链球菌败血症、中耳炎、百日咳、狂犬病、破伤风等。小儿高热惊厥主要由急性感染所致。

（2）中毒：如酒精、苯、铅、砷、汞、氯哇、阿托品、樟脑、白果、有机磷等中毒等。

（3）心血管疾病：高血压脑病或 Adams-Stokes 综合征等。

（4）代谢障碍：如低血糖、低钙及低镁血症、急性间歇性血卟啉病、子痫、维生素 B_6 缺乏等。其中低钙血症可表现为典型的手足搐搦症。

（5）风湿病：如系统性红斑狼疮、脑血管炎等。

（6）其他：如突然撤停安眠药、抗癫痫药，还可见于热射病、溺水、窒息、触电等。

3. 神经症如癔症性抽搐和惊厥。

二、现场判断

1. 病史

（1）既往史：有无头部外伤、脑炎、服药史、犬咬伤病史及家庭史等。

（2）年龄：婴幼儿考虑产伤、高热惊厥、中毒性脑病、代谢障碍（低钙、低镁、低血糖）、婴儿痉挛；儿童考虑感染、外伤、原发性癫痫、中毒性脑病等；青年常见外伤、脑肿瘤、原发性癫痫；中老年则以脑肿瘤、外伤、动脉硬化多见。

（3）发作状况：有无先兆，如出现腹部症状、特殊感觉等先兆，常提示大脑皮质局部有病灶；发作时有无意识丧失、外伤、大小便失禁；发作姿态、面色、声音、肢体抽动顺序；发作时刻（清晨、醒后、睡时、饭后）和持续时间等。

2. 临床表现

（1）癫痫大发作：表现为患者突然意识模糊或丧失，全身强直、呼吸暂停，继而四肢发生阵挛性抽搐，呼吸不规则，大小便失控、发绀，发作约半分钟自行停止，也可反复发作或呈持续状态，发作时可有瞳孔散大，对光反射消失或迟钝、病理反射阳性等，发作停止后不久意识恢复。如为肌阵挛性，一般只是意识障碍，由破伤风引起者为持续性强直性痉挛，伴肌肉剧烈的疼痛。

（2）癔症性发作：发作前常有一定的诱因，如生气、情绪激动或各种不良刺激，发作样式不固定，时间较长，没有舌咬伤和大小便失控。

（3）局限性抽搐：以身体某一局部连续性肌肉收缩为主要表现，大多见于口角、眼睑、手足等。面手足抽搐症则表现间歇性双侧强直性肌痉挛，以上肢手部最典型，呈"助产士手"表现。

3. 伴随症状

（1）伴发热者多见于小儿的急性感染，也可见于胃肠功能紊乱、重度失水等，但须注意，惊厥也可引起发热。

（2）伴血压增高者见于高血压病、肾炎、子痫、铅中毒等。

（3）伴脑膜刺激征者见于脑膜炎、脑膜脑炎、假性脑膜炎、蛛网膜下腔出血等。

（4）伴瞳孔扩大与舌咬伤者见于癫痫大发作。

（5）伴剧烈头病者见于高血压、急性感染、蛛网膜下腔出血、颅脑外伤、颅内占位性病变等。

（6）伴意识丧失者见于癫痫大发作、重症颅脑疾病等。

三、急救处理

1. 癫痫发作

诊断要点：癫痫是抽搐中最常见和最有代表性的一种，是由于脑兴奋性过高的神经元异常放电而引起的阵发性大脑功能紊乱。其表现可能是惊厥性的，也可能是无惊厥而以感觉、意识、行为障碍等不同方式表现的。

处理要点：获取相关病史，监测生命体征变化，防止因突然摔倒引起的磕碰伤，防止舌咬伤，必要时给予镇静类药物控制抽搐。

2. 高热惊厥

诊断要点：高热惊厥是指伴发于高热的惊厥，为婴幼儿时期最常见的惊厥原因。一般发生于 6 个月 ~ 3 岁的儿童，多见于骤起高热至 39 ~ 40℃ 的初期，全身阵挛性发作最常见，也有强直性和局限性发作，每次发作数秒至几分钟，只有高热消退，惊厥即可缓解，惊厥停止后神志即可恢复常态，间歇期无神经系统体征。在热退至正常后 1 周的脑电图表现正常。

处理要点：用 30% ~ 50% 乙醇或温水擦试四肢、颈部等处进行物理降温，监控生命体征，避免患儿穿着衣物过多影响散热，及时向家属交代病情，防止抽搐引起的磕碰伤，及时转送儿科急诊明确病因。

3. 癔症

诊断要点：癔症的临床症状复杂而多变，可有精神障碍、运动障碍、感觉障碍及自主神经障碍等，呈发作性，多见于青年女性，癔症性抽搐发作为本病最常见的一种表现形式，发作时常突然倒在床上或椅上，双目紧闭，呼之不应，一次发作可持续 10 ~ 20min，或 1 ~ 2h，可一日发作多次，发作时多不引起跌伤，不咬破唇舌，无大小便失禁。

处理要点：检查基本生命体征，尽量减少现场人员数量，向家属交代病情，给予暗示疗法。

4. 手足搐搦症

诊断要点：手足搐搦症是因血清游离钙浓度降低，使肌肉神经兴奋性增高所致，多见于未成熟儿及佝偻病患者，也可见于甲状旁腺功能低下与肾衰竭。搐搦发作时，肘腕及手掌指关节屈曲，指间关节伸直，大拇指内收，呈鹰爪状；双脚下翻，膝髋关节屈曲，严重的患者全身骨骼肌及平滑肌均呈痉挛状态，可发生喉痉挛、支气管痉挛，导致哮喘、喉鸣、呼吸暂停，甚至窒息，低钙击面征及低钙束臂征阳性，实验室检查见血钙低于 1.75 ~ 2mmoL/L，心电图提示 QT 时间延长，均有助于诊断。

处理要点：根据病情及时补充钙剂，加强营养，给予必要的对症支持治疗，加强气道管理防止缺氧窒息，禁止使用暴力纠正肢体痉挛。

5. 破伤风

诊断要点：破伤风是因破伤风杆菌侵入皮肤伤口或深部组织，其毒素侵袭神经系统的运动细胞面引起局部或全身的痉挛和阵发性抽搐。肌肉痉挛一般先从头部咬肌开始，然后向面部其他肌肉、躯干和四肢等肌肉扩展，最后侵犯膈肌。临床表现牙关紧闭、张口及咽下困难，呈苦笑面容，有排尿困难、角弓反张及呼吸困难等。光、声、轻触等刺激均可诱发强烈的阵发性痉挛，病者大汗淋漓、流涎、表情痛苦，但神志始终清楚，每次数秒至数分钟，抽搐发作间歇期其肌肉仍呈紧张强硬状态。

处理要点：监测生命体征，给予必要的抗感染、止抽药物，及时送往有条件救治的医院，尽量减少声、光、接触等外界刺激。

6. 狂犬病

诊断要点：狂犬病又名恐水病，是狂犬病病毒进入身体后经周围神经，也可能通过血流所致的中枢神经系统疾病。潜伏期 2 周 ~ 6 个月或更长，发病后有数小时至 2d 的前驱期，表现为微热、头痛、食欲缺乏、兴奋、恐惧不安，对声、光、风等刺激敏感而发生喉部紧缩感。在激动期时，患者高度兴奋、躁动、恐怖、高热，上述各种刺激均易激发惊厥，恐水现象突出，饮水时因咽喉肌痉挛而无法咽下，甚至看到水或听到水声也出现此现象。最后进入麻痹期，患者趋安静，肌肉痉挛停止而表现弛缓性瘫痪。发作期神志始终清楚。严重者可因呼吸及心力衰竭而迅速死亡。

处理要点：监测生命体征，给予必要的抗感染、止抽药物，及时送往有条件救治的医院，尽量减少声、光、水、接触等外界刺激。加强气道管理，氧气吸入。

7. 子痫

诊断要点：子痫是重度妊娠中毒症，发生在妊娠 24 周以后。发作时先有意识模糊，面部及颈项肌肉强直，头扭向一侧，眼球固定，瞳孔散大，口角和面部的肌肉抽搐或抽动，继之身肌肉强直收缩，两臂屈曲，迅及全身肌肉痉挛性抽搐，呼吸暂停，面色发绀，历时 1 ~ 2min 后抽搐渐停，全身肌肉松弛，呼吸恢复，转入昏睡状态。子痫患者往往伴有高血压、水肿和蛋白尿，有头痛、头晕、眼花、呕吐等先兆子痫病史。

处理要点：积极控制血压；防止舌咬伤和坠落伤；必要时使用镇静、解痉类药物控制抽搐；保持呼吸道通畅，避免吐物及异物吸入，给予氧气吸入；及时送往有条件救治的医院。

8. 热痉挛

诊断要点：热痉挛属于中暑的一个类型，由于病者大量出汗引起体内氯化物丢失过多所致。严重时腹肌及上肢肌肉，甚至膈肌和肋间肌也发生剧烈痉挛。

处理要点：脱离高热环境；给予物理降温；及时补充水电解质溶液；观察血压、血氧、心率等指标。

四、转运原则

1. 立即将患者平放于床上，头偏向一侧并略向后仰，颈部稍抬高，将患者领带、皮带、腰带等松解，注意不要让患者跌落地上。

2. 迅速清除口鼻咽喉分泌物与呕吐物，同时防止患者咬伤自己舌头后出现口腔损伤，而引起窒息。

3. 严重抽搐发作因肌肉抽搐导致氧气消耗增加和呼吸肌运动受限，引起呼吸抑制，发生低氧血症，应立即开放气道和给氧。原则上对全部患者使用面罩吸氧。

4. 开放静脉通路，使用地西泮或肌内注射苯巴比妥钠控制抽搐。患者有低血糖时，静脉使用 50% 葡萄糖。

5. 伴有高热者应配合降温处理。

6. 防止患者在剧烈抽搐时与周围硬物碰撞致伤，但绝不可用暴力把抽搐的肢体压住，以免引起骨折。

第九节 中 暑

中暑是指在高温环境中发生体温调节中枢障碍，以汗腺功能衰竭和水、电解质丢失过量为主要表现的急性热损伤疾病，主要分为：热痉挛、热衰竭和热射病。大气温度升高（>32℃）、湿度较大（>60%）、对高热环境不能充分适应及工作时间长、剧烈运动或军事训练，又无充分防暑降温措施时极易发生中暑。此外，在室温较高而无空调时，肥胖、营养不良、年老体弱和慢性疾病患者更易发生中暑。有统计，心肌梗死、脑血管意外等疾病可使中暑发生率增加 10 倍。

一、病 因

1. 环境温度过高 人体能从外界环境获取热量。

2. 产热增加 重体力劳动、发热疾病、甲状腺功能亢进症和应用某些药物（如苯丙胺）使产热增加。

3. 散热障碍 如湿度大、肥胖、穿透气不良衣服或无风天气等。

4. 汗腺功能障碍 人体主要通过皮肤汗腺散热，系统性硬化病、广泛皮肤瘢痕或先天性无汗症、抗胆碱能药或滥用毒品可抑制出汗，上述因素会促发和导致中暑。

二、现 场 判 断

1. 症状

（1）前驱症状：高温环境中，出现大量出汗、口渴、头晕、耳鸣、胸闷、心悸、恶心、全身疲乏、注意力不集中等症状，体温正常或略有升高，尚能坚持正常工作生活。

（2）典型症状：中暑是统称，一般以单一形式出现，亦可一种以上症状群同时伴有或顺序发展，很难截然分开。

热痉挛：特征性表现是腹部和四肢肌肉无意识地痛性痉挛，痉挛呈对称性，轻者不影响工作，重者疼痛甚剧，体温多正常，热痉挛常发生于炎热季节刚开始尚未热适应前，因此时汗液中所含氯化钠量与热适应后相比为高。此外，热痉挛多见于在高温环境从事体力劳动而有大量出汗的年轻人，年老体弱者因不能从事剧烈劳动而不致大量出汗，因而发生热痉挛者反较少见。

热衰竭：有两种类型，高钠（主要是失水）和低钠（主要是失钠），高钠出现在没有水供应和补液不足的患者，低钠则出现在出汗过多和单纯补水的患者，这和出现全身症状的热痉挛不同，这两种类型单纯出现较少，大部分的患者混合有水、钠的不足，热衰竭的症状和体征无特异性，包括头痛、恶心、呕吐、萎靡、肌肉痉挛、头晕。患者有口渴，虚弱，烦躁及判断力不佳，甚至有手脚抽搐、肢体共济失调或呈软弱无力，头痛、恶心、呕吐、腹泻及肌肉痛性痉挛，体温可轻度升高，无明显中枢神经系统损害表现。

热射病：典型的临床表现为高热、无汗和意识障碍，前驱症状包括头痛、头晕、恶心、腹泻、视力障碍。继而体温迅速增高，达41℃以上，出现嗜睡、谵妄和昏迷；皮肤干、发红，无汗，发绀。脉搏加快，脉压增大，休克时血压下降，可有心律失常。呼吸快而浅，后期呈潮式呼吸，四肢和全身肌肉可有抽搐，瞳孔缩小，后期散大，对光反射迟钝或消失。严重者出现休克、心力衰竭、心律失常、肺水肿、脑水肿、肝肾衰竭、急性呼吸窘迫综合征，消化道出血及弥散性血管内凝血。

2. 体格检查

（1）患者有出汗，失液，脱水甚至休克的表现。

（2）体温往往升高，热射病患者体温常高达41℃以上。

（3）心血管系统出现低血压、心动过速、脉搏增快、脉压增大。

（4）呼吸系统常出现呼吸浅快的表现。

三、急 救 处 理

出现中暑前驱症状时，应立即撤离高温环境，在阴凉处安静休息并补充清凉含盐饮料，即可恢复。

1. 热痉挛处理　治疗包括口服补液和补盐，可给予0.1%~0.2%的钠盐，严重的患者可给予生理盐水静脉滴注，根据血钾水平给予补钾，需要时要补充葡萄糖，轻的患者可考虑给予含电解质的饮料，安置患者在阴凉的地方，可轻轻按摩疼痛的肌肉。

2. 热衰竭处理　基本治疗包括把患者移至阴凉的地方，根据患者水盐丢失情况，给予适当的凉水和含盐的水果饮料或食盐片剂，如果患者不能饮用饮料，根据临床表现和实验室检查可给予生理盐水或乳酸林格液的5%葡萄糖液静脉滴注，如果出现显著低钠血症的水中毒，可能需要给予高渗盐溶液。

3. 热射病是中暑最严重的一种类型，死亡者中80%在50岁以上，但亦有相当数量的年轻人，尤其是剧烈运动者、孕产妇，所以必须予以重视。热射病处理要点：

（1）降温是治疗的根本，必须争取时间尽快降温。

环境降温：抢救现场必须阴凉，应及时将患者搬入室温<20℃的空调间内或在室内放置冰块、井水等。

体表降温：蒸发降温是一种简单易行的办法，用井水、自来水或温水浸透的毛巾擦拭全身，不断摩擦四肢及躯干皮肤以保持皮肤血管扩张而促进散热，同时配合电扇吹风。头部、颈两侧、腋窝及腹股沟等大动脉处可置冰袋。患者如有寒战则必须以药物控制，防止产热增加及乳酸堆积。

体内中心降温：可用4~10℃ 5%葡萄糖1000~2000ml静脉滴注，或用4~10℃ 10%葡萄糖盐水1000ml灌肠，也可采用胃管内灌注冷生理盐水降温，条件许可可用冷生理盐水腹膜内灌洗降温或自体血液体外冷却后回输体内降温。

药物降温：应用氯丙嗪25~50mg，加入250~500ml液体内，静滴1~2小时，同时严密监测血压，一般在2~3小时内降温。纳洛酮0.8~1.2mg，0.5~1小时重复应用一次，有明显降温、促醒、升压等效果。

无论何种降温方法，只要待体温降至38℃（肛温）左右即可考虑终止降温，但又不让体温再度回升，降温时，血压应维持收缩压在90mmHg以上；并密切注视心电监测，有无心律失常出现，必要时宜及时处理。

（2）对症支持治疗

保持呼吸道通畅、维持循环功能、防治脑水肿、维持水、电解质及酸碱平衡，单纯热痉挛、热衰竭则尽快补充液体和盐分。

四、转运原则

1. 确保静脉通道畅通。

2. 转运途中监测生命体征。

3. 勿用血管收缩药，以防影响度肤散热。

4. 保持车内温度＜20℃。

5. 给予积极的物理降温。

6. 保持呼吸道畅通，头偏向一次，防止因呕吐引起误吸。

7. 对于严重热射病患者应与接诊医院建立绿色通道，出现心跳、呼吸骤停者应进行高质量的心肺复苏，及时转送至医院。

第十节 淹 溺

淹溺又称溺水，是指人侵没于水或其他液体中，液体经气道吸入后充满呼吸道和肺泡或反向性引起喉痉挛发生窒息和缺氧处于临床死亡状态称淹溺。淹溺后，吸收到血液循环的液体引可起血液渗透压改变、电解质素乱和组织损伤，最后均因肺不张、肺水肿、低氧血症等造成呼吸和心搏停止或心排出量降低，使重要脏器缺血缺氧致心力衰竭、肾衰竭、脑水肿等而死亡。不慎跌入污水池和化学物贮槽时，可引起皮肤和黏膜损害及全身中毒。淹溺常发生在夏季，多见于沿海国家和地区。常见于儿童和青少年，是 14 岁以下儿童首位致死原因。男性淹溺约为女性的 3 倍。在我国，淹溺是伤害死亡的第三大原因。

一、病因与分类

淹溺常见于水上运动（游泳、划船等意外）、跳水（头额或脊组损伤）或潜水员因突发疾病引起神志丧失者；水中运动时间较长过度疲劳者；也可见于水灾、交通意外或投水自杀者。

常见淹溺类型：

1. 干性淹溺 人入水后，因受强烈刺激（惊慌、恐惧、骤然寒冷等），引起喉头痉挛，致呼吸道完全梗阻，造成窒息死亡。也可因窒息并致心肌缺氧而停止。

2. 湿性淹溺 人淹没于水中，会本能地引起反应性屏气，避免水进入呼吸道。由于缺氧，不能坚持屏气而被迫深呼吸，从而使大量水进入呼吸道和肺泡，引起全身缺氧和二氧化碳潴留。呼吸道内的水迅速经肺泡吸收到血液循环。由于淹溺的水所含成分不同，引起的病变也有差异。

二、现场判断

淹溺者可有头痛或视觉障碍、剧烈咳嗽、胸痛、气急，咳嗽，呼吸困难和咯粉红色泡沫样痰。溺入海水者，口渴感明显，最初数小时可有寒战和发热。经心肺复苏后，可出现各种心律失常。常呛咳、呼吸急促，重者可出现脑水肿、肺部感染、急性肾衰竭或 DIC 等各种并发症。淹溺者口鼻充满泡沫状液体或污泥、杂草，皮肤发绀、颜面肿胀、肌张力增加和球结膜充血；神志和精神状态改变包括烦躁、昏睡和昏迷；呼吸浅、急促或停止，肺部可闻及干、湿啰音；心律失常、心音微弱或心搏停止；腹部可因胃扩张而隆起，四肢厥冷。

淹溺患者临床表现个体差异较大，与溺水持续时间长短、吸水量多少、吸入介质性质和器官损伤严重程度有关。但淹溺者多有明显的淹溺史，结合临床表现现场判断较易。在诊断淹溺时，要注意淹溺时间长短、有无头部及颅内损伤。跳水或潜水淹溺者可伴有头或颈椎损伤。

三、急 救 处 理

1. 判断有无意识，进行生命体征的评估，注意保暖。
2. 迅速清除口腔、呼吸道分泌物，畅通气道，维持有效通气，必要时采用鼻面罩或气管插管，使用呼吸复苏气囊或便携式呼吸机进行呼吸支持。
3. 有缺氧指征者给予高浓度氧吸氧。
4. 心跳、呼吸骤停者即刻给予心肺复苏。口对口吹气量要大。有条件时及时予心脏电击除颤，并尽早行气管插管，在患者转运过程中，不应停止心肺复苏。
5. 建立静脉通道，维持有效循环。可以使用肾上腺素、血管加压素、胺碘酮、糖皮质激素等药物给予相应治疗。
6. 进一步救治的重点为防治脑水肿、肺水肿、ARDS、肾衰竭、DIC 等并发症出现；积极处理心力衰竭、心律失常、休克；维持水和电解质平衡。

四、转 运 原 则

1. 转运途中注意患者神志、血压、呼吸、脉搏等生命体征监测。
2. 通畅气道，避免呕吐物引起窒息。
3. 氧气吸入。
4. 注意保暖。

第十一节　狂　犬　病

狂犬病是由狂犬病毒引起的一种人畜共患的急性传染病，多见于人被犬、狼、猫等食肉动物咬伤而感染。临床表现为特有的恐水、怕风、恐惧不安、咽肌痉挛、进行性瘫痪等，故又称恐水病。

一、病　　因

狂犬病病毒是一种负链单股 RNA 病毒，属弹状病毒科狂犬病毒属的典型病毒株。狂犬病毒存于病兽或患者的神经组织和唾液中。

二、现 场 判 断

1. 临床分型　狂犬病潜伏期 10 天至 1 年以上，最长可达 6 年，一般为 20～90 天。临床分为兴奋型和瘫痪型 2 类。兴奋型最常见，瘫痪型偶见。兴奋型又分前驱期、兴奋期和麻痹期。

（1）兴奋型

前驱期：有低热倦怠等似感冒样症状，主要表现为局部感觉异常，在已愈合的伤口附近及其神经通路上有麻、痒或疼痛感，伤口处有烧灼或针刺样疼痛，四肢有蚁走感，同时常出现全身症状，如低热、头痛、乏力、烦躁、恐惧不安等，继之对声、光、风等刺激敏感而有咽喉发紧，本期持续约 1～4 日。

兴奋期：主要表现为怕水、怕风、怕声、怕光和高度兴奋及极度恐怖状。最典型症状为恐水：饮水、闻流水声甚至谈到饮水都可诱发严重咽肌痉挛，重者可见全身肌肉阵发性抽搐，呼吸困难和发绀。微风、音响、触摸等亦可引起咽肌痉挛，自主神经系统功能亦亢进，表现为大汗、心率增快、血压升高、唾液分泌增加，因不能饮水且多汗故常有脱水，体温常升高至 38～40℃，神志大多清晰，偶可出现精神失常、谵妄、幻听等，本期持续1～3 天。

麻痹期：患者渐趋安静，肌肉痉挛渐减少或停止，进入安静昏迷状态，全身出现弛缓性瘫痪，亦可有口流唾液、失声、感觉减退、反射消失、瞳孔散大、呼吸微弱或不规则、昏迷，常因呼吸和循环衰竭而迅速死亡，持续 6～8 小时。

（2）瘫痪型前驱期同样表现为发热、头痛、全身不适及咬伤部位的感觉异常，继之出现各种瘫痪，如肢体截瘫、上行性脊髓瘫痪等，最后常死于呼吸肌麻痹，本型病程可较长，为 7～10 天。

2. 狂犬病早期判断标准

（1）被动物咬伤史。

（2）被咬伤部位有痒感或蚁行感。

（3）有轻度发热：38℃左右。

（4）白细胞总数轻度升高。

（5）脑脊液蛋白质含量轻度增多，细胞数轻度升高。

脑炎性狂犬病有恐水、怕风、兴奋躁动、咽肌痉挛、呼吸困难、谵妄、自主神经功能紊乱等特殊临床表现而易于判断。

三、急救处理

本病病情严重，进展迅速，迄今尚无特效治疗，病死率达 100%，若已发病采用对症及支持疗法，以达延长生命时间。

1. 确定咬人的狗已被控制，使急救医护人员和伤者不会再有危险。医务人员须做好自身防护。

2. 咬伤后应该立即处理伤口。冲洗伤口要彻底，狗咬伤的伤口往往是外口小里面深，这就要求冲洗的时候尽可能地把伤口扩大，并用力挤压周围软组织，设法把沾污在伤口上狗的唾液和伤口上的血液冲洗干净。若伤口出血过多，应设法立即上止血带，然后再送医院急救。不要包扎伤口。就地、立即、彻底冲洗伤口，是决定抢救成败的关键。

3. 避免光、声、风等刺激，防逃跑、伤人，给予适当镇静药和约束。

4. 对症治疗

（1）保持呼吸道通畅，供氧，必要时行气管切开或呼吸机辅助治疗。

（2）补液：静脉补给热量、营养液，维持水电解质平衡。

（3）脑水肿：用甘露醇或呋塞米给予脱水治疗。

5. 免疫抗病毒治疗

四、转 运 原 则

1. 转运时需做好自身防护。

2. 途中严密监控患者的神志、瞳孔、呼吸、心率、血压等情况的变化。保证生命体征平稳。

3. 吸氧，保持呼吸道通畅。

第十二节　蛇 咬 伤

蛇咬伤是指被蛇（普通或毒蛇）咬伤所产生的局部和全身的反应，这里主要讲被毒蛇咬伤的急救，早期采取有效措施控制毒素的快速扩散是治疗的关键。我国已发现的毒蛇有40余种，其中常见的约10种，大致将毒蛇分为3类：神经毒为主的，如金环蛇、银环蛇；血液毒为主的，如竹叶青、五步蛇；混合毒的，如腹蛇、眼镜蛇等。被毒蛇咬伤机会较多的人群为农民、渔民、野外工作者和从事毒蛇研究和蛇产业人员，咬伤部位以手、臂、足和下肢为常见。毒蛇咬伤以夏、秋两季为多见。

一、现 场 判 断

毒蛇咬伤患者症状轻重与毒蛇种类、大小、注入体内蛇毒数量、咬伤部位、年龄、就诊早晚、现场伤口处理及时和彻底与否有关。不同毒蛇伤后出现的表现各具特征。

1. 毒蛇咬伤史，局部留有牙痕，疼痛和肿胀。

2. 神经毒吸收速度快，危险性大，症状轻，易被忽略，但后果严重，可引起呼吸肌麻痹和肌肉瘫痪。

3. 血液毒产生症状早且重，具有强烈的溶组织、溶血和抗凝作用，可引起血压下降和休克。

4. 混合毒除具有上述两种毒素的中毒特征外，还产生毒素的协同作用，但造成死亡的主要为神经毒。

5. 响尾蛇、铜斑蛇及损嘴蛇咬伤，咬伤处疼痛加剧，咬伤处很快肿胀并且皮肤颜色改变，眩晕、恶心、出汗、口周麻木。普通毒蛇咬伤：伤口疼痛，出汗，困倦，恶心，言语不清，谵妄，复视，抽搐。

二、急 救 处 理

1. 密切注意患者的神志、血压、脉搏、呼吸、尿量和局部伤口等情况，要分秒必争抢救。如果患者没有呼吸、心跳，立即进行心肺复苏。

2. 防止蛇毒继续被吸收，并尽可能减少局部损害。

（1）绑扎伤肢近心端，以阻断静脉血和淋巴回流，应隔10-20分钟放松1次，以免组织坏死。

（2）伤肢制动，放低。

（3）冲洗伤口：蛇毒在 1~3 分钟内是不会蔓延，这时挤出或冲洗蛇毒，可以有效排除大部分蛇毒。立即冲洗用过氧化氢溶液或 0.1% 高锰酸钾，盐水或冷开水、肥皂水，最好将伤肢置于 4~7℃冰水中（冷水内放入冰块）。

3. 有条件时可用中草药治疗，有外用和内服两种药物，常用药物有蛇药片等。

4. 有条件时尽快肌内注射破伤风抗毒素。

5. 有条件时注射抗蛇毒血清。

6. 并发症防治。

呼吸衰竭在毒蛇咬伤中出现较早，正确的呼吸支持对毒蛇咬伤救治尤为关键。休克、心力衰竭、急性肾衰竭及弥散性血管内凝血等急症的及时处理也非常重要，临床上需严密观察，防止意外损伤发生。

三、转运原则

1. 吸氧。

2. 密切观察生命体征。

3. 尽量减少伤员的活动，以减缓毒素的扩散。

4. 不要在伤口处涂酒精。

第十三节 一氧化碳中毒

吸入过量一氧化碳引起的中毒称为一氧化碳中毒（CO 中毒），俗称煤气中毒。在生产和生活环境中，含碳物质不完全燃烧可产生一氧化碳（CO）。CO 俗称煤气，是无色、无嗅和无味气体，人吸入空气 CO 含量超过 0.01%，即可引起急性中毒。超过 0.5%~1% 1~2min 可使人昏倒，甚至迅速死亡。空气中 CO 浓度达到 12.5% 时，有爆炸危险。空气中含量高时不易引起警觉，中毒常于不知不觉中发生，其后即便有所意识，可能已无自救呼救的能力。吸入一氧化碳量与中毒程度呈正相关，吸入量越大，中毒程度越重。急性一氧化碳中毒是常见的生活中毒。

一、病 因

在日常生活中，一氧化碳中毒最常见的原因是家庭中煤炉取暖及煤气泄漏。此外，尚有以煤气自杀或他杀、汽车废气过量（不通风环境）吸入等事件的发生。煤炉产生的气体含 CO 量高达 6%~30%，应用时不注意防护可发生中毒。

在工业生产中，炼钢、炼焦和烧窑等生产过程炉门、窑门关闭不严、煤气管道漏气或煤矿瓦斯爆炸产生大量一氧化碳，会导致吸入中毒。失火现场空气中一氧化碳浓度高达 10%，也可引起现场人员中毒。使用柴油、汽油的内燃机废气中也含一氧化碳约 1%~8%。一氧化碳中毒常见于以上作业防护不严、违章作业、密封设备破损或意外事故等引起。

二、现　场　判　断

急性 CO 中毒的症状与血液中 COHb 浓度有密切关系，以急性脑缺氧的症状与体征为主要表现。血中 COHb 的含量越多，缺氧越严重，而血中 COHb 又与空气中 CO 浓度和吸入时间密切相关。同时也与患者中毒前的健康状况，如有无心、脑血管病及中毒时体力活动等情况有关。

1. 按中毒程度可为三级

(1) 轻度中毒（COHb 为 10% ~ 20%）：患者头痛、头晕，有眼球转动不灵、视力下降，耳鸣、恶心、呕吐，心悸，颞部压迫及搏动，四肢无力、有短暂的晕厥，离开中毒环境及时吸入新鲜空气后，症状很快缓解，可有轻度至中度意识障得（如意识模糊、蒙眬状态），但无昏迷。

(2) 中度中毒（COHb 为 30% ~ 40%）：上述症状加重，口唇、指甲、度肤及黏膜呈要桃红色，震颤、虚脱、昏迷，此时如抢救及时，可使患者苏醒，一般无明显并发症或后遗症。

(3) 重度中毒（COHb 为 50% 以上）：多因吸入高浓度 CO 所致，除上述症状加重外，出现突然昏迷成植物状态，常见瞳孔缩小、对光反射正常或迟纯，四肢肌张力增高，阵发性去大脑强直，腹壁反射及提睾反射一般消失，可出现大小便失禁。脑水肿加重时，表现持续深度昏迷。连续去大脑强直发作，体温升高达 39 ~ 40℃，脉快而弱，血压下降，面色苍白或发射，四肢发凉、潮式呼吸。重度中毒患者经过治疗常出现躁动、意识混浊、定向力丧失，部分想者神意恢复后，可发现皮质功能障碍如失语。如严重的心肌损害或休克、肺水肿、上消化道出血，伴有少尿或无尿、酱油色尿可继发急性肾衰竭。有时出现周围神经损害。

2. 急性一氧化碳中毒迟发脑病（神经精神并发症）　急性一氧化碳中毒患者在意识障碍恢复后，经过约 2 ~ 60 天的"假愈期"，可出现下列临床表现之一：①精神意识障碍：呈现痴呆木僵、谵妄状态或去皮质状态；②锥体外系神经障碍：由于基底神经节和苍白球损害出现帕金森病综合征（表情淡模、四肢肌张力增强、静止性震颤、前冲步态）；③锥体系神经损害：如偏瘫、病理反射阳性或小便失禁等；④大脑皮质局灶性功能障碍：如失语、失明、不能站立及继发性癫痫；⑤脑神经及周围神经损害：如视神经萎缩、听神经损害及周围神经病变等。

三、急　救　处　理

1. 一般处理　在确保现场环境安全后迅速将患者移离中毒现场，转移至安全和空气新鲜处立即进行现场急救。保持呼吸道通畅，防止呕吐导致窒息，并注意保暖，密切观察呼吸、脉搏及意识状态。呼吸、心搏停止者，应及时心肺复苏。

2. 氧疗

(1) 轻度中毒：可经鼻导管、氧气面罩、氧气帐或呼吸机辅助等大流量供氧或供纯氧治疗。

(2) 重度中毒：应及早采用高压氧治疗。能增加血液中物理溶解氧，提高总体氧含量，促进氧释放和加速 CO 排出，可迅速纠正组织缺氧，缩短昏迷时间和病程，早期采用高压氧治疗，还有防止迟发脑病产生的作用。

3. 对症及支持治疗　除一般对症治疗外，对重度中毒出现急性中毒脑病者，应积极进行抢救，如消除脑水肿、维持呼吸循环功能、纠正酸中毒、加强支持治疗，加强护理，积极防治并发症。

四、转运原则

1. 转运途中持续高浓度吸氧。
2. 转运途中注意患者神志、血压、呼吸、脉搏等生命体征监测。
3. 通畅气道，避免呕吐物引起窒息。

第十四节　有机磷农药中毒

有机磷中毒是指有机磷农药进入体内抑制乙酰胆碱酯酶活性，引起体内生理效应部位乙酰胆碱大量蓄积，出现中毒症状，严重者常死于呼吸衰竭。本类农药多为暗棕色具有蒜臭味的油状液体，少数为晶体。一般不溶于水而易溶于有机溶剂。我国是农药大国，有机磷农药在农村应用广泛，因其容易获得、不易有效控制及防护措施不力导致有机磷农药中毒成为所有中毒事件中最常见的一种。

一、有机磷农药分类

剧毒类：如甲拌磷（3911）、内吸磷（1059）、对硫磷（1605）、丙氟磷（DFP）、治螟磷（苏化203）、速灭磷、特普等。

高毒类：如甲基对硫磷、甲胺磷、氧乐果、敌敌畏、久效磷、马拉氧磷、速灭磷、水胺硫磷、谷硫磷、杀扑磷、稻瘟净（EBP）、亚枫磷、磷胺等。

中度毒类：如乐果、碘依可酯、美曲磷酯、久效磷、除草磷、除线磷、乙酰甲胺磷、敌匹硫磷（二嗪农）、倍硫磷、杀螟硫磷（杀螟松）、甲基乙酯磷（稻丰散）、亚胺硫磷、大亚仙农等。

低毒类：如马拉硫磷（4049）、辛硫磷（肟硫磷）、四硫特普、氯硫磷、独效磷、矮形磷、甲基乙酯磷、碘硫磷、溴硫磷等。

二、中毒原因

常见于配制、喷洒农药或农药的生产、运输、保管过程和滥用等原因可造成有机磷农药意外中毒，此类中毒以皮肤或呼吸道侵入多见，随着安全意识的提高，这类中毒所占比例已较小，但自服此类农药的自杀中毒所占比例越来越大。多为经口服中毒，也是农药中毒抢救中数量最多，病情最重的一类。

三、现场判断

1. 症状和体征

根据有机磷农药接触史，呼出气体或呕吐物或皮肤等部位有特异性的大蒜味，有胆碱能兴奋或危象的临床表现，一般不难诊断。口服中毒在10分钟至2小时发病；吸入后约

30 分钟发病；皮肤吸收后约 2～6 小时发病。中毒后，出现急性胆碱能危象，临床表现为：

（1）毒蕈碱样症状又称 M 样症状。主要表现为瞳孔缩小、多汗、流涎、口吐白沫、恶心、呕吐、腹痛、腹泻、呼吸困难、尿便失禁等。气道分泌物增多则可表现为咳嗽、气促、呼吸困难、双肺干性或湿性啰音，严重者发生肺水肿。

（2）烟碱样症状又称 N 样症状。主要表现为肌纤维颤动、全身肌强直性痉挛，也可出现肌力减退或瘫痪，呼吸肌麻痹引起呼吸衰竭或停止。表现为血压增高和心律失常。

（3）中枢神经系统症状。主要表现头晕、头痛、谵妄、抽搐和昏迷，有的生呼吸、循坏衰竭死亡。

（4）局部损伤接触皮肤后可发生过敏性皮炎、皮肤水疱或剥脱性皮炎；污染眼部时，出现结膜充血和瞳孔缩小。

2. 急性中毒分级

（1）轻度中毒：以毒蕈碱样症状为主，无肌纤维颤动动等烟碱样症状。胆碱酯酶活力一般在 50%～70%。

（2）中度中毒：毒蕈碱样症状加重，出现肌纤维颤动等烟碱样症状。胆碱酯酶活力一般在 30%～50%。

（3）重度中毒：除有毒章、烟碱样症状外，具有下列表现之一者，可诊断为重度中毒：肺水肿、昏迷、呼吸表竭、脑水肿。全血或红细胞胆碱酯酶活性一般在 30% 以下。

3. 迟发性多发神经病

四、急救处理

（一）迅速清除毒物

立即将患者撤离中毒现场。彻底清除未被机体吸收入血的毒物。如立即脱去污染的衣服，用大量温水加用肥皂清洗皮肤。若距口服时间较短，神志清楚者，可立即予以催吐；对于已经数次发生呕吐者可不予以催吐；对于已发生抽搐者，则不宜催吐，以防诱发再次抽搐。保持呼吸道通畅防止呕吐物阻塞气道导致窒息。

（二）紧急复苏

有机磷中毒常死于肺水肿、呼吸肌麻痹、呼吸中枢衰竭。对上述患者，要紧急采取复苏措施：清除呼吸道分泌物，保持呼吸道通畅，给氧，据病情应用机械通气。心脏停搏时，行体外心脏按压复苏等。

（三）解毒药

在清除毒物过程中，同时应用胆碱酯酶复能药和胆碱受体拮抗药治疗。

1. 用药原则　根据病情，要早期、足量、联合和重复应用解毒药，并且选用合理给药途径及择期停药。中毒早期即联合应用抗胆碱能药与 ChE 复能药才能取得更好疗效。

（1）胆碱受体阻滞剂：阿托品为代表药物，主要作用在外周胆碱能受体，缓解 M 样症状，根据中毒轻重、用药后 M 样症状缓解程度，决定剂量、用药途径和间隔时间，尽早使患者达到并维持"阿托品化"（患者用阿托品后，瞳孔较前扩大、口干、皮肤干燥、心率增快和肺湿够音消失）。切忌盲目大量用药，尤其是轻度中毒患者，谨防阿托品中毒。

（2）胆碱酯酶复能剂：临床应用的胆碱酯酶复能剂有氯解磷定（氯磷定）、碘解磷定（解磷定）、双复磷等。氯解磷定因复能作用强、毒副作用小、静脉或肌内注射均可、起效快等优点，是目前临床上首选的胆碱酯酶复能剂。胆碱酯酶复能剂要早期用药，且量要足。

以上两类解毒药对中毒患者来说是双刃剑，既有其治疗作用又有其毒副作用。阿托品本身就是毒性很强的药物。胆碱酯酶复能剂不良反应有头晕、视物模糊、复视、血压升高，过量应用反而抑制胆碱酯酶活力甚至癫痫样发作。因此，我们既要坚持用早、用足、用全（两类解毒药合用）、重复应用的用药原则，又要密切观察病情变化，防止解毒药过量，尤其要避免阿托品中毒。

2. 对症治疗　应加强生命体征的监护，保持呼吸道通畅，肌无力明显的即使没有呼吸肌麻痹也可预防性气管插管，因为这类患者往往会发展到呼吸肌麻痹，提前气管插管可在呼吸停止时及时接呼吸机或简易呼吸器，防治缺氧对患者的进一步损害。口服中毒者因毒物刺激易引起腐蚀性胃肠炎，重度中毒易引起应急性溃疡，洗胃也刺激胃，故应注意防治上消化道出血。急性有机磷农药中毒，特别是重度中毒者，常可出现不同程度的心脏损害，主要表现为心律不齐、sT-T 改变和 QT 间期延长等，应注意应用营养心肌、保护心肌药物。维持水、电解质及酸碱平衡。中毒可诱发其他疾病的发生（特别是老年人和体弱多病者），应注意预防及时处理。有脑水肿时，可用甘露醇、呋塞米脱水治疗。

五、转 运 原 则

1. 采集和携带现场遗留的呕吐物、尿液、药瓶及残留物等，以备进行毒物鉴定。

2. 途中严密监控患者的神志、瞳孔、呼吸、心率、血压等情况的变化，吸氧。

3. 采取必要措施，保持呼吸道通畅，频繁呕吐且意识不清者，将患者头偏向一侧，防止呕吐物误吸而窒息。保证生命体征平稳。

4. 向急诊医师提供怀疑接触农药的相关信息，以便鉴别诊断。

第十五节　酒 精 中 毒

因饮酒过量而引起以神经精神症状为主的疾病，称为酒精中毒。分为急性酒精中毒和慢性酒精中毒。急性酒精中毒是指短时间内一次饮用大量的酒类而对中枢神经系统产生先兴奋后抑制的作用，重度中毒可直接抑制延髓呼吸中枢致死。慢性酒精中毒是长期大量饮酒引起的慢性中毒。

一、现 场 判 断

一次大量饮酒中毒可引起中枢神经系统抑制，症状与饮酒量和血乙醇浓度以及个人耐受性有关，临床上分为三期。

1. 兴奋期　饮酒后，可出现头痛、眼部充血、面色潮红或苍白、眩晕、兴奋，欣快，言语增多，有的人表现粗鲁无理、打人毁物、喜怒无常、说话滔滔不绝，有时则安然入睡。在此期，司机常逞能开车上路，易发生车祸。

2. 共济失调期　动作不协调，步态蹒跚，言语含糊不清，眼球震颤，语无伦次，视力模糊，复视，似精神错乱。

3. 昏迷期　由兴奋转为抑制，常昏睡不醒，这时面色苍白、皮肤湿冷、口唇微紫，心搏加速，呼吸缓慢而有鼾声，瞳孔散大，严重者昏迷、抽搐，大小便失禁，严重者昏迷、抽搐和尿便失禁，最后发生呼吸麻痹呼吸衰竭而致死。

此外，重症患者可并发意外损伤，酸碱平衡失衡，水、电解质紊乱，低血糖症，肺炎，急性肌病，甚至出现急性肾衰竭。

二、急救处理

首先依据被救助者呼出气及呕吐物有强烈酒味，颜面潮红以及各种典型表现，初步判断其醉酒，再根据其严重的程度，采取相应的救护措施。

1. 急性轻度酒精中毒在日常生活中较为常见，首先制止其继续饮酒。兴奋躁动者必要时加以约束；共济失调患者需卧床休息，避免活动发生外伤；注意保暖。喝少量浓茶和咖啡以醒酒，但应注意用量。如果卧床休息后，还有脉搏加快、呼吸减慢、皮肤湿冷、烦躁的现象，则应马上送医院救治。

2. 急性中、重度酒精中毒患者出现烦躁、昏睡、脱水、抽搐、休克，呼吸微弱，立即送医院急救。

（1）一般处理：将患者置于稳定性侧卧位，密切监控生命体征。迅速给予催吐、洗胃，尤其是大量饮酒者应积极洗胃，以免残留于胃内的酒精被过多吸收入血。洗胃后导泻，如果患者出现呕吐，立刻将其置于侧卧位。一旦发生呕吐物阻塞呼吸道应立即使用气道异物梗阻急救法（Heimllich 手法）清除或头低足高位（甚至倒悬）拍背去除。让呕吐物流出，防止窒息及吸入性肺炎。

（2）解除中枢抑制作用：可用纳洛酮 $0.4 \sim 0.8 mg$，静脉注射，可 0.5 小时左右重复注射，多数患者数次应用后可清醒。禁用吗啡、氯丙嗪等中枢抑制剂。

（3）对症治疗：保持呼吸道通畅、给氧；呼吸中枢抑制时，及时插管，机械辅助呼吸，慎用呼吸兴奋剂；维持循环功能，监测心律失常和心肌损害，如有呼吸心搏停止，立即行心肺复苏术。

三、转运原则

1. 尽量采取必要措施避免发生意外伤害，监测生命体征平稳。
2. 注意保暖，保持呼吸道通畅，防止呕吐造成窒息。必要时吸氧。
3. 必要时保持静脉通道。

第十六节　食物中毒

食物中毒是指人摄入了含有生物性、化学性有毒有害物质后或把有毒有害物质当做食物摄入后所出现的而非传染性的急性、亚急性疾病。食物中毒既不包括因暴饮暴食而引起的急性胃肠炎、食源性肠道传染病和寄生虫病，也不包括因一次大量或者长期少量摄入某些有毒有害物质而引起的以慢性毒性为主要特征（如致畸、致癌、致突变）的疾病。常见食物中毒分为：细菌性食物中毒、化学性食物中毒、动植物性食物中毒和真菌性食物中毒。

一、病　因

1. 细菌性食物中毒　细菌性食物中毒是指含有致病微生物的食品被人食用后而引起

的中毒。引起细菌性食物中毒的主要食品为动物性食品，如肉、鱼、虾、奶等。目前我国已发现的食物中毒致病细菌有 12 种左右，其中发病率较高的有沙门菌、变形杆菌等。实际生活中，并不是人吃了细菌污染的食物马上就会发生食物中毒，只有当细菌污染了食物并在食物上大量繁殖达到可致病的数量或繁殖产生致病的毒素，人吃了这种食物才会发生食物中毒。细菌性食物中毒的发生与不同区域人群的饮食习惯有密切关系。细菌性食物中毒全年皆可发生，但在夏秋季节发生较多，主要由于气温较高，微生物容易生长繁殖，而此时人体防御功能往往有所降低，易感性增高；在集体用膳单位常呈暴发起病，发病者与食入同一可疑食物有明显关系；潜伏期短，突然发病，细菌性食物中毒在我国无论是发生的总起数还是中毒总人数都占食物中毒第一位。

2. 真菌类食物中毒　真菌类食物中毒是指有毒菌类和真菌毒素引起的中毒。多因误食引起。中毒发生主要通过被真菌污染的食品，用一般的烹调方法加热处理不能破坏食品中的真菌毒素。真菌生长繁殖及生产毒素需要一定的温度和湿度，因此，中毒往往有比较明显的季节性和地区性。

3. 植物性食物中毒　植物性食物中毒是指含有毒素的植物被人食用后引起的中毒，主要有 3 种：①将天然含有毒成分的植物或其加工制品当做食品，如桐油、大麻油等引起的食物中毒；②在食品的加工过程中，将未能破坏或除去有毒成分的植物当做食品食用，如木薯、苦杏仁等；③在一定条件下，不当食用大量有毒成分的植物性食品，如食用鲜黄花菜、发牙马铃薯、未腌制好的咸菜或未烧熟的扁豆等造成中毒。

4. 动物性食物中毒　动物性食物中毒是指含有毒素的动物被人食用后引起的中毒。一些动物、植物本身含有某种天然有毒成分，或由于储存条件不当，形成某种有毒物质，被人食用后造成中毒。常见的有毒动植物品种有河豚中毒。此类食物中毒的特征主要有：①季节性和地区性较明显，与有毒动物和植物的分布，生长成熟、采摘捕捉、饮食习惯等有关；②散在性发生，偶然性大；③潜伏期较短，大多在数十分钟至十多小时；④发病率和病死率较高。

5. 化学性食物中毒　化学性食物中毒主要包括：①误食被有毒害的化学物质污染的食品；②因添加非食品剂的或伪造的或禁止使用的食品添加剂、营养强化剂的食品，以及超量使用食品添加剂而导致的食物中毒；③因贮藏等原因，造成营养素发生化学变化的食品，如油脂酸败造成中毒。食入化学性中毒食品引起的食物中毒即为化学性食物中毒。

二、现 场 判 断

结合病史和临床表现，食物中毒现场诊断一般较易诊断。食物中毒患者临床上常常表现为以呕吐、腹痛、腹泻为主的急性胃肠炎症状，严重者可因脱水、休克、循环衰竭而危及生命，食用有毒动物（未经妥善加工的河豚）可使神经麻痹，出现肢端麻木、感觉消失、咽下困难、言语不清，最后因呼吸中枢和血管运动中枢麻痹而死亡。

三、救 治 原 则

食物中毒一般具有潜伏期短、时间集中、突然爆发的特点，应采用催吐、洗胃、导泻及灌肠、利尿排毒，严重者采用血液灌流和血液透析方法。

1. 应立即停止食用可疑食品，并要保护现场；就地收集和保存导致中毒的食品或疑似中毒食品；注意采取患者标本（呕吐物、排泻物），以备送检。

2. 一般处理　保持安静及适当保温，吸氧，密切监测体温、脉搏、呼吸、血压等生命体征，输液维持水电解质平衡，纠正其酸中毒。

3. 催吐　神志清楚者，最简单的办法是用压舌板等刺激咽喉壁以催吐，如因食物过稠，不易吐出时，嘱患者先喝适量温清水或盐水，再促使呕吐，如此反复，直至吐出液体变清为止。

4. 洗胃　如催吐无效，患者神志清楚，毒物系水溶性，洗胃最合适，临床上常用的有清水、高锰酸钾、牛奶、药用炭混悬液等。当患者深昏迷、服毒超过 4 小时、服强酸或强碱者、低血压未纠正者等洗胃要慎重。

5. 导泻及灌肠　多数毒物经小肠及大肠吸收，或引起肠道刺激症状，故除洗胃和催吐外，尚需要导泻及灌肠，但对腐蚀性毒物或患者极度虚弱时，导泻及灌肠要慎用。

6. 利尿排毒　大多数毒物由肾排泻，通过利尿剂加速毒物排泻。

7. 对症支持治疗　许多毒物至今尚无有效的解毒剂，抢救治疗时主要依靠对症支持治疗，补足血容量，纠正心律失常，严密观察患者生命体征。及时给予有效抢救措施，避免并发症的发生。

四、转运原则

1. 途中严密监控患者的神志、瞳孔、呼吸、心率、血压等情况的变化，保证生命体征平稳。

2. 从实施现场救护起，到转送至医院急诊室，始终关注患者的呼吸，保持呼吸道通畅，防止呕吐导致窒息，必要时采用鼻面罩或气管插管，使用简易呼吸器或便携式呼吸机进行呼吸支持。

3. 如患者发生呼吸心搏骤停，立即心肺复苏术。

（周慧聪　杨　旭）

第六章

妇产科急症

第一节 妇产科常用概念

妊娠生理：妊娠全过程共分为 3 个时期：自末次月经第一天至妊娠 12 周末以前称早期妊娠；第 13~27 周末称中期妊娠；第 28 周及其后称为晚期妊娠。妊娠后全身各个系统均发生一系列显著的生理改变，以适应不断增长的生理负担的需要，并持续整个妊娠期。分娩后 2~6 周除乳腺以外的这些改变才逐渐恢复到妊娠前的生理状态。

分娩：妊娠满 28 周及以上，胎儿及附属物从临产开始到全部从母体娩出的过程，称为分娩。

流产：凡妊娠不足 28 周、胎儿体重不足 1000g 而妊娠终止者，称为流产。

早产：妊娠满 28 周至不满 37 周间分娩，称为早产。

足月产：妊娠满 37 周至不满 42 周间分娩，称为足月产。

过期产：妊娠满 42 周及以后分娩称为过期产。

急产：是指在产道无阻力的情况下，宫口迅速开全，宫口扩张速度≥5cm/h（初产妇）或 10cm/h（经产妇），分娩在短时间内结束，总产程小于 3 小时结束分娩。以经产妇为多见。

胎头拨露：宫缩时胎头露出于阴道口，露出部分不断增大，宫缩间歇期，胎头又缩回阴道内，称为胎头拨露。

胎头着冠：当胎头双顶径越过骨盆出口，宫缩间隙时胎头不再回缩，称为胎头着冠。

前置胎盘：胎盘全部或部分位于子宫下段，甚至达到或超越宫颈内口，其位置低于胎先露部，妊娠 28 周以后才能称为前置胎盘，否则只能称为胎盘低置状态。

胎盘早剥：妊娠 20 周后至分娩期，正常位置的胎盘在胎儿娩出前部分或完全从子宫壁剥离，称为胎盘早剥。是一种严重的产科并发症。

第二节 异 位 妊 娠

一、概 述

异位妊娠是指受精卵在子宫体腔以外着床，习惯称为异位妊娠。95% 以上为输卵管妊娠。输卵管壁薄，管腔小，孕卵发育到一定程度，绒毛侵蚀穿透输卵管使输卵管破裂出血，造成腹腔内出血。

二、病 因

输卵管炎症是输卵管妊娠的主要病因。除此之外，输卵管妊娠史或手术史、输卵管发育不良或功能异常、通过辅助生育技术妊娠、受精卵游走移行时间过长、避孕失败（包括宫内节育器避孕失败、口服紧急避孕药失败）以及其他一些引起输卵管管腔不顺畅的因素，如子宫肌瘤或卵巢肿瘤的压迫，子宫内膜异位症引起输卵管、卵巢周围组织的粘连。有上述病因或不孕史患者妊娠后要在早期行超声检查，除外异位妊娠。

三、诊 断 要 点

1. 病史 常有盆腔炎病史、不孕史、服用单纯孕激素类避孕药物史或者放置宫内节育器史。

2. 临床表现

（1）停经：除间质部妊娠停经时间较长外，大都停经 6 ~ 8 周，一般在停经后发生腹痛、阴道出血等症状，但 20% 左右患者主诉并无停经史，通常可能是把异位妊娠的不规则阴道流血误认为月经，或由于月经过期仅数日而不认为是停经。

（2）腹痛：为患者就诊时最主要症状，占 95%。输卵管妊娠发生流产或破裂前，常表现为一侧下腹部隐痛或酸胀感；破裂或流产时患者突感一侧下腹剧烈撕裂样疼痛，常伴恶心呕吐，血液局限于病变区时，表现为下腹局部疼痛；血液积聚在子宫直肠陷凹时，肛门有坠胀感、里急后重感；内出血量过多时，血液由盆腔流至腹腔，疼痛即由下腹向全腹扩散；血液刺激膈肌时，可引起肩胛放射性疼痛及胸部疼痛。

（3）阴道出血：占 60% ~ 80%，暗红或深褐色不规则出血，量少呈点滴状，一般不超过月经量；少数患者阴道流血较多似月经量。有时会有似"肉样"的蜕膜管型排出。异位妊娠患者阴道出血，是由于异位妊娠流产等因素导致激素水平下降而引起的撤退性出血，与腹腔异位妊娠包块破裂与否没有关系，阴道出血的多少与患者腹腔内出血的多少没有任何关系。

（4）晕厥与休克：由于腹腔内急性出血及剧烈腹痛，患者可有头晕、黑蒙甚至晕厥，重者出现失血性休克，其严重程度与腹腔内出血速度和出血量成正比，即出血越多越急，症状出现越迅速越严重，但与阴道出血量不成正比。

3. 查体

（1）一般情况：腹腔内出血不多时，血压可代偿性轻度升高，心率增快；腹腔内出血较多时，呈急性贫血外貌，面色苍白，烦躁、脉搏快而细弱及血压下降等休克症状。

（2）腹部检查：下腹部有明显压痛及反跳痛，尤以患侧为剧，可有轻度肌紧张；腹腔内出血大于 500ml 时叩诊可出现移动性浊音；体型较瘦者有时能在患侧触及有明显触痛的包块，个别消瘦而内出血量多者，可见脐周或下腹部皮肤呈蓝紫色瘀斑（Cullen 征）。可疑异位妊娠的患者，应避免反复、使用较大力量的查体，容易导致妊娠包块的破裂，从而加重腹腔内出血。

（3）妇科检查：院前从略。

四、救 治 原 则

1. 密切监测患者生命体征的变化，尤其是血压、心率。

2. 吸氧。

3. 开放有效静脉通道，及时补液扩容，积极预防和纠正休克。伴休克时，可取足高位（下肢抬高 15°），利于下肢回心血量的增加，利于重要脏器的血液供应。及时补液，快速扩容，迅速建立两条静脉通路，确保静脉通畅。

4. 异位妊娠合并腹腔内出血的患者病情危急，须尽快送医院处理，并充分交代病情。

五、注意事项

1. 凡是育龄期、有性生活史且未采取有效避孕措施（比如安全期避孕、体外排精或者使用紧急避孕药）的女性患者，如出现上述停经、腹痛、阴道出血的症状，首先应考虑妊娠相关疾病，着重警惕可能危及生命的异位妊娠！但由于未婚等社会因素影响，妇产科患者的病史通常具有一定的不确定性。

2. 有异位妊娠高危因素的患者（如不孕、宫内节育器、异位妊娠手术史等），一旦受孕，应首先排除异位妊娠的可能。

3. 慎用镇痛剂，以免掩盖病情变化。

4. 对于怀疑异位妊娠的患者，院前常规吸氧与开放静脉。

5. 异位妊娠破裂出血，可以在短时间内危及患者生命，且阴道出血与腹痛等症状都不能真实反映患者腹腔内出血的程度，因此应充分交代病情，就近送医。

第三节　阴道出血

一、概　　述

除正常月经来潮以外的出血均称为阴道出血。可以来自生殖道的任何部位，绝大多数来自子宫。

很多原因可以引起阴道出血，常见的如流产、异位妊娠、功能性子宫出血、前置胎盘、产后出血等。另外人为因素也可导致阴道撕裂出血。

二、诊断要点

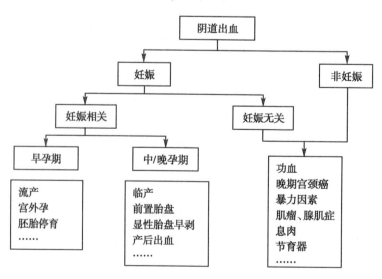

首先需要判断是否为阴道出血，肉眼血尿有时会被误认为阴道出血。正常月经一次来潮出血量约80ml，可询问患者出血约几倍于月经量或浸湿多少卫生垫/卫生纸，借以估算出血量。

院前出诊如遇到阴道出血，应着重警惕以下疾病：

1. 异位妊娠　详见上节描述。

2. 不全流产　不全流产表现为停经、腹痛、阴道流血，进而妊娠产物部分排出，出血不止。有时宫口扩张，由于有组织物堵塞，影响子宫收缩而引起大量出血。

3. 前置胎盘出血　典型表现为妊娠中、晚期或临产时突然发生的无痛性反复阴道出血，出血量可多可少，急性大量失血可造成妊娠妇女的失血性休克，同时可伴有胎儿窘迫甚至胎死宫内。腹部可查及子宫大小与孕周基本相符，可有宫缩，但间歇期子宫放松好，无明显频繁的低张力宫缩。妊娠妇女孕期产检的超声报告可提供诊断依据。

4. 胎盘早剥　分为三种类型（图6-1）：①胎盘剥离后形成胎盘后血肿，但无阴道出血，为隐性型；②胎盘剥离后出血延胎膜下经宫颈口向外流出，为显性型；③介于两者之间为混合型。一般来讲，隐性型更加危重，临床表现为妊娠妇女突发腹痛，可伴恶心呕吐、面色苍白，甚至休克，阴道外出血与休克不成比例；腹部检查子宫呈强直性收缩，放松差，甚至呈板状腹，子宫有压痛，胎位扪不清，如破膜可见血性羊水。胎儿因缺血缺氧极易发生宫内窘迫，大面积胎盘早剥胎儿可很快死亡。

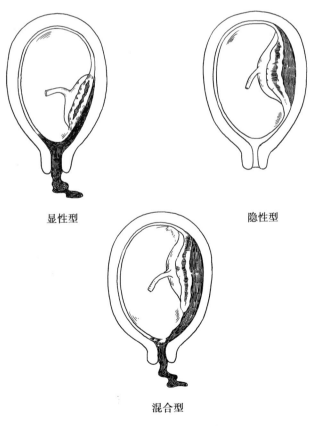

显性型　　　　　　　　　　隐性型

混合型

图6-1　胎盘早剥分型

5. 产后出血　本病将在第六节做重点讲解。

6. 功能性子宫出血　此为排他性诊断，首先需排除引起异常出血的器质性原因。本病常表现为不规则出血，可导致贫血和休克。

7. 宫颈癌病灶大出血　癌肿侵蚀局部血管所致，多有晚期宫颈癌病史，少数患者从未进行过相关筛查，直到晚期才以大出血为首发症状就诊，此时追问病史可有反复出现的性交后无痛性出血、阴道排液等症状。阴道检查宫颈局部可呈菜花状、桶型或溃疡空洞型，有时可在直视下见到活跃出血的小动脉。宫颈器质性病变引起的出血以同房后接触性出血为多见。

8. 暴力损伤：外伤或人为伤害史后出现的阴道出血，多伴有局部疼痛感及会阴部裂伤。

三、救 治 原 则

1. 卧床休息、吸氧。出现休克征兆时应给予复苏体位（抬高下肢 15°，以增加回心血量）。妊娠中晚期患者注意嘱其左侧卧位，以免长时间平躺导致巨大的子宫压迫下腔静脉出现"仰卧位低血压综合征"。

2. 监测生命体征，血压，脉搏，呼吸，末梢循环，注意一般情况及贫血征象。尤其是症状体征较重，与阴道出血量不成正比的患者，应警惕内出血。

3. 开放有效静脉通路，积极补液预防及纠正休克，尽快送往有条件的医院。

4. 可以给予止血药物，如注射用血凝酶等。

5. 记录出血量以供院内接诊医生作参考；若发现阴道异常排出物，如组织物、血块或其他植入物、异物等，不应丢弃，应放置入塑胶袋内，供医师检验。

6. 宫颈癌大出血首选局部填塞、压迫止血。院前如无条件，建议尽快送往医院。

7. 若可疑人为因素所致，除上述处置外，还应迅速报告警方，保留证据，并安慰患者。

第四节　胎膜早破

一、概　　述

胎膜破裂发生于产程正式开始前称为胎膜早破。创伤、宫颈内口松弛、生殖道病原微生物上行性感染、羊水过多、羊膜腔压力增高等因素是胎膜早破的常见诱因。孕龄 <37 周的胎膜早破又称为早产（未足月）胎膜早破。

未足月的胎膜早破可以导致患者早产或流产；破水后由于逆行感染，可以导致妊娠妇女与胎儿严重的宫内感染。由于破水同时可能出现脐带脱垂（胎位不正与先露高浮时常见）或因宫腔内压力骤降诱发胎盘早剥，可引起胎儿宫内窘迫、胎死宫内。

二、临 床 表 现

1. 妊娠妇女突然感到有液体自阴道内流出，继而有少量间断性或持续性的阴道流液。

2. 腹压增加时，如咳嗽、负重时阴道流液增多。

3. 感染时阴道排液可有臭味。

三、胎膜早破的风险因素评估

患者破水后应常规对于羊水的性状（分级）、流出的液量进行评估。

1. 羊水性状评估（胎儿宫内窘迫评估） 正常羊水为半透明液体，内有胎脂，胎儿上皮，细胞、毳毛等。当脐静脉氧饱和度低至20%，由于缺氧导致肠蠕动增加，肛门括约肌松弛，使羊水中出现胎粪，从而造成羊水污染。

羊水分级

Ⅰ度：羊水淡绿色，质薄。

Ⅱ度：羊水绿色，质厚，量不少。

Ⅲ度：羊水黄绿色，糊状、量少，可污染胎膜、脐带、胎盘及胎儿皮肤指甲，表示胎儿严重缺氧。

羊水Ⅲ度时提示胎儿宫内窘迫（羊水型），应当尽快送医娩出胎儿。

血性羊水：羊水与血液混合，呈现均匀的粉色或红色，常提示胎盘早剥，应尽快送医院。

正常情况下羊水不应有异味，当羊水散发臭味时，常提示宫内厌氧菌感染。

2. 羊水流出的液量评估（脐带脱垂风险评估） 当胎儿先露部位入盆后，胎儿先露可以在破水后阻塞宫口，延缓羊水的流出，故多数患者破水后，阴道仅少量前羊水囊的液体流出；当患者胎位不正（横位、臀位）或胎先露高浮时，胎儿先露部位不能有效阻塞宫口，造成羊水持续流出或大量流出，此时可增加脐带脱垂发生的几率，因此，院前如发现患者阴道持续流液或羊水大量流出时，应高度警惕脐带脱垂发生可能。

3. 胎动评估 需要指出的是，对于没有接受过系统训练的院前医务人员，不要尝试使用普通听诊器进行胎心听诊。对于已经感知胎动的妊娠妇女（一般初产妇在18～20周后可以感知胎动），了解胎动情况可以间接判断胎儿宫内情况。

胎动存在，提示胎儿目前存活；胎动消失并不意味胎死宫内，胎动消失24小时后，一般胎儿在宫内存活几率极低。

胎动异常，如胎动过频、胎动减少、胎动消失，通常不能除外胎儿宫内窘迫，因此院前应充分交代病情，尽快送医。

四、救治原则与注意事项

1. 嘱患者即刻平卧，对于胎位不正或阴道流液较多的患者（先露高浮可能）应在患者臀下置一高枕，采取臀高头低位搬运。

2. 即使头位入盆较好的患者，破水时也可能存在脐带脱垂风险，因此院前对于胎膜早破的患者，在到达医院前，应避免直立行走，一律予以担架搬运。

3. 常规低流量吸氧。

4. 对于经产妇，破水后无论是否有宫缩，都应做好协助分娩准备，并开放静脉通路。

5. 根据胎动情况及羊水性状充分评估胎儿宫内情况，可疑宫内窘迫时，应向患者家属交代病情，尽快就近送医。

6. 关于病史采集——对于妊娠妇女，应至少采集并记录以下九项指标：

（1）孕产次——明确是否为经产妇，评估急产可能；对于曾经有过近期孕 20 周以上引产史的妊娠妇女，按照经产妇对待。

（2）末次月经——按照末次月经日期粗略估算胎儿孕周，对于接近或大于 28 周，出生后可能存活的胎儿或家属要求全力抢救的胎儿，如在院前分娩，应做好新生儿复苏抢救准备。

（3）胎动——对于已经感知胎动的患者，可以间接评价胎儿宫内情况（详见前述）。

（4）宫缩——临产先兆之一，需要注意的是，宫缩不能仅依据患者主诉进行判断（经产妇经常对于宫缩不够敏感），需要检查者通过腹部触诊进行感知。

（5）腹痛——腹痛不同于宫缩，无论是否有宫缩，患者子宫出现固定部位的压痛即为异常；曾经有过子宫手术史的患者（如剖宫产再孕，肌瘤剔除史等），如出现腹痛及宫体压痛，要警惕子宫破裂的可能。

（6）见红——临产先兆之一，由于不通过超声等辅助检查，很难与胎盘早剥、前置胎盘鉴别，因此见红患者应常规送医就诊。

（7）破水——临产先兆之一，应按照前述对羊水性状、味道、液量进行检查，间接评价胎儿宫内情况。

（8）孕期并发症。

（9）产检胎位——对于横位、臀围、先露高浮的患者破水后应预防脐带脱垂。

第五节　院前分娩

一、概　　述

分娩同妊娠一样，是一个正常生理过程。从开始出现规律宫缩直到胎儿胎盘娩出的全过程，又可分为 3 个阶段，即产程。第一产程指从临产（即出现间隔 5~6 分钟一次，持续约 20~30 秒的规律宫缩）开始到宫口开全；第二产程指从宫口开全到胎儿娩出；第三产程指从胎儿娩出到胎盘娩出（通常 5~15 分钟，不超过 30 分钟）。通常情况下分娩是一个漫长的过程，但对于曾有分娩经历或做过大月份引产的妊娠妇女及某些急产的初产妇还是有可能在到达医院前娩出胎儿。

二、即将分娩的征象

1. 妊娠妇女不自觉地向下屏气用力，似要解大便，有明显的排便感，宫缩间歇期此种感觉仍然存在。

2. 肛门放松张开，宫缩时更加明显。

3. 可在阴道口看见胎儿先露部位。

4. 宫缩频繁，由最初的 5~6 分钟一次间隔缩短到 1~2 分钟一次间隔。

除第 4 条以外，上述征象提示妊娠妇女已进入第二产程，此时应做好接生准备。如发现阴道口内可能为胎儿臀部或四肢时，应立即用手或持干净毛巾堵住阴道口，以防止胎儿肢体脱出或宫口未经充分扩张而造成后出头困难，然后尽快送往就近医院进一步处理。

三、接 生 用 物

1. 毛巾或薄被——用于胎儿娩出后包裹与保暖，同时在胎儿娩出前将干净的毛巾或单子置于妊娠妇女臀下及胎儿即将娩出的区域，可减少感染的几率。

2. 纱布或脱脂棉——用于擦净胎儿身上的羊水；如会阴裂伤伤口有活动性出血，可用于压迫止血。如没有也可以用清洁毛巾替代。

3. 剪刀——使用前应用打火机将刀刃火烧消毒，待冷却后用于剪断脐带（必要时）。

4. 粗线绳——用于结扎脐带。

5. 打火机——用于剪刀等器械消毒。

6. 橡皮吸球——用于吸净胎儿口鼻中羊水与黏液。

7. 75% 乙醇——用于操作者手部消毒及不能使用火烧法的器械消毒。如没有可以用高烈度白酒代替。

8. 橡胶手套——如有条件，接生者应戴橡胶手套，以减少血液传播疾病的感染。

四、头位分娩的助产

多数情况下，在发生不可避免的院前分娩时，胎儿多不需外力帮助就可以自行娩出。

头位分娩的助产流程：

1. 协助产妇取平卧位，双腿屈曲并外展。未做好接产准备前，叮嘱产妇不要屏气用力，要张口呼吸。

2. 消毒铺巾：臀下放便盆或塑料布，用碘伏按顺序依次消毒产妇阴裂、阴唇、阴阜、大腿上 1/3 处、肛门周围。撤去便盆，臀下铺无菌巾或干净的毛巾，戴好橡胶手套。

3. 指导患者进行分娩，宫缩时嘱患者深吸气，屏住气，向肛门处持续用力；宫缩间隙嘱患者充分休息，保存体力。如胎头未拨露，不要提前使劲，以免不必要的耗费体力。分娩过程中，如有粪便排出，以干净毛巾覆盖。

4. 保护会阴助胎头娩出：当胎头拨露使会阴后联合紧张时，于会阴部（后联合）铺盖干净毛巾，右手大拇指与四指分开，手掌鱼际肌顶住会阴部，每当宫缩时向上向内方托压，以便会阴体充分放松，左手同时轻压胎头枕部，助其俯屈及缓慢下降。宫缩间歇期，右手可适当放松，以免引起会阴水肿。当胎头在耻骨弓下露出时，如产妇宫缩过强，嘱产妇哈气消除腹压，于宫缩间隙稍向下屏气用力，使胎头缓慢娩出，以免会阴过度撕裂（图6-2）。

5. 协助娩肩：胎头娩出后，先不急于娩肩，嘱妊娠妇女哈气，此时接生者右手继续保护会阴，左手自胎头鼻根向下颚挤压出口鼻黏液及羊水后，协助胎头复位及外旋转（使胎儿双肩径与骨盆出口前后径相一致），左手向下轻压胎儿颈部，娩出前肩，再托头向上，娩出后肩，此时右手方可松开，双手协助胎体及下肢相继娩出。切忌使用暴力牵拉胎儿肢体，以免造成胎儿损伤。此时，请助手记录下新生儿娩出时间（图6-3）。

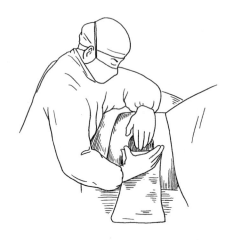

保护会阴，协助俯屈　　　　　　　　保护会阴，协助仰伸

图6-2　助产手法

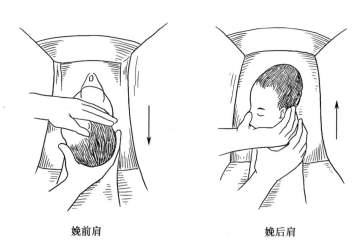

娩前肩　　　　　　　　　　　　　娩后肩

图6-3　助产手法

6. 新生儿呼吸道清理及复苏：接生者应再次尽可能挤净胎儿口鼻腔中剩余的羊水与黏液，有条件时应使用洗耳球吸出口鼻中黏液。当确认呼吸道通畅而仍未啼哭时，可通过轻拍或轻弹足底，以诱发新生儿啼哭，促使其建立有效自主呼吸。如新生儿无法建立有效自主呼吸，或心率小于 100 次/分，应给予人工正压辅助呼吸，注意气压与流量不宜过大，以免造成肺部损伤。30 秒后评价，如新生儿心率小于 60 次/分，还应给予胸外按压，按压部位为胸骨体下 1/3，深度为胸廓前后径的 1/3，按压与呼吸比率为 3:1，每分钟完成 120 个动作，即 90 次按压，30 次通气。

附：新生儿窒息复苏流程（第六版）

```
出生

足月吗?                    常规护理
有呼吸或哭声吗?   ──是──→  · 保持体温
肌张力好吗?        与母亲    · 清理气道（必要时）    评估
                   在一起    · 擦干全身
   │否                       · 进行评估
   ↓
保持体温，清理气道（必要时）                    A
擦干全身，给予刺激
   │                              │否
   ↓                              │
30秒  心率<100次/分?  ──否──→  呼吸困难或         评价
      呼吸暂停或喘息样          持续发绀
      呼吸?
   │是                              │是
   ↓                               ↓
60秒  PPV                    清理气道              B
      氧饱和度监测           氧饱和度监测
   │                        考虑CPAP
   ↓
   心率<100次/分?  ──否──→
   │是                    │
   ↓                      ↓
   矫正通气步骤           复苏后护理            评价
   │
   ↓
   心率<60次/分?
   │是
   ↓
   考虑气管插管                                 C
   胸外按压
   与PPV配合
   │
   ↓
   心率<60次/分?                               评价
   │是
   ↓
   静脉肾上腺素                                D
```

7. 新生儿其他处理

（1）擦拭：用干洁柔软的毛巾迅速擦拭干新生儿身上的羊水、血液等（胎脂在院前可能不易清除）。

（2）处理脐带：在至少距离胎儿脐带根部15cm处（或尽可能靠近母体的地方）以粗线绳用力结扎脐带2道，两道结扎线间相距至少2~3cm，在其中间使用火烧消毒后的剪刀剪断脐带，以酒精消毒断端，并用干净纱布包裹断端；由于剪断脐带后，部分医院将不给开具出生证明，因此条件许可的情况下，院前尽量不进行断脐操作，可以使用粗线绳用力结扎，阻断脐血流。院前断脐指征包括：脐带过短影响操作、胎盘滞留、胎盘植入不能娩出胎盘或脐带缠绕过紧等；

（3）保暖：脐带处理完毕后尽快将新生儿包裹保暖，避免失温。将新生儿置于安全、温暖的环境中，胎儿娩出后应嘱患者家属严密观察新生儿呼吸及反应情况。

8. 协助胎盘娩出　胎儿娩出后，胎盘通常在 15 分钟内娩出，以下征象可以帮助接生者判断胎盘已经剥离：①宫体变硬呈球形，下段被扩张，宫体呈狭长形被推向上，宫底升高达脐上；②剥离的胎盘降至子宫下段，阴道口外露的一段脐带自行延长；③阴道少量流血；④接产者用手掌尺侧在产妇耻骨联合上方轻压子宫下段时，宫体上升而外露的脐带不再回缩。当确认胎盘已完全剥离时，于宫缩时以左手握住宫底（拇指置于子宫前壁，其余 4 指放在子宫后壁）并按压，同时右手轻拉脐带，当胎盘娩出至阴道口时，接产者用双手捧住胎盘，向一个方向旋转并缓慢向外牵拉，协助娩出胎盘并记录胎盘娩出的时间（图 6-4）。切勿在胎盘尚未完全剥离时用力按揉、下压宫底或牵拉脐带，以免引起胎盘部分剥离而出血或拉断脐带，甚至造成子宫内翻。

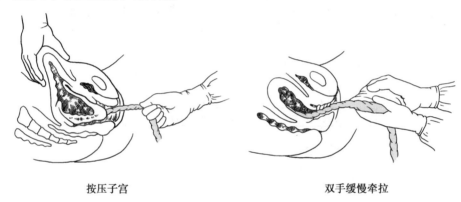

按压子宫　　　　　　　　　　　双手缓慢牵拉

图 6-4　协助胎盘娩出

五、注 意 事 项

1. 尽可能保证接生环境的清洁卫生，以减少感染几率；院前分娩应尽可能使用碘伏消毒会阴及分娩区域，如没有消毒条件，也应使用干净毛巾将患者臀下及分娩区域周边尽量覆盖，未经消毒而分娩的妊娠妇女及新生儿需接种破伤风抗毒素，由于会阴部多为黏膜组织，严禁使用酒精与碘酊等刺激性药品进行消毒。

2. 建议接产前开放静脉通路并给予患者吸氧。产科出血汹涌，产妇血容量迅速流失，外周血管塌陷，不提前开放静脉容易造成置管困难，况且院前条件有限，人手不足，可能延误给药及抢救时机；院前没有缩宫素等缩宫药物，必要时，可以嘱患者家属交替刺激双侧乳头，促进内源性缩宫素释放，以起到促进宫缩的作用。

3. 破水时机　如宫口开全羊膜囊仍未破裂，自阴道口膨出，应在宫缩间隙、羊膜腔内压力较小时人工破水——可在突出的羊膜囊上划一小口，让前羊水囊内的羊水缓慢流出。注意观察羊水情况以判断有无胎儿宫内窘迫（缺氧）情况的发生，如羊水混浊呈黄绿色则提示胎儿宫内窘迫（缺氧），应尽快娩出胎儿。在无法明确宫口是否开全或无法评估脐带脱垂风险的前提下，如阴道口有羊膜囊膨出，切勿贸然人工破水，可以用干净毛巾堵住后迅速送医。

4. 如无法判断阴道出血量，应将血块、收集到的血液以及被血液浸湿的毛巾敷料一同收集送往医院，以便医生估算血量。

5. 接生后不要将胎盘、脐带、胎膜丢弃，应一并收集后送往医院，以便医生检查胎盘、胎膜是否完整、宫内是否残留。务必向产妇家属说清楚，胎儿的脐带需要在医院内做第二次处理，院前不能开具出生证明，若不去医院，医院不补出生证明。

6. 胎儿娩出后常规进行 Apgar 评分，通过心率、呼吸、肌张力、肤色、反射五个方面进行新生儿窒息评价；胎儿娩出后，由于环境变化、肺部发育等因素影响，呼吸、循环情况可随时发生变化，因此应在胎儿娩出后 1 分钟、5 分钟、10 分钟进行三次评价并予以记录，Apgar 评分 4 ~ 7 分为轻度窒息；0 ~ 3 分属重度窒息。院前医生如无法准确进行 Apgar 评分，也应至少对肤色、呼吸、心率，肌张力进行描述，并在病历中记载，评估新生儿的心率，可计数 6 秒内心率，乘以 10 即得 1 分钟心率；最快、最简单的方法是触摸脐带根部脐动脉搏动。

附：新生儿 Apgar 评分

体征	0 分	1 分	2 分
心率	无	<100 次/分	≥100 次/分
呼吸	无	慢，不规则	规则，啼哭
肌张力	瘫软	四肢稍曲	活动活跃
反射	无反应	皱眉	哭声响亮
皮肤颜色	青紫、苍白	躯体红润，四肢青紫	全身红润

7. 如患者无法准确提供孕周，通过观察新生儿体貌特征可以粗略判断是否足月，一般足月产儿手纹、足纹明显，指甲可以达到并超过甲缘，男婴双侧睾丸已落入阴囊，女婴大阴唇可以遮住小阴唇，新生儿体重一般大于 2500g，反之则提示可能为早产儿；早产儿由于肺部不成熟，肺泡缺乏肺表面活性物质，不易建立有效的自主呼吸，且容易出现新生儿呼吸窘迫综合征，引起换气障碍。对于早产儿，除呼吸支持外，保暖尤为重要。

8. 如先露部位是胎儿臀部、四肢或其他不明部位，在无法明确宫口是否开全以及是否会导致胎儿头部嵌顿的前提下，切勿贸然将肢体等牵拉进阴道口，应使用干净的毛巾堵住后，尽快送医。如胎儿臀部已经脱出到阴道口外，应进行臀位助产。如胎儿上肢脱出阴道，证明胎儿为横位，不要贸然尝试还纳，使用干净毛巾堵住后尽快送医。以上情况应向患者交代病情，告知有脐带脱垂及受压的可能、随时有发生胎死宫内的可能。

9. 如胎儿娩出后胎盘 30 分钟没有娩出，且阴道无活动性出血，则有发生胎盘植入的可能，应尽快送医，不要继续尝试协助剥离胎盘。

10. 由于脐带组织糟脆，因此不要使用细线进行结扎，以免发生剪切损伤，造成出血，此外应尽量避免使用没有充分消毒的止血钳进行钳夹，以免造成细菌从钳夹破损处侵入。

11. 关于新生儿复苏，新生儿多数由于呼吸原因导致循环障碍，因此复苏的关键是清除气道内异物，尽快开放气道和给予有效通、换气，单纯进行胸外按压是没有效果的。

12. 如果在分娩过程中患者突然出现胸闷症状或产后患者出现不明原因的凝血功能障

碍，因警惕羊水栓塞的可能，对于明确羊水栓塞的病例，应给予正压给氧、抗过敏、抗休克、缓解肺动脉高压（罂粟碱、阿托品、氨茶碱）及对症治疗，因羊水栓塞死亡率高，应向患者家属充分交代病情。

13. 关于肩难产：如胎头娩出后胎肩嵌顿于耻骨联合与骶岬前缘无法娩出，则称之为肩难产，一般多见于巨大儿与胎儿头盆不称时，此时如不能短期将胎儿娩出，则有可能导致胎儿窒息，甚至死产。一旦发生肩难产，接生人员应保持冷静，院前不具备侧切条件，但应立即放弃保护会阴，以免增加会阴阻力，让产妇双手抱膝，双腿极度屈曲、外展并压向腹部，以使骶凹变平，骶岬向后移位，同时助手在耻骨联合上方将胎儿前肩向下加压，以便于前肩自耻骨联合下娩出，多数患者通过上述操作多可以顺利娩出；如仍无效，可尝试阴道内旋转胎肩或先行娩出后肩的方法协助娩肩，但此操作较为复杂，院前人员很难掌握，因此在助产的同时，应尽快送医，以寻求专业协助。肩难产发生的同时，应做好新生儿窒息复苏的准备。

第六节　产 后 出 血

一、概　　述

胎儿娩出后 24 小时内出血量超过 500mL 者称为产后出血，80% 发生在产后 2 小时内。晚期产后出血是指分娩结束 24 小时以后，在产褥期内发生的阴道大量出血，多见于产后 1 ~ 2 周。产后出血是分娩期严重的并发症，是导致孕产妇死亡的四大原因之一。在我国产后出血近年来一直是引起孕产妇死亡的第一位原因，特别是在边远落后地区这一情况更加突出。

二、病　　因

产后出血的发病原因主要有子宫收缩乏力、软产道裂伤、胎盘因素及凝血功能障碍。四类原因可以合并存在，也可以互为因果。

1. 宫缩乏力　是产后出血最常见的原因，约占 70%。正常情况下，胎儿娩出后，不同方向走行的子宫肌纤维收缩使得胎盘剥离面的血窦迅速受压关闭，同时对肌束间的血管起到有效的压迫作用，出血得到控制。如果出现子宫肌纤维收缩无力即宫缩乏力则失去对血管的有效压迫作用而发生产后出血。

2. 胎盘因素　占产后出血原因的 20% 左右。包括胎盘滞留、胎盘粘连、胎盘植入，以及胎盘和（或）胎膜部分残留均可影响宫缩，造成产后出血。

3. 软产道裂伤　软产道裂伤包括会阴、阴道、宫颈及子宫下段裂伤。

4. 凝血功能障碍　常见原因有胎盘早剥、羊水栓塞、死胎、重度子痫前期及妊娠期急性脂肪肝等引起的凝血功能障碍，少数由原发性血液疾病如血小板减少症等引起。

三、诊 断 要 点

1. 临床表现　胎儿娩出后，阴道大量出血，产妇常出现烦躁不安，面色苍白，心悸、头晕、恶心、出冷汗、脉细速甚至血压下降等休克表现。

2. 病因诊断　出血的病因不同，出血的特点也不同。

通常情况下，胎儿娩出后即刻发生的阴道出血，色鲜红，多为软产道损伤引起的出血；胎儿娩出数分钟后阴道出血，色暗红，应考虑胎盘因素；胎盘娩出后阴道出血，多与宫缩乏力及胎盘、胎膜残留有关；如阴道出血不凝，则要考虑凝血功能障碍与羊水栓塞可能，具体如下：

（1）宫缩乏力：出血多为间歇性，血色暗红，有凝血块，宫缩差时出血增多，宫缩好时出血减少，有时阴道流血量不多，但按压宫底有大量血液和血块自阴道流出。子宫底较高，子宫松软呈袋状，甚至子宫轮廓不清。

（2）胎盘因素：胎盘部分粘连或部分植入、胎盘剥离不全或胎盘剥离后滞留宫腔。表现为胎盘娩出前后，阴道流血多，间歇性、血色暗红，有凝血块，多伴有宫缩乏力。

（3）软产道损伤：在胎儿娩出后，随即有持续活动性出血，色鲜红似动脉血，可有凝血块。

（4）凝血功能障碍：主要由于失血过多引起继发性凝血功能障碍或血小板减少等原发性凝血功能障碍引起。表现为子宫及伤口处大量出血或少量持续不断出血，血液不凝，不易止血；全身多部位出血、身体可有瘀斑。

四、救治原则

1. 立即建立有效静脉通道，必要时开放两条静脉通路，快速补液。

2. 吸氧、保暖。生命体征监测，血压、心率、呼吸监测。记录出血量，可以为接收医院提供情况，评估预后（如无法准确评估现场出血量，可以将现场浸血的所有物品收集后一同送医）。

3. 给予止血药物（如注射用血凝酶等）。

4. 特殊原因引起出血的处理

（1）对于宫缩乏力者，可经腹部或经腹经阴道联合按摩子宫（图6-5）。评价按摩有效的标准是通过按摩，子宫轮廓逐渐清楚、阴道出血减少。出血停止后，还须继续按摩，以防再度出血。膀胱充盈者应予以导尿，以免影响宫缩。静脉注射缩宫素10～20U或加入5%～10%葡萄糖液内滴注；如院前无缩宫素，可以嘱家属交替刺激产妇双侧乳头，以便刺激释放内源性缩宫素加强宫缩。

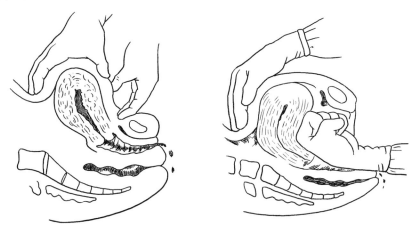

图6-5　经腹经阴道联合按摩子宫

（2）对于胎盘因素引起的出血，因宫腔内操作复杂，且并发症较多，因此怀疑胎盘因素时，院前仅建议行必要的阴道检查，如发现宫口处有胎盘组织阻塞，可以协助娩出，不建议强行手剥胎盘操作。

（3）对于软组织损伤引起的出血，如有明确的动脉出血点可以钳夹止血；对于广泛的裂伤渗血，可以进行压迫止血。需要注意的是，会阴组织糟脆，纱布压迫时，不要过分向深处填塞，以免造成裂伤上延引起深部血肿；此外压迫时每次不要用多块纱布进行压迫，以免在创腔内或阴道内遗留；对于较大的创面，如确需使用多块纱布压迫时，应将纱布相互打结，以便于整体取出。

第七节　妊娠期高血压疾病与院前子痫

一、概　　述

1. 妊娠期高血压疾病　妊娠期高血压疾病包括妊娠期高血压、子痫前期、子痫、慢性高血压并发子痫前期和慢性高血压合并妊娠（详见附表）。以高血压、蛋白尿为特征，并伴有全身多脏器的损害，严重者可出现抽搐、昏迷、颅内出血、心力衰竭、肺水肿、胎盘早剥、肾衰竭和弥散性血管内凝血，甚至死亡。

2. 子痫　子痫前期基础上发生不能用其他原因解释的抽搐称为子痫。子痫是妊娠期高血压疾病的最严重阶段。患者临床表现详见附表。随着围产医学的发展，孕期保健加强，对妊娠期高血压疾病预防及诊治水平的提高，子痫的发生率近年来已明显下降，但院前由于缺乏治疗基础，子痫发生几率明显高于院内。本病发病急，病情变化快，并发症多，后果严重，处理复杂，特别在急救处理时，要求迅速诊断，及时抢救。在子痫前期阶段如能及时干预和治疗，则可避免子痫的发生。本节着重介绍院前子痫的防治。

附：妊娠期高血压疾病分类及临床表现

分类		临床表现
妊娠期高血压		妊娠 20 周后首次发现的血压升高，收缩压≥140mmHg 和（或）舒张压≥90mmHg，尿蛋白阴性，于产后 12 周内恢复正常；产后方可确诊。
子痫前期	轻度	妊娠 20 周后首次发现的血压升高，收缩压≥140mmHg 和（或）舒张压≥90mmHg，伴随机尿蛋白（＋）或 24 小时尿蛋白定量≥0.3g。
	重度	血压和尿蛋白进一步升高，伴发母体脏器功能不全或胎儿并发症。①收缩压≥160mmHg 和（或）舒张压≥110mmHg；②随机尿蛋白（＋＋＋）或 24 小时尿蛋白定量≥5g；③持续头痛或视觉障碍或其他脑神经症状；④持续性上腹部疼痛，肝包膜下血肿或肝破裂；⑤肝功能异常：ALT 或 AST 升高；⑥肾功能异常：少尿或血肌酐 >106μmol/L；⑦低蛋白血症伴胸腔积液或腹腔积液；⑧血液系统异常：血小板进行性下降并 <100×10^9/L；血管内溶血、贫血、黄疸或血 LDH 升高；⑨心衰、肺水肿；⑩胎儿生长受限或羊水过少；⑪妊娠 34 周以前发病。以上任何一条即可诊断。

续表

分类	临床表现
子痫	子痫前期基础上发生不能用其他原因解释的抽搐。子痫发作时开始于面部，眼球固定，斜视一方，瞳孔放大，从嘴角开始出现面部肌肉痉挛，数秒钟后全身肌肉收缩僵硬，面向一侧歪曲，双手臂屈曲握拳，腿部旋转，约持续 10 余秒，很快发展成全身高张性阵挛，眼结膜充血，面部发紫发红，口吐白沫，舌咬伤时口吐血沫，全身上下肢迅速强烈地收缩和舒张，历时 1~2 分钟进入深昏迷，其间患者无呼吸动作。继而抽搐停止，呼吸恢复，但患者仍为昏迷，常有鼾声，最后意识恢复，可出现烦躁、易激惹或困惑，对发作不能回忆。抽搐可反复发生。抽搐中可能发生坠地摔伤，骨折。昏迷中如发生呕吐可造成窒息或吸入性肺炎，亦可有发生胎盘早剥、肝破裂、颅内出血及诱发分娩。
慢性高血压并发子痫前期	慢性高血压妊娠妇女妊娠前尿蛋白阴性，妊娠后出现 24 小时尿蛋白定量 ≥0.3g；或者妊娠前即有尿蛋白，妊娠后明显增加或血压进一步升高或出现血小板降低，$< 100 \times 10^9/L$。
妊娠合并慢性高血压	妊娠 20 周前收缩压 ≥140mmHg 和（或）舒张压 ≥90mmHg（需除外滋养细胞疾病），妊娠期无明显加重；或妊娠 20 周后首次诊断高血压并持续到产后 12 周以后。

注：1. 妊娠期水肿无特异性，不再作为妊娠期高血压疾病的诊断标准和分类依据；

2. 血压如 <140/90mmHg，即使较基础血压分别升高 30/15mmHg，也不作为诊断标准

二、病　　因

妊娠期高血压疾病的病理基础是全身小血管痉挛、内皮损伤所引起的继发血压上升，因此，缓解全身小血管痉挛是妊娠期高血压疾病的基础治疗。妊娠期高血压疾病病因尚未明了，可能与以下因素有关。

1. 免疫适应不良学说　子痫前期被认为可能是母体的免疫系统对滋养层父亲来源的抗原异常反应的结果。

2. 遗传易感性学说　该学说是基于临床流行病调查的结果而建立，虽然得到普遍接受，但遗传方式尚未定论。

3. 胎盘缺血学说　在子痫前期-子痫患者中，滋养细胞侵入和螺旋动脉重铸不足，螺旋动脉总横截面积仅为正常妊娠的 40%，胎盘灌注不足，处于相对缺氧状态，导致血管内皮细胞损伤，引起子痫前期的临床表现。

4. 神经内分泌学说　认为患者对肾素、血管紧张素过度敏感。

5. 营养缺乏学说　认为低蛋白血症、钙、镁、锌、硒等缺乏都与发病有关。

6. 其他学说　如氧化应激学说、炎症免疫过度激活学说、胰岛素抵抗学说等，有待进一步研究证实。

三、妊娠期高血压疾病诊断要点

1. 病史　有本病高危因素及上述临床表现。

2. 高血压　同一手臂至少两次测量，收缩压≥140mmHg，和（或）舒张压≥90mmHg 定义为高血压。若血压较基础血压升高 30/15mmHg，但低于 140/90mmHg，不作为诊断依据，但须严密观察。对首次发现高血压者，应间隔 4 小时或以上复测血压。

3. 尿蛋白　尿蛋白≥0.3g/24h 或随机尿蛋白≥3.0g/L 或尿蛋白定性≥（＋）定义为蛋白尿。当泌尿系统感染、严重贫血、心力衰竭和难产时，也可导致蛋白尿，需要鉴别。

四、救治措施

1. 妊娠期高血压疾病的院前治疗　需要根据病情轻重、分类进行个体化治疗，治疗的基本原则是休息、镇静、解痉（硫酸镁等），有指征的降压、利尿，密切监测母胎情况，适时终止妊娠。

（1）一般治疗：监测血压、心率、血氧等生命体征。吸氧、左侧卧位休息、避免过度声光刺激，平稳转运，根据患者病情轻重酌情开放静脉通路。

（2）解痉治疗：硫酸镁是妊娠期高血压疾病治疗的一线用药，也是预防子痫发作的重要预防用药。

对于没有治疗基础的患者，硫酸镁首次负荷量为 2.5～5g 加入葡萄糖注射液 10～20ml 缓慢静推，时间不少于 5 分钟，继而以 1～2g/小时的速度维持静滴（一般将硫酸镁注射液 15g，根据患者心功能状况加入 250～500ml 液体中匀速持续静点）。硫酸镁一天治疗总量可达 22g 左右，但不能超过 30g，否则可以抑制呼吸、心跳，出现中毒症状。

（3）有指征的降压治疗

降压指征：收缩压≥160mmHg 和（或）舒张压≥110mmHg 时或妊娠前已用降压药物的妊娠妇女应继续维持降压治疗。

降压目标：

妊娠妇女情况	收缩压	舒张压
无并发脏器功能损伤	130～155mmHg	80～105mmHg
合并脏器功能损伤	130～139mmHg	80～89mmHg

降压速度不易过快，力求平稳。为了保证血流灌注，降压时，血压不可低于 130/80mmHg。

降压药物：孕期禁止使用血管紧张素转换酶抑制剂（ACEI）与血管紧张素Ⅱ受体拮抗剂（ARB）。不推荐使用阿替洛尔与哌唑嗪降压。

拉贝洛尔：降低血压，但不影响胎盘血流灌注，不引起反射性血压过低。口服剂型，50～150mg，Q8h～Q6h 口服，或针剂静点，具体配制方法如下：使用输液泵，将拉贝洛尔 200mg＋10ml NS 共 50ml（浓度 4mg/ml），从 3ml/h（12mg/h）起滴（即 0.2mg/min），根据血压情况每 15 分钟调整一次速度，一般 1mg/min 见效，极量 <4mg/min。

硝苯地平（心痛定）：可以解除外周血管痉挛，使全身血管扩张，血压下降，降压作用迅速，推荐口服，仅在紧急时舌下含服，副作用包括反射性心动过速与头痛。使用方法为：10mg 每日三次口服，服后 20～30 分钟起作用，45 分钟达高峰。

尼莫地平：选择性扩张脑血管，使用方法为：30mg 每日三次口服。

硝酸甘油：同时扩张动脉和静脉，降低前后负荷，主要用于合并心衰和 ACS 时、高血压急症的降压治疗，起始剂量 5~10μg/分钟静脉滴注，每 5~10 分钟增加滴速，至维持剂量 20~50μg/分钟。

（4）镇静治疗：当硫酸镁无效或有禁忌时用于预防并控制子痫。

地西泮：10mg 肌肉或静脉缓慢注射。注意：1 小时内用药超过 30mg 可能发生呼吸抑制，24 小时总量不超过 100mg。

（5）有指征的利尿治疗：为防止利尿剂导致的血液浓缩与有效循环减少，进而减少胎盘灌注，不主张常规使用利尿剂降压，仅在患者全身性水肿、肺水肿、脑水肿，肾功能不全，急性左心衰时酌情使用。

（6）其他治疗：院内针对妊娠期高血压疾病的患者还可以进行扩容、促胎肺成熟、改善微循环、抗凝等治疗，一般院前不适用。

2. 子痫的院前治疗

（1）保持呼吸道通畅，避免呕吐物及异物吸入，使患者头部偏向一侧，取出义齿，插入口咽通气道或牙垫，防止咬破舌头。防止患者继发二次损伤。

（2）吸氧、严密监测生命体征，避免声光刺激，平稳驾驶。

（3）控制抽搐、预防复发：首选硫酸镁，如硫酸镁治疗无效或使用禁忌时可考虑使用地西泮（使用方法见前述）。

（4）控制血压：当收缩压持续≥160mmHg 和（或）舒张压≥110mmHg 时予以降压治疗，方法同前。

（5）对症支持治疗：如患者颅压升高可考虑使用甘露醇与呋塞米。

（6）终止妊娠：抽搐控制后 2 小时应终止妊娠，故须尽快送医。

五、注 意 事 项

1. 子痫发作后主要的并发症是脑血管意外与胎盘早剥，应当注意观察；对于使用镇静药物的患者，应当加强神经体征的检查；对于子宫有压痛的患者尤其需要除外胎盘早剥。

2. 子痫是孕期严重的并发症，可以危及母胎生命，因此需要充分交代病情，并尽快送医。

3. 因妊娠期高血压疾病患者较易合并心功能障碍，因此在补液时应注意控制补液速度与补液量，如无明确禁忌，应给予 5% 葡萄糖注射液，以免增加循环负担。

4. 为便于后续治疗，对于院前使用地西泮的患者，应记录并着重交接给药时间。

5. 硫酸镁治疗浓度与中毒浓度极度接近，应保证每小时 1~2g 的速度匀速输注，输注过慢，无法到达有效血镁浓度，不能起到解痉作用。使用时应监测患者膝腱反射，并保证患者尿量保持在 25ml/小时以上，呼吸至少应 16 次/分以上，如患者出现腱反射消失，抬眼无力、复视等现象时，应警惕硫酸镁中毒（可抑制呼吸），可以静注 10% 葡萄糖酸钙10ml 拮抗。

6. 院前使用硫酸镁的患者，给药前应采集并记录患者膝腱反射、尿量、呼吸频率及生命体征，途中应严密注意输液速度，防止因颠簸、搬运等因素造成输液速度加快，每30分钟进行一次评估，到院后应与院内医生交接硫酸镁用法、用量、浓度、滴速等相关信息，并一同查看患者膝腱反射、呼吸频率；对于途中硫酸镁输液结束的患者，应记录结束时间。对于已经输注硫酸镁进行转院的患者，患者上、下车时都需进行上述交接，对于可疑中毒的患者，暂缓转运。

7. 对于没有硫酸镁治疗基础的患者，初次使用硫酸镁，静滴需 40 分钟达到有效血镁浓度，静推也至少要 15 分钟才能达到，因此院前尽快将患者送往医院比贸然使用硫酸镁更加安全、有效。

8. 对于发生过子痫的患者，转运途中应尽可能减少各种声音、颠簸刺激，以免再次诱发抽搐。

（冯 迟 韩鹏达）

第七章

创 伤 急 救

第一节 创伤概论

一、定 义

创伤是指各种物理、化学和生物等外源性致伤因素作用机体，导致体表皮肤、黏膜和（或）体内组织器官结构完整性的损害，以及同时或相继出现的一系列功能障碍和精神障碍。狭义而言，创伤是指机械力能量传给人体后所造成的机体结构完整性的破坏和（或）功能障碍。创伤的英文单词是 trauma，常见与创伤有关的单词还有 damage、injury、wound。其中 damage 主要指物质或物体的损坏，如 DNA 损伤；injury 主要用于表达具体外来物理因素对人体造成的伤害；wound 主要指刀、枪等造成有伤口的创伤；而 trauma 的含义更广，还包括精神上的创伤。

长期以来，创伤仅仅被当做外科学的一个病种，它的主要内容就是研究各种创伤的诊断和救治。随着科学的发展和学科的不断细分，事实上创伤医学已成为一门独立的学科，即创伤学（traumatology）。院前创伤急救是指对创伤伤员在到达医院前所实施的紧急救护，包括现场紧急处理和监护转运过程，是创伤救治的第一环节，也是至关重要的环节，院前创伤急救的目的是挽救生命，减少伤残。

二、分 类

1. 按致伤原因分类 致伤原因与创伤病理改变密切相关，如刺伤、烧伤、冻伤、切割伤、挫伤、挤压伤、擦伤、撕裂伤、火器伤、冲击伤等。

2. 按部位分类 人体各部位的组织器官各有结构和功能特点，受伤后病理改变不同，一般可分为颅脑伤、胸部伤、腹部伤、肢体伤等。诊治时更需进一步区分受伤的组织器官，如软组织损害、骨折、脱位、内脏破裂等。

3. 按伤后皮肤是否完整区分 皮肤尚保持完整无缺者，称闭合性创伤，闭合性伤常见的有挫伤、挤压伤、扭伤、振荡伤、关节脱位、闭合性骨折、闭合性内脏伤。凡有皮肤破损，称开放性创伤，有伤口或创面，受到不同程度的污染，常见的开放性创伤有擦伤、撕裂伤、切伤、砍伤和刺伤等。

4. 按创伤轻重区分 即区分组织器官的破坏程度及其对全身的影响大小。如有胸内、腹、骨、颅内的器官损伤，呼吸、循环、意识等重要生理功能发生障碍，均属重伤。

三、创 伤 评 分

创伤评分是判断伤情严重程度的标准，对创伤伤员的正确诊断、治疗及判断预后具有重要的现实意义。院前评分是指在事故现场或到达医院前的转送工具上，由救护人员根据伤员的各种数据和体征等，迅速对伤情作出的判断，以决定该伤员是否送创伤中心、大医院或一般医院进行处理。因其受到时间及现场条件的限制，不可能做细致完善的检查，只能根据伤员的生命体征，即呼吸、脉搏、血压及意识状态和大致伤情作出简单评定和分类，并采取必要的抢救和转送措施，如维持气道通畅、压迫止血和固定等快速转送至相应医院。因此，有效的院前创伤评分是保障伤员得到成功救治的重要前提和基础。现就目前国内外常用的几种院前创伤评分方法介绍如下。

（一）格拉斯哥昏迷评分（Glasgow coma score，GCS）

格拉斯哥昏迷评分是 1974 年由 Teasdale 等为了评价伤员的意识程度而提出的头伤分类方法。主要根据运动反应、言语反应和睁眼反应计分来评定，总分为 15 分，分值越低，伤情越重。由于其与创伤伤员的死亡率相关，特别是脑损伤时，因而被大量的运用于各种创伤评分系统之中，使得其更加完善。GCS 采用运动反应、言语反应及睁眼反应来反映大脑的功能情况，能够有效的评价脑部损伤的严重度，判断预后，指导创伤伤员的救治。GCS 的计算法有两种，分别为：计算法：GCS = 睁眼反应计分 + 言语反应计分 + 运动反应计分（表7-1）。

表 7-1 格拉斯哥（GCS）评分表

睁眼反应	得分	言语反应	得分	动作反应	得分
自然睁眼	4	说话有条理	5	可依指令动作	6
呼唤会睁眼	3	应答混乱	4	对疼痛有明确定位	5
疼痛刺激睁眼	2	发出不恰当的单词	3	疼痛刺激时肢体会退缩	4
无反应	1	发出不能理解的声音	3	疼痛刺激时肢体会屈曲	3
		无反应	1	疼痛刺激时肢体会过伸	2
				无反应	1
轻度昏迷：13 ~ 15 分					
中度昏迷：9 ~ 12 分					
重度昏迷：8 分以下					

（二）院前指数（prehospital index，PHI）

该指数是 1986 年由 Koehler 等通过创伤的各种生理数据用计算机分析处理后制定的，它包括收缩压、脉搏、呼吸和意识四个方面。每方面 0 ~ 5 分，最后总分 0 ~ 3 分为轻伤；4 ~ 20 分为重伤。如有胸、腹穿透伤，总分内另加 4 分。院前指数（PHI）分值对应表（表7-2）。

表 7-2 院前指数（PHI）分值对应表

参数	级别	分值
呼吸	正常	0
	费力或浅	3
	<10 次/分或插管	5
收缩压	>100mmHg	0
	85~100mmHg	1
	75~85mmHg	2
	0~75mmHg	5
脉率	≥120 次/分	3
	51~119 次/分	0
	<50 次/分	5
神志	正常	0
	混乱或好动	3
	不可理解语言	5

PHI 的优点是评分所需资料容易获得，也容易被院前急救人员接受和掌握，且使用简便。PHI 对创伤的评定是通过四个生理参数来完成的，而在某些创伤或创伤早期尚不能影响到四个参数时，则 PHI 分值可能正常或是偏低。如失血性伤员早期因失血量尚不足以引起血压、脉搏明显改变时；颅脑损伤和脊柱伤合并截瘫伤员四个参数正常或接近正常值时。另外，相同的创伤在青壮年与老年和儿童，四个参数也可存在差异，故可得出不同的 PHI 分值。PHI 对重伤员的预后有一定参考价值。PHI 特别适用于突发成批伤员的院前急救。

（三）创伤指数（trauma index，TI）

创伤指数是 1971 年由 Kirkpatrick 等研究提出的创伤评分方法，根据受伤部位、损伤类型、循环状态、呼吸状态和意识 5 个方面进行评分。总分越大，伤情越重，总分 <9 分为轻伤或中度伤；10~16 分为重度伤；>17 分为极重度伤（表 7-3）。

表 7-3 创伤指数

	分值			
	1	3	5	6
受伤部位	四肢	背部	胸部	头、颈、腹部
损伤类型	撕裂伤或挫伤	刺伤	钝器伤	穿透伤
循环状态	外出血	BP<100mmHg	BP<80mmHg	BP 测不到
心率		100~140 次/分	>140 次/分	<50 次/分
呼吸状态	胸痛	呼吸困难	发绀	无呼吸
意识	嗜睡	恍惚	半昏迷	深昏迷

（四）创伤记分（trauma score，TS）

创伤记分是 1981 年由 Champion 等研究提出的一种创伤评分方法。根据循环（包括收缩压和毛细血管再次充盈时间）、呼吸（包括频率和幅度）和意识［格拉斯哥昏迷评分（GCS）］等生理指标，每项评分为 0~5 分，5 项之和为 TS 值。TS 在 1~3 分，死亡率达96%；4~13 分，治疗易于存活；14~16 分，存活率达 96%（表 7-4）。

表 7-4 创伤记分

	分值					
	0	1	2	3	4	5
呼吸次数	0	<10 次/分	>35 次/分	25~35 次/分	10~24 次/分	
呼吸幅度	正常	浅或困难				
收缩压	0	<50mmHg	50~69mmHg	70~90mmHg	>90mmHg	
毛细血管充盈	无充盈	充盈迟缓	正常			
GCS		3~4 分	5~7 分	8~10 分	11~13 分	14~15 分

（五）修正的创伤记分（revised trauma score，RTS）

1989 年提出了修正的创伤记分，它是 TS 的进一步改进并简化了检测指标，增加了格拉斯哥昏迷评分（GCS）的权重。RTS 取消了 TS 中的毛细血管充盈和呼吸动度两项指标，因为此两项指标在现场观察时很难确认，在夜间就更为困难。RTS 是依据 GCS、收缩压和呼吸次数的数值分别给予计分，将三项计分值相加即为 RTS 的总分。RTS 记分越低，伤情越重。RTS 总分为 0~12 分。通常把 <11 分的伤员送到创伤中心。也有人提出现场分类时不需把记分相加，只需把具有下述任何一项标准的伤员视为重伤员，并送往创伤中心。其条件是：GCS <13 分、收缩压 <90mmHg、呼吸次数 >29 次/分或 <10 次/分（表 7-5）。

表 7-5 修正的创伤记分

项目	分值				
	4	3	2	1	0
GCS	13~15	9~12	6~8	4~5	3
收缩压（mmHg）	>89	76~89	50~75	1~49	0
呼吸（次/分）	10~29	>29	6~9	1~5	0

（六）CRAMS 评分

CRAMS 评分是 1982 年由 Giomican 等研究提出，1985 年由 Clemmer 修改的一种创伤评分方法，CRAMS 是由循环（circulation）、呼吸（respiration）、腹部（abdomen）、运动（motion）和言语（speech）五个单词的第一个英文字母组成命名的。每项指标分 2、1、0三个等级，5 项分值相加，即为 CRAMS 评分值。总分在 9~10 分为轻伤；7~8 分为重伤；6 分为极重伤（表 7-6）。

表 7-6　CRAMS 评分

	分值		
	2	1	0
循环	收缩压≥100mmHg 和毛细血管充盈正常	收缩压 85～90mmHg 或毛细血管充盈迟缓	收缩压＜85mmHg 或毛细血管无充盈
呼吸	正常	费力、浅或＞35 次/分	无自主呼吸
胸腹	均无触痛	胸部或腹部有压痛	连枷胸、板状腹或深刺伤
运动	正常	只对疼痛刺激有反应	无反应
言语	正常	言语错乱，语无伦次	说话听不懂或不能发声

第二节　创伤性休克

一、概　　念

创伤性休克是机体受到强烈意外伤害引起的大量失血、失液、感染、心脏功能障碍、过度应激反应等，导致有效循环血量不足，各重要生命器官缺血、缺氧，致使多器官功能紊乱、代谢障碍等病理生理变化的一种综合征，是创伤后机体严重的并发症之一。常在受伤后短时间内发生，严重创伤性休克如果抢救不及时，则会死亡。

二、临床表现及诊断

根据受伤史、神志、血压、皮肤黏膜颜色等，创伤性休克的诊断一般不难。受伤史对了解创伤的性质、程度、造成休克的原因以及治疗的措施都非常重要，应详细了解创伤类型，如交通事故、高处坠落、挤压、重物打击、火器伤等，还要注意了解机体组织破坏的严重程度，感染以及受伤时寒冷（或高温）、恐惧、疲乏、饥饿、脱水等不利因素，同时也应根据伤员的年龄及平时身体状况，判断休克发生的可能性。了解伤员的受伤机制有助于病情的评估和处置。

三、一般监测

1. 一般情况及神志变化　在休克早期主要是观察神志的改变，临床表现为烦躁不安、焦虑或激动、口渴、头晕、出冷汗、呼吸浅而快等，收缩压可降至 80mmHg 左右。随着休克程度的加重，血压会逐渐降低。当收缩压降至 50mmHg 以下时，精神状态由兴奋，转为淡漠、抑郁、反应迟钝、意识模糊，甚至昏迷。因此，在进行伤员分类时，既要注意烦躁不安、处于兴奋状态的伤员，也更要关注意识淡漠、反应迟钝的重度休克伤员，要及早发现并监测血压、脉搏和呼吸，以便尽早进行抗休克治疗。

2. 皮肤　皮肤黏膜颜色和肢体末梢温度的变化可反映外周循环的灌流状态，是诊断休克的重要依据之一。如果由口唇红润转为苍白，是休克的重要体征，反映了外周血管收缩，微循环血流量减少；如果皮肤苍白并有出冷汗，是病情危重的表现。重度休克时，四肢厥冷，皮肤黏膜可出现发绀。反之，如果皮肤由苍白转为红润，不再出冷汗，四肢厥冷范围缩小，表浅静脉由萎陷转为充盈，说明外周低灌流状态已在好转之中。

3. 脉搏　脉率增快是早期诊断休克的征象之一。休克早期动脉压未出现下降前脉搏已经加快，休克伤员的脉率常可大于110次/分。休克严重时脉搏细弱，甚至摸不到动脉搏动。

· 4. 血压　血压是休克诊断及治疗中最重要的观察指标之一。应定时测量伤员血压和脉压的改变，当发现伤员收缩压正常，但（收缩压-舒张压）脉压变小，心率增快时，即应考虑伤员出现早期休克，有可能迅速恶化，应予积极抗休克治疗。脉搏与收缩压的比值（即休克指数）一般正常为0.5左右。如指数=1，表示血容量丧失20%～30%；如果指数>1～2时，表示血容量丧失30%～50%。>1时，多提示已有休克存在。当血压回升，脉压增大，表示休克转好。

5. 尿量　尿量是反映肾血液灌注情况的指标，借此也可反映生命器官血液灌注的情况。肾脏灌注充分时，每小时尿量约50ml，尿量的变化也是观察休克的一个重要指标。因此对休克伤员应及时留置尿管，监测尿量，并测定其比重、蛋白、pH。通常收缩压在80mmHg上下时，每小时尿量达30～40ml以上时，表明肾脏有较充分的血液灌注，表示休克纠正。

四、对于失血量的估计

1. 休克指数为1，失血量约1000ml；指数为2，失血约2000ml。

2. 收缩压<80mmHg，失血约1500ml以上。

3. 凡有下列情况之一者，失血量约1500ml以上：①苍白或口渴；②颈外静脉塌陷；③快速输平衡盐溶液，血压不回升；④一侧股骨开放性骨折或骨盆骨折。

对于失血量的估计，有助于预防和治疗休克。

五、现 场 处 置

对病情危急者采取边救治边检查诊断或先救治后诊断的方式进行抗休克治疗。在确保安全的情况下采取的措施为：

1. 平卧或头躯干稍抬高，下肢抬高15°～20°，有利于静脉回流。

2. 维持呼吸道通畅，吸氧，4～6L/min，必要时气管插管或面罩加压给氧。

3. 尽快建立两条以上静脉通道，必要时插中心静脉导管。

4. 立即补充血容量以维持正常的心排出量和组织灌注为目标，立即静脉输液，恢复足够的血容量，按先晶体液后胶体液的原则补充。多发性创伤性休克不宜用快速补液纠正休克。

5. 伤后创伤部位如为开放性外伤应及时止血、包扎固定，控制出血。外出血可采用直接压迫、加压包扎或止血带等方法止血。肢体可见的伤口活动性出血应在伤口近侧上止血带或用止血钳夹闭活动性出血点。对于内出血，主要是早期诊断，及时送医院手术止血。

6. 监测脉搏、血压、呼吸等生命体征。

7. 向伤员或陪伴者询问病史和受伤史，并做好一切记录。

8. 必要时予以镇静。

六、转运注意事项

1. 保持气道通畅。
2. 保持静脉通路畅通。
3. 密切观察生命体征并予以相应处理。
4. 途中注意保暖。
5. 联系后送医院，建立绿色通道，介绍病情及治疗情况。

第三节　颅脑损伤

颅脑损伤是指各种外界暴力作用于头部所造成的损伤。多见于自然灾害，交通、工矿等突发事件由于爆炸、火器伤、坠落伤、跌倒以及各种锐器、钝器对头部的伤害。

一、颅脑解剖

颅脑（除颌面部）主要包括：头皮、颅骨、脑膜、脑组织、脑脊液和血管。头皮覆盖于颅骨，起保护作用，当被撕裂时容易出血。颅骨由 8 块脑颅和 15 块面颅组成，它们互相连接围成颅腔，容纳和保护脑组织。脑膜位于颅骨之下，脑组织之上，主要有硬脑膜、蛛网膜和软脑膜 3 层。脑组织间充满脑脊液，见图 7-1。

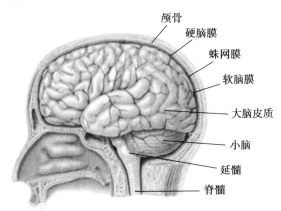

图 7-1　颅脑解剖

二、分　类

颅脑损伤分头皮损伤、颅骨损伤和脑损伤。头皮损伤包括头皮血肿、头皮裂伤、头皮撕脱伤；颅骨损伤主要是指颅骨骨折；脑损伤是指以脑组织损伤为主的各种颅内伤。颅脑损伤分开放性和闭合性损伤两类，闭合性损伤常见类型有脑震荡、脑挫裂伤、硬膜下出血、硬膜外出血等；开放性颅脑损伤均有不同程度伤口、出血和昏迷，特别是火器性颅脑开放伤，其伤情多较严重、变化快、死亡率高。

三、临床表现

1. 头皮血肿与头皮裂伤头皮血肿多为钝器所伤。头皮裂伤依据伤口的大小和深度、流血速度、有无异物进入而临床表现各异。由于头皮毛细血管丰富，要注意开放性伤口深处有无骨折或碎骨片，有无脑组织或脑脊液外溢。

2. 脑震荡 外力作用头部后立即发生意识障碍，持续数秒、数分钟或更久，但一般不超过半小时。清醒后可有逆行性遗忘，以及头痛、头晕、恶心、呕吐等，检查神经系统无阳性体征。

3. 脑挫裂伤 意识障碍多较严重，持续时间较长，通常在30分钟以上。重者可伴有数月或数周的昏迷。伤后可立即出现脑损害的体征，如肢体瘫痪、失语、癫痫发作等。可继发脑水肿或出血，使伤后早期的症状加重。意识恢复后多有头痛和脑激惹及功能障碍，常有明显自主神经功能紊乱。

4. 颅内血肿 根据血肿所在部位分为硬膜外血肿、硬膜下血肿、脑内血肿。由于颅腔缺乏伸缩性，一旦发生颅内血肿，常出现颅内压增高和脑压迫症状。血肿不断增大，超过代偿限度，即可导致脑疝，威胁生命。

5. 蛛网膜下腔出血 严重的颅脑损伤大多数伴发蛛网膜下腔出血。出血少者可无特殊症状，出血多者可能出现剧烈头痛、高热、颈项强直，以及巴氏征、克氏征阳性等。

6. 颅骨骨折 根据受伤部位或类型，常见颅盖骨折、颅底骨折、凹陷性骨折、线性骨折。颅骨骨折往往伴随脑组织的损伤，出现相应的临床表现。颅底骨折常伴有硬脑膜撕裂伤和脑脊液外流，有发生颅内感染的危险。颅骨骨折在急救现场往往无法判定，尤其是凹陷性骨折和颅底骨折，需要尽快送到医院进一步检查才能明确诊断。

有助于判断颅骨骨折的征象：

（1）颅骨出现凹陷、变形。

（2）耳鼻流出清亮或血性液体，多为脑脊液外流造成耳漏、鼻漏。

（3）伤后几小时，出现眶周广泛出血，形成熊猫眼征，枕下部肿胀、瘀斑、乳突部皮下瘀斑。

7. 脑疝 颅脑损伤后脑水肿，最终形成脑疝，压迫呼吸中枢导致死亡。颅脑损伤多发为枕骨大孔疝、颞叶疝。一旦发生脑疝，意识障碍加深、脑功能障碍。疝出的脑组织可造成脑脊液循环通路受阻，使颅内压进一步升高。如不及时处理，可迅速危及生命。

头部外伤后出现以下表现者，应高度怀疑脑疝。

（1）头部外伤后出现原发性昏迷持续半小时以上，或者意识障碍逐渐加重。

（2）头部外伤后出现头痛剧烈、喷射性呕吐、躁动不安，脉搏缓慢、呼吸深慢、血压升高等颅内压增高表现。

（3）开始一侧瞳孔扩大，发展为双侧瞳孔扩大，扩大的瞳孔对光反射迟钝或消失。瞳孔扩大侧通常是颅内血肿侧，瞳孔扩大的对侧肢体瘫痪或抽搐。

（4）突然昏迷、呼吸不规则、脉搏增快、血压下降，双侧瞳孔先缩小后散大、固定、颈项强直、四肢肌张力消失。

四、诊　　断

颅脑损伤多有明确的头部外伤病史，诊断并不困难，可根据病史和临床表现初步判断病情的严重程度。严重的颅脑损伤通常伴有意识障碍、运动和语言障碍，应用格拉斯哥昏迷评分（Glasgow coma score，GCS）具有简单易行、分级明确、便于动态观察的优点，为国内外急诊急救颅脑损伤通用的评估方法（表7-7）。

表 7-7　Glasgow 昏迷分级和计分法

睁眼反应	计分	言语反应	计分	运动反应	计分
自动睁眼	4	回答正确	5	按吩咐动作	6
呼唤睁眼	3	回答错乱	4	刺痛能定位	5
刺痛睁眼	2	语句不清	3	刺痛时能逃避	4
不睁眼	1	只能发声	2	刺痛时肢体屈曲	3
		无反应	1	刺痛时肢体伸直	2
				无反应	1

注：总分3～15分，<9分为严重损伤，提示预后不佳

五、现 场 处 置

急救人员应在快速了解伤员的受伤时间、地点、原因及过程后，应立即对伤员头部和全身情况进行迅速认真的检查，在综合病史及初步检查情况作出病情判断后，随即开始现场急救。现场急救的重点是呼吸与循环功能的支持，及时纠正伤后发生的脑水肿，避免发展成为脑疝。现场急救需要按以下程序进行：

1. 快速检查，初步判断伤情的严重程度。

2. 评估气道（A）、呼吸（B）、循环（C）状况　气道、呼吸、循环（ABC）任何一项发生问题均需立即处理，包括保持昏迷伤员气道畅通，及时清理口鼻腔的分泌物和血液；分级进行气道管理，可放置口咽导管，必要时进行气管插管和呼吸支持、循环支持。在开放气道时注意固定头颈部。

3. 处置伤口　头皮血运极丰富，单纯头皮裂伤有时即可引起致死性外出血。颅骨骨折可伤及颅内静脉窦，如果颅脑损伤合并其他部位的复合伤，均可造成大出血，引起失血性休克，进而导致循环功能衰竭。因此制止活动性外出血极为重要。

对于头皮裂伤可用绷带加压包扎止血。对于开放性颅脑损伤伤口应迅速用干净敷料包扎固定，保护外露脑组织及伤口免受污染，外流的脑组织切勿推回颅腔内。如伤口有异物如刀器插入颅内，不要拔出来，将异物固定后送院处理。对于有耳漏、鼻漏的患者，严禁堵塞，可用消毒敷料轻轻遮盖外耳道，伤员采取患侧卧位，不要让外流的脑脊液流回颅内。

4. 抗休克治疗　对于失血过多者，应及时输补液补充血容量，维持有效的循环功能。单纯颅脑损伤的伤员很少出现休克，往往是因为合并其他脏器的损伤造成出血而致失血性休克。需要引起注意的是，急性颅脑损伤时为防止加重脑水肿而不宜补充大量液体或生理盐水。

5. 防止和处理脑疝当伤员出现昏迷及瞳孔不等大，采取头高位：抬高头肩部15°。静推或快速静脉点滴20%甘露醇125～250ml，20分钟内滴完，还可应用呋塞米40mg静推，地塞米松20～30mg静脉点滴。注意观察用药后伤员意识和瞳孔的变化。

6. 怀疑颈椎受伤，按颈椎损伤处理。

六、转 送 要 点

需将伤员迅速转送到具备颅脑外伤救治条件的医院，以保证伤员得到正确、规范的治疗。

1. 转送前对病情做正确的评估，对途中可能发生的变化应有足够的认识，准备病情变化时的应急措施。提前与目的地医院联系，将病情和抢救信息提前告知，以便做好接诊准备。

2. 对有严重休克或呼吸困难疑有气道梗阻者，应就地就近抢救，待病情有所稳定后再转送，切忌仓促搬动及长途转送。

3. 在转送过程中，为防止昏迷伤员因误吸入呕吐物、血液、脑脊液引起窒息，应将头转向一侧，注意途中随时清除口腔和呼吸道的分泌物。

4. 对于烦躁不安者，可予以适当的四肢约束，在引起烦躁的原因未解除前慎用镇静剂。

5. 合并四肢和脊柱骨折的伤员应用硬板担架运送，在转送前应做适当固定，以免在搬运过程中加重损伤。

6. 医疗救护员在转送过程中应密切注意伤员的呼吸、脉搏及意识的变化，有紧急情况时随时停车处理。

7. 到达目的地医院后，医疗救护员应向接收医院的医护人员详细介绍伤员受伤时间、原因、初步诊断和治疗情况。

第四节　脊柱创伤

脊柱损伤多指脊柱受到直接或间接暴力所致的脊柱骨、关节及相关韧带伤，常伴有脊髓和脊神经损伤。按照解剖结构将其分为颈椎损伤、颈胸段损伤、胸椎损伤、胸腰段损伤、腰椎损伤、骶尾椎损伤、骶髂关节损伤。损伤包括骨折、脱位、局部穿刺伤等。临床统计脊柱损伤中颈椎损伤最多见，约占43%，其次是腰椎和胸椎损伤，约占27%和20%。

一、脊 柱 解 剖

脊柱是由33块椎骨组成的骨性管状结构，支撑身体保持直立姿势。脊柱的33块椎骨根据其位置分为：7块颈椎（C）、12块胸椎（T）、5块腰椎（L）、5块骶椎和4块尾骨。脊柱内有椎管，其内容纳脊髓等。脊柱解剖见图7-2。

二、脊 柱 损 伤

脊柱损伤可以是直接暴力，但更为多见的是间接暴力。损伤一般与暴力大小成正比，轻者造成结构的微小移位，重者骨折移位将造成脊髓损伤，特别是下颈椎、胸椎、胸腰椎交界处。头部撞击或坠落时站立式着地会导致脊柱中轴负荷加重；过度前屈、后伸、旋转可引起脊髓被撞击或拉扯；过度侧弯或侧向撞击易造成脊柱脱位和骨折；过度后伸易引起内脱位，常见儿童在娱乐场受伤或上吊等情况。

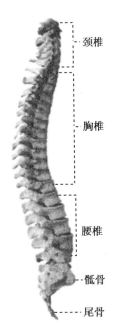

图 7-2 脊柱的解剖

三、临床表现与现场判断

1. 有严重外伤史，如高空落下、重物打击头颈或肩背部、塌方事故、交通事故等。

2. 伤员感觉受伤局部疼痛，颈部活动障碍，腰背部肌肉痉挛，不能翻身起立。骨折局部可扪及局限性后突畸形。

3. 由于腹膜后血肿对自主神经的刺激，肠蠕动减慢，常出现腹胀、腹痛等症状，有时需与腹腔脏器损伤相鉴别。

4. 合并脊髓和神经根损伤，在损伤平面以下的运动、感觉、反射及括约肌功能受到损害。损伤平面以下的痛觉、温度觉、触觉及本体觉减弱或消失；脊髓损伤节段以下运动功能障碍，表现为软瘫，反射消失；括约肌功能障碍，表现为尿潴留。

脊柱损伤因损伤部位的不同而临床表现不一，具体见表 7-8。

表 7-8 脊柱损伤临床表现

颈椎	C1 ~ C5	呼吸肌和所有上下肌肉瘫痪、致死
	C5 ~ C8	下肢瘫痪，上肢可轻微弯曲
	C6 ~ C7	下肢和部分手腕麻痹，可保留肩部活动和肘部弯曲
	C8 ~ T1	下肢和躯干瘫痪，眼睑下垂、前额无汗，臂部相对正常，手部瘫痪
胸椎	T2 ~ T4	下肢和躯干瘫痪、乳头以下失去感觉
	T5 ~ T8	下肢和躯干下部瘫痪，肋缘以下感觉缺失
	T9 ~ T11	下肢瘫痪，脐以下感觉缺失
	T12 ~ L1	腹股沟以下瘫痪，感觉缺失

续表

腰椎	L2 ~ L5	不同类型的下肢无力和麻木
骶椎	S1 ~ S2	不同类型的下肢无力和感觉缺失
	S3 ~ S5	膀胱和肠控制功能丧失，会阴感觉缺失
脊柱任何一个部分的严重损伤，都会引起膀胱和肠的控制功能丧失		

四、现场处置

任何可能存在头部、颈部或躯干受伤的创伤患者都应首先考虑施行脊柱固定。也可以根据损伤机制，决定是否应用或启动脊柱损伤的救治流程。有时候并非所有创伤伤员都需要固定脊柱，因为固定后可能会造成其他伤势无法检查，或者稳定后掩盖其他伤情的评估。如果伤员没有脊柱损伤的受伤机制，也无精神状态的改变，脊柱无疼痛或压痛，而且也无任何神经功能障碍，则不需要考虑施行脊柱固定。

具体固定方法见本书第十二章第四节。

第五节 胸部创伤

胸部创伤是指人体在各种外力作用下所造成的胸壁挫伤、胸壁裂伤、肋骨骨折、气胸、血胸、肺挫裂伤等形式的损害。有时会合并腹部损伤。院前急救对于诊治胸部损伤的关键在于迅速评估伤员病情的严重程度，积极迅速采取有效手段治疗并维持生命体征平稳，迅速转运。

一、胸部解剖

胸部的上界为颈部下界，下界为骨性胸廓下口，外界为三角肌前后缘。胸腔内有肺、气管和主支气管、心脏、大血管和食管，其中心脏、大血管及食管位于胸腔的中间即纵隔内。胸廓的下部保护着位于腹腔上部的器官（胃、肝、脾、胰），膈肌将胸腔和腹腔隔开，胸部下部的损伤容易导致腹部脏器的损伤。胸腹部解剖见图7-3。

二、胸部损伤分类与机制

根据暴力损伤的性质可分为钝器伤和穿透伤，根据损伤是否造成胸膜腔与外界相通，可分为开放性胸壁损伤和闭合性胸壁损伤。

1. 钝器伤多见于交通事故或高空坠落，高能量的撞击多造成1~2根肋骨骨折、胸骨骨折、肩胛骨骨折。第1肋骨骨折可能连带臂丛、交感神经链以及锁骨下动脉损伤。胸骨骨折可能造成心脏的钝器伤和大动脉的断裂。50%的肩胛骨骨折伤员合并肺挫裂伤。

2. 穿透伤多由于枪、带刺的工具或刀的损伤所致。枪伤由于子弹高速旋转的高能量可产生广泛的组织穿透伤。

损伤机制十分重要，因为钝器伤和穿透伤有着不同的病理生理和临床发展。大多数的钝器伤不需要手术治疗或只是给予气管插管、人工通气或是胸腔引流管置入等，钝器伤的诊断比较困难，需要借助如CT检查才能明确。相比之下，绝大多数穿透伤是需要手术治

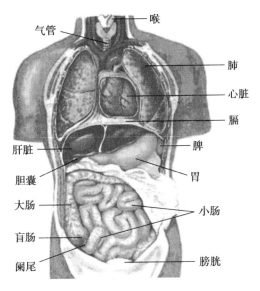

图 7-3 胸腹部解剖图

疗的，较少应用复杂的诊断手段，穿透伤的伤员往往病情恶化较快，比闭合性钝器损伤的伤员更需要迅速处理。

三、常见胸部损伤

胸部创伤中主要威胁生命的损伤有气道阻塞、连枷胸、开放性气胸、张力性气胸、大面积血气胸、心脏压塞等。

（一）气道阻塞

气道阻塞是严重创伤常见的致死原因，主要阻塞的原因为异物、舌后坠、呕吐物误吸、血液等，引起缺氧。气道处理见第三章，在此再次提醒保持气道通常的重要性。

（二）连枷胸

多处肋骨骨折会导致局部胸壁失去支撑，出现反常呼吸，即吸气时骨折区域胸壁内陷，呼气时外突，被称为连枷胸。

1. 临床表现局部疼痛，深呼吸、咳嗽或转动体位时加重。胸廓可有畸形，局部明显压痛，挤压胸部可加重疼痛，甚至可出现骨擦音。骨折断端可刺破胸膜、肋间血管及肺组织，出现血胸、气胸、皮下气肿及咯血。连枷胸造成反常呼吸，可导致通气不足、缺氧及二氧化碳潴留。

2. 现场处置 伤员半卧位。保持呼吸道通畅，给予高流量吸氧。监测血压、脉搏、呼吸、SPO_2，气管插管的伤员有条件应测定 $EtCO_2$ 浓度。可应用吗啡 10mg 皮下注射或哌替啶 25～50mg 皮下注射止痛。

气管插管和正压通气是稳定连枷胸的最好治疗措施。在院前遇到连枷胸的伤员，胸壁软化是极其危急的情况，常导致严重的缺氧，危及生命，当单纯的外固定并不能够纠正伤员严重的低氧血症时，应给予气管插管和机械通气纠正缺氧。

（三）开放性气胸

开放性气胸是外界空气可随呼吸运动经胸壁伤口处自由进出胸腔，伤侧负压消失，肺萎陷，造成严重的通气不足和低氧血症。是危及生命的情况，必须马上采取有效的措施。

1. 临床表现　呼气、吸气时，双侧胸腔压力不均衡，出现周期性变化，使纵隔吸气时向健侧移动，呼气时向伤侧移动，即纵隔扑动，可引起循环障碍。出现呼吸困难、鼻翼扇动、口唇发绀、颈静脉怒张。伤侧胸壁出现气体进出胸腔发出吸吮样声音的伤口，称为胸部吸吮伤口。气管健侧移位、伤侧叩诊鼓音，呼吸音消失，严重者出现休克。检查时可见胸壁有明显创口通入胸腔，并可听到空气随呼吸进出的"嘶嘶"声音。伤侧叩诊鼓音，呼吸音消失，有时可听到纵隔摆动声。

2. 诊断　伤员胸壁有开放性损伤以及患侧叩诊鼓音、呼吸音消失及其他相应临床表现，院前即可诊断。

3. 现场处置

（1）伤员半卧位。

（2）保持呼吸道通畅，病情严重的应给予高流量吸氧。

（3）尽快封闭胸壁创口，变开放性气胸为闭合性气胸。可用大型急救包，多层清洁布块或厚纱布垫，在伤员深呼气末敷盖创口并包扎固定。如有大块凡士林纱布或无菌塑料布则更为合用。要求封闭敷料够厚以避免漏气，但不能往创口内压塞；范围应超过创缘 5cm 以上；包扎固定牢靠。在伤员转送途中要密切注意敷料有无松动及滑脱，不能随便更换，并时刻警惕张力性气胸的发生。若呼吸困难加重时需开放密闭敷料排出高压气体。

（4）必须严密监测血压、脉搏、呼吸、SPO_2，气管插管伤员有条件应测定 $EtCO_2$ 浓度。

（5）对于清醒、疼痛剧烈的伤员予药物止痛。吗啡 5～10mg 或哌替啶 25～50mg 皮下注射。

（6）建立静脉通道，补充晶体溶液（林格液），控制出血，纠正休克。

（7）迅速转运。

（四）张力性气胸

张力性气胸是气体持续进入胸膜腔而无法排出，造成患侧胸膜腔内压力升高，以致肺受压缩，从而使通气面积减少，产生肺内分流，引起严重呼吸功能不全和低氧血症，又称压力性气胸。胸壁、肺、支气管或食管上的创口呈单向活瓣，与胸膜腔相通，吸气时活瓣开放，空气进入胸膜腔，呼气时活瓣关闭，空气不能从胸膜腔排出，因此随着呼吸，伤侧胸膜腔内压力不断增高，以致超过大气压，形成张力性气胸。

1. 临床表现　伤员常表现有严重呼吸困难、发绀，伤侧胸部叩诊为高度鼓音，听诊呼吸音消失。另外，检查时可发现脉搏细弱，血压下降、气管显著向健侧偏移、伤侧胸壁饱满、肋间隙变平、呼吸动度明显减弱，并可发现胸部、颈部和上腹部有皮下气肿，扣之有捻发音，严重时皮下气肿可扩展至面部、腹部、阴囊及四肢。

2. 诊断　根据伤员进行性加重的呼吸困难和相应体征，即可诊断，不要因为等待伤员做 X 线确诊而延误抢救时机。若用注射器在第 2 或第 3 肋间穿刺，针栓可被空气顶出，这也具有确诊价值。

3. 现场处置

（1）伤员半卧位。

（2）保持呼吸道通畅，病情严重的应给予高流量吸氧。

（3）张力性气胸的急救在于迅速行胸腔穿刺排气减压。若张力性气胸系胸壁上较小的穿透性伤口引起，应立即予以封闭、包扎及固定。

（4）必须严密监测血压、脉搏、呼吸、SPO₂，气管插管伤员有条件应测定 EtCO₂ 浓度。

（5）清醒，疼痛剧烈的伤员予药物止痛。吗啡 5～10mg 或哌替啶 25～50mg 皮下注射。

（6）建立静脉通道，补充晶体溶液（林格液），控制出血，纠正休克。

（7）迅速转运。

4. 胸腔穿刺减压的指征

伤员出血呼吸衰竭或者发绀、桡动脉搏动消失、意识水平下降三者中的任意一项，即应立刻进行胸腔穿刺减压。

5. 院前胸腔穿刺方法

（1）将橡皮指套固定在注射器针头上，将指套末端剪一椭圆形切口，形成活瓣，如图。

（2）伤员半卧位，常规消毒患侧锁骨中线第 2 肋间。

（3）定位穿刺点（锁骨中线第 2 肋间）：从皮肤至胸膜腔进行局部麻醉。

（4）左手固定皮肤，右手持易闭式引流针垂直皮肤沿肋骨上缘穿刺点进针，直至胸膜腔，进入胸膜腔可见指套活瓣有气体逸出。当胸腔内减至负压时，套囊塌陷，小裂隙关闭，外面空气不能进入胸膜腔。

（5）将穿刺针用止血钳固定在胸壁上。

（五）创伤性血胸

胸膜腔积聚血液称血胸，由胸部锐器伤、枪弹伤等穿透性损伤或挤压、肋骨骨折等钝性胸部伤所引起的血胸称为创伤性血胸。血胸常常与气胸同时发生，称血气胸。出血可来自肋间血管、胸廓内血管、肺裂伤或心脏和胸内大血管创伤。血胸的数量取决于血管破口的大小、血压高低和出血持续的时间，肺组织出血大多数由于肋骨骨折断端刺破胸膜和肺所致。

1. 临床表现

血胸的临床表现随出血量、出血速度、胸内器官创伤情况和伤员体质而异。肋骨骨折并发少量血胸，一般失血量较少，临床上不呈现明显症状。出血量多，超过 1000ml，且出血速度快者，则呈现面色苍白、脉搏快而弱、呼吸急促、血压下降等低血容量性休克症状，以及胸膜腔大量积血压迫肺和纵隔导致呼吸困难和缺氧等。小量血胸常无异常体征。大量血胸则气管、心脏向健侧移位，伤侧肋间隙饱满，叩诊呈实音。由于肺撕裂而引起的血胸常有咯血。

2. 诊断

肋骨骨折合并少量血胸院前诊断困难，当出现严重的呼吸困难、失血症状以及患侧叩诊出现实音，听诊呼吸音减弱或消失等可诊断血胸。

3. 现场处置

（1）伤员半卧位。

（2）保持呼吸道通畅，如果需要给予高流量吸氧。

（3）监测血压、脉搏、呼吸、SPO$_2$，气管插管伤员有条件应测定 EtCO$_2$ 浓度。

（4）如果疼痛剧烈给予止痛药物。吗啡 5～10mg 或哌替啶 25～50mg 皮下注射。

（5）建立静脉通道，补充晶体溶液（林格液），纠正休克，控制出血。

（6）封闭开放性损伤，固定骨折，避免加重损伤，迅速转运。

（六）心脏创伤

心脏创伤多因前胸受重物、驾驶盘等撞击，或从高处坠落，猛烈振荡心脏所致。直接或间接暴力猛将心脏推压于胸骨和脊柱之间而受损。突然的加速或减速亦可使悬垂的心脏碰撞胸骨或脊柱遭受损伤。右心室由于紧贴胸骨，最易挫伤。心脏挫伤的程度和范围，可从小片心外膜或心内膜出血直至大片心肌层出血坏死。外伤所致心脏破裂造成心脏压塞是心脏创伤致死的主要原因。

1. 临床表现

心脏出血外溢，心包裂口保持开放畅通者，血液将从前胸伤口涌出或流入胸膜腔。临床上出现低血容量征象，如面色苍白、呼吸浅弱、脉搏细速、血压下降等，伤员可快速陷入休克状态，因大出血死亡。伤员呈现休克状态，呼吸急促、心率快、心音弱、脉率快、脉细速、血压降低、颈静脉怒张、静脉压升高。

2. 诊断

在院前，外力作用于心脏损伤危险区并出现上述临床表现及体征，高度怀疑心脏创伤。心包腔穿刺抽出新鲜血液虽可明确诊断，暂时缓解心脏压塞症状，但约有 25%～40% 的伤员因血块堵塞，穿刺未能抽得血液。穿刺还可能引起冠状动脉分支受损，院前不主张进行心包腔穿刺。

3. 现场处置

（1）保持呼吸道通畅、吸氧。

（2）监测生命体征，发生心脏创伤的伤员应立即尽快送往有条件的医院进行紧急手术治疗，途中必须与目的地医院联系，建立绿色通道，争分夺秒。

（3）对于异物刺入心脏造成的损伤，院前应固定外露部分，不要拔出，以免造成急性心脏压塞。

（4）建立经脉通道，出现休克时需建立 2 条以上静脉通道。补充晶体液，纠正休克。

（5）疼痛剧烈的给予吗啡 5～10mg 皮下注射或哌替啶 25～50mg 皮下注射。

第六节　腹部创伤

腹部创伤是指由外力导致腹壁和（或）腹内器官结构的破坏。腹部创伤主要的危险因素是出血和感染。腹部创伤后出血很快，因此对怀疑有腹部创伤的伤员应严密观察创伤性休克的症状和体征，及早预防休克的发生。感染的出现较晚，虽然可以致死，但院前急救不需要马上现场处理。另外，腹部创伤的病死率与伤后至手术的时间有关，故在院前如怀疑腹部创伤的最佳处理是给予必要的处置后，尽快送往最近且有接收能力的医院（视频14）。

视频14　腹腔脏器突出的包扎方法

一、腹 部 解 剖

腹部按其位置分为上腹部、中腹部和下腹部。上腹部位于胸廓下方，包括肝、胆、胰、脾、胃和横结肠；中腹部包括小肠、大肠、肾；下腹部包括阑尾、部分小肠和大肠、结肠、膀胱，女性还有子宫、卵巢和输卵管。胸腹部解剖见图7-3。

二、损 伤 分 类

腹部损伤通常可分为开放性损伤和闭合性损伤，前者约占20%，多由利器或者火器所致，后者约占80%，多发生于挤压、碰撞等钝性暴力。腹部损伤发生率较高的器官依次为脾脏、肝脏、肠系膜、肾脏、小肠、结肠、血管、十二指肠、胰腺、胃。腹部钝挫伤是最常见的腹部损伤。

三、临 床 表 现

腹痛为首先表现和主要的症状，休克、恶心，呕吐也会随之出现。单纯腹壁伤症状和体征较轻，局部有压痛，有时可见皮下瘀斑。腹腔内脏仅为挫伤，伤情通常不重，也无重要而明显的临床表现。但破裂则临床表现明显，如实质脏器（肝、脾）破裂临床表现是内出血，血压下降，面色苍白，脉搏加快、四肢厥冷甚至休克。空腔脏器（肠、胃、胆囊、膀胱）破裂临床表现是弥漫性腹膜炎，通常是（胃液、胆汁、胰液刺激最强，肠液次之，血液最轻）对腹膜刺激产生持续性腹痛，有强烈的腹膜刺激征，即腹痛、压痛、反跳痛、肌紧张、肠鸣音减少或消失是最常见的症状和体征。肩部放射痛，头低位加重，提示肝（右）、脾（左）损伤。

四、诊　　断

创伤者现场死亡的一个重要原因就是未被及时发现腹部闭合性损伤，因此，在有腹部受伤机制的可能时，应对高度怀疑有腹部创伤的可能。

（一）当出现以下情况，应高度怀疑腹部损伤：

1. 受伤机制与急剧减速或巨大挤压力吻合。
2. 方向盘扭曲变形。
3. 腹部、两肋或背部有软组织受伤。
4. 原因不明的休克。
5. 休克的程度和已知的其他伤势不相称。
6. 安全带征象。
7. 腹膜炎体征。

腹部创伤诊断的关键是确定有无腹内脏器损伤，其主要表现为出血性休克和腹膜刺激征。开放伤根据致伤物的方向和伤口一般容易诊断。闭合伤根据外伤史、有无内出血或腹膜炎的体征，多可作出诊断。但有时诊断困难，特别是多发伤，由于其他部位伤情的掩盖，腹内脏器伤常被忽略，应详细询问病史，认真全面地查体，进行必要的辅助检查，以便早期正确诊断。对不能排除腹内脏器损伤者，应严密观察。

（二）腹部各脏器损伤的诊断要点

1. **脾脏损伤** 在腹部闭合性损伤中占 20%～40%，在腹部开放性损伤中约占 10%。有左上腹、左下胸受伤史，左季肋骨折时更易发生，内出血或失血性休克，腹腔穿刺抽出不凝血。B 超或 CT 可确诊。

2. **肝脏损伤** 在腹部创伤中约占 15%～20%，右肝破裂较左肝为多。有右上腹、右下胸受伤史，内出血或失血性休克，腹腔穿刺抽出不凝血。单纯肝损伤死亡率为 9%，合并多个脏器损伤时死亡率可高达 50%。

3. **胰腺损伤** 损伤机会较小，在腹部创伤中约占 1%～2%。因胰液侵蚀性强，又影响消化功能，故死亡率高达 20% 左右。有上腹外伤史，缺乏典型症状，脐周皮肤因腹膜后出血可呈现青紫色，血清淀粉酶升高。

4. **胃损伤** 多在火器伤或刺伤时发生，胃液溢入腹腔，有明显腹膜刺激征，血性呕吐或从胃管内抽出血性液体，在饱食后更容易发生，X 线检查可见膈下游离气体，开放性伤口流出未消化的食物残渣。

5. **十二指肠损伤** 多发生于上腹直接外伤，常合并其他脏器伤，临床表现不典型。

6. **小肠损伤** 无论开放伤还是闭合伤，小肠损伤较常见，火器伤及刺伤更易发生，并常为多处伤，典型急性腹膜炎的表现，X 线检查可见膈下游离气体，伤口流出小肠内容物。

7. **直肠和肛管的损伤** 由于有骨盆的保护，平时损伤较为少见，因其肠内容物含细菌多，易感染；周围组织疏松，感染易扩散。故应及时、正确的早期诊断和处理。但据文献报道，其延误诊断率可高达 50%。诊断时应重视外伤史及伤道情况。

8. **腹膜后血肿** 多由高处坠落、挤压、车祸等导致，最常见原因为骨盆及脊柱骨折。有腰背痛和肠麻痹；伴尿路损伤者常有血尿。发生率较高，但诊断困难，B 超或 CT 检查可帮助确诊。腹膜后损伤的特点是，由于受伤部位距离体表较远，所以查体往往不易发现，同时腹膜后的大量出血可以导致腹部膨隆，严重的出血可以在没有典型临床表现的情况下出现严重的休克

9. **肾脏损伤** 多由于暴力及开放性的刀、枪伤导致。表现为休克、血尿（占 40%）、腰腹部疼痛、肿块及发热。借助于尿液检查及 B 超或 CT 多可确诊。

10. **膀胱损伤** 有下腹部、会阴部、臀部外伤史。表现为下腹部及耻骨区疼痛、血尿和排尿障碍，导尿后注入 20～50ml 无菌液体，不能如数抽回，均应考虑有膀胱损伤的可能，膀胱造影有助于了解膀胱破裂范围和程度。

五、现场处置

当伤情紧急时，了解受伤史和查体需要与抢救措施（如维持呼吸道通畅、止血、输液、抗休克等）同步进行。院前对腹部创伤的处理主要是识别伤情，送院途中对基本检查时发现的异常给予处置，并维持生命体征平稳。

现场处置包括：

（1）现场了解受伤机制；

（2）快速评估伤情，并保持呼吸道通畅，吸氧；

（3）有明显活动性出血，应立即止血；

（4）开放性腹部伤口或肠突出应保护性包扎固定（禁忌还纳肠管，应用湿润的敷料盖住肠管，在用环形圈保护肠管再包扎，以免加重腹腔污染。异物刺入不应拔出，应徒手或机械的方法稳定异物，防止在送院途中进一步移动）；

（5）建立静脉通路，输液抗休克治疗；

（6）监测生命体征，立即尽快送往有条件的医院进行紧急手术治疗，建立绿色通道，途中必须与目的地医院联系。

第七节　四肢创伤

四肢损伤常以软组织伤和骨折为主，其次为关节脱位，少数合并血管、神经伤。其病因可为直接暴力、间接暴力、累积性劳损。对于肢体损伤来说不要被明显的畸形及受伤的肢体吸引所注意力，而忽视可能存在的更加致命的损伤。

一、四肢解剖

四肢为运动系统，主要由骨、骨连接和骨骼肌组成。全身各骨互相连接构成骨骼，是人体的支架，起支持、保护和运动左右。成人有 206 块骨，两侧对称，中轴部位为躯干骨（51 块），其顶端是颅骨（29 块），两侧为上肢骨（64 块）和下肢骨（62 块）。骨骼的种类：长骨（肱骨、股骨）、短骨（腕骨）、扁平骨（肩胛骨）、不规则骨（脊柱骨）、籽骨（膑骨）。骨与骨之间的连接称为关节，除了少部分的不动关节可能以软骨连接之外，大部分是以韧带连接起来的。骨骼肌附着在骨上，在神经支配下进行收缩和舒张，牵拉骨而产生运动。全身骨骼见图 7-4。

二、概　　念

骨折是骨的完整性破坏或连续性中断。随着交通建筑事业的不断发展，四肢骨折越来越多见。四肢骨折的发生不仅威胁伤员的生命，而且致残率高。

关节脱位是指关节遭受外力作用，使构成关节的骨端关节面脱离正常位置，引起功能障碍，简称为脱位。

三、骨折分类

按骨折处皮肤黏膜的完整性分为：闭合性骨折和开放性骨折。

按骨折断裂的程度分为：不全骨折和完全骨折。

按手法复位外固定后骨折的稳定性分为：稳定骨折和不稳定骨折。

按骨折线的形态分为：裂缝骨折、骨膜下骨折、青枝骨折、撕裂性骨折、横行骨折、斜形骨折、螺旋性骨折、粉碎性骨折、嵌插骨折、骨骺分离、压缩性骨折、凹陷性骨折。

四、临床表现

1. 一般表现　大多数骨折一般只引起局部症状，严重骨折可导致休克等全身反应。骨折的一般表现为骨折局部疼痛、肿胀和功能障碍。除神经麻痹外骨折部均有疼痛，在骨

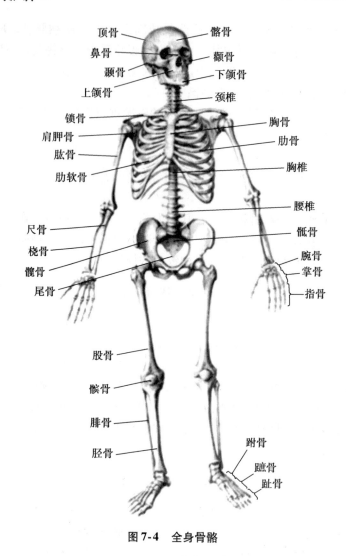

顶骨　髂骨
鼻骨　颧骨
颧骨　下颌骨
上颌骨　颈椎
锁骨　胸骨
肩胛骨　肋骨
肱骨　胸椎
肋软骨　腰椎
尺骨　骶骨
桡骨　腕骨
髋骨　掌骨
尾骨　指骨
股骨
髌骨
腓骨　跗骨
胫骨　蹠骨
趾骨

图7-4　全身骨骼

折或者着力点部位可出现水肿或瘀斑，伤肢可表现为活动受限，不能负重。

2. 骨折的特有体征

（1）畸形：骨折断端移位，可使患肢短缩、旋转或成角等畸形，应与健侧对比了解伤前情况。

（2）反常活动：肢体没有关节的部位出现异常活动。

（3）骨擦音或骨擦感：骨折断端间相互摩擦产生，不宜反复检查，以免加重损伤。

3. 脱位的典型体征

（1）畸形：与健侧对比，关节失去正常形态，变为畸形。

（2）弹性固定：脱位时骨端离开原来的关节腔。由于关节周围的肌肉痉挛、收缩，使患肢保持在某一位置上，被动活动时，虽然有一定的活动度，但会感到弹性阻力，当外力去除后，脱位的关节骨端又回到原来的位置，称为弹性固定。这是关节脱位的专有体征，与骨折不同。

（3）关节盂空虚：原来关节位置空虚，说明关节完全脱位。

五、各部位损伤的诊断

根据外伤史、骨折和脱位的特有体征一般较易作出诊断。

（一）锁骨骨折

锁骨是上肢与躯干的连接和支撑装置。锁骨骨折是常见的骨折，约占全身骨折的5%。多见于青壮年和儿童。受伤机制是侧方摔倒，肩部着地或手或肘撑地，外力传导所致。

1. 临床表现：伤处局部肿胀、瘀斑、畸形、触痛；肩关节活动时加重；手臂无力；伤员常用健侧手托住肘部，头向患侧偏斜，使肌肉放松以减轻疼痛。

2. 诊断：有外伤史，局部疼痛明显，肩部活动受限。查体局部肿胀、压痛。骨折有移位时可触及骨折端及骨擦感。拍锁骨正位X线片可确诊。

（二）肩胛骨骨折

多为直接暴力打击，如砸伤或摔伤所致。肩胛骨局部疼痛、肿胀，上臂活动受限。

诊断：肩关节疼痛，活动受限，X线片、CT有助确诊。

（三）肱骨骨折

多为直接暴力打击，如砸伤或摔伤所致。上肢局部疼痛、肿胀，上臂活动受限。

诊断：①局部疼痛肿胀，活动受限，肩部、上臂，甚至胸壁广泛瘀斑；②局部压痛，外科颈骨折甚至可触及骨擦感；③应检查肢体远端动脉搏动及手指感觉运动，检查上臂外上方的皮肤感觉，但注意感觉正常不能排除腋神经损伤的可能；④需拍摄肩胛骨正位片、切线位X线片，尽量投照腋位或改良腋位片，投照困难时做CT。

（四）肩关节前脱位

有外伤史，或为倾跌，手掌撑地，肩部出现外展外旋；或肩骨节后方直接受力。

诊断标准：①患肢轻度外展，常以健手托患肢前臂。②患肩明显方肩畸形。③局部疼痛、肿胀、弹性固定。④Dugas（杜加斯）征阳性，患侧手搭于健肩时，患肘不能紧贴胸壁；或患肘紧贴胸壁时患侧手掌不能搭于健肩，为前脱位后内旋受限。⑤常合并腋神经损伤。仔细检查上臂外上方的皮肤感觉，但注意感觉正常不能排除腋神经损伤的可能。对于老年伤员，由于动脉血管钙化，弹性差，肩关节前脱位时臂丛血管容易受到牵拉造成损伤，导致血栓形成或血管破裂，后果严重，应仔细检查上肢远端动脉搏动。⑥肩胛骨正位、切线位及腋位X线片，很容易诊断。注意脱位方向及是否合并骨折。

（五）桡骨折

诊断：①伤后肘外侧肿痛。②体检可发现肘关节肿胀及压痛局限于桡骨头部位。③前臂主动及被动旋转可使疼痛加重，且肘关节屈伸及前臂活动受限。④根据X线片可作出诊断。有时需行CT检查，以便进一步确定骨折类型。

（六）肘关节脱位

1. 肘关节后脱位诊断标准：①外伤史：初次创伤性脱位多有明确外伤史，如跌倒时手掌撑地。②体征：肘关节多处于半伸直位，肘后饱满，肘前可触及肱骨下端，肘后三角关系紊乱。主动及被动关系活动丧失。肘后空虚感，可摸到凹陷处。③肘部正侧位X线片可确定脱位方向、移位程度及有无骨折，特别应注意尺骨冠状髁及肱骨内上髁有无骨折。

2. 肘关节侧方脱位　分为内侧脱位和外侧脱位。外侧脱位是肘外翻应力所致，内侧脱位是肘内翻应力所致。此时，与脱位方向相对侧的韧带及关节囊损伤严重，而脱位侧的软组织损伤反而较轻。

新鲜损伤闭合复位较易获得成功。由术者一人即可完成。用双手握住肘关节，以双拇指和其他手指使肱骨下端和尺桡骨上端向相对方向移动即可完成复位。制动 1～2 周后开始练习活动，预后良好。陈旧损伤则多需手术切开复位。

（七）前臂双骨折

诊断标准：①疼痛、畸形、前臂和手的功能障碍。②在 X 线片上，骨折线通常为横行或短斜行，在高能量的损伤后，骨折常为粉碎或多段，并伴有较重的软组织损伤。前臂的骨折，拍片时一定要包括近端的肘关节和远端的腕关节，以除外关节内的骨折或脱位。

（八）桡骨远端骨折

1. Colles 骨折诊断：①多有外伤史。②腕部肿胀、疼痛。骨折移位明显者呈"餐叉状"畸形。合并神经、血管、肌腱等损伤的伤员还伴有相应的其他症状。③X 线片显示桡骨远端骨折。骨折块向背侧、桡侧移位，掌倾角呈负角，尺偏角减小，骨折块旋转、压缩，关节面分离、塌陷、脱位，桡骨短缩等。

2. Smith 骨折　多见于手臂伸出，前臂旋后，腕背伸位受伤或腕掌屈姿势时受伤。

诊断：①外伤史。②腕部肿胀、疼痛。骨折端向掌侧移位，呈"工兵铲"状。有些伤员伴有血管、神经、肌腱损伤的症状。③X 线片显示除骨折移位、短缩、分离、旋转、压缩等改变外，有时还伴有腕关节脱位或半脱位。

（九）桡骨头半脱位

诊断：①多见于 5 岁以下的儿童；②有上肢被牵拉史；③肘部疼痛，不能用手取物和活动肘部，拒绝触摸；④无肿胀、畸形，肘关节略屈曲，桡骨头处压痛；⑤X 线检查阴性。

（十）骨盆骨折

有压砸、轧辗或高空坠落史，可能无法站立或走动，臀部、腹股沟或腰背感到疼痛、触痛、活动时疼痛、尿道出血、有尿意、排尿困难或疼痛，可能有内出血及休克，X 线检查可确诊。

（十一）髋关节脱位

有大腿受暴力的外伤史，诉髋部疼痛，髋部软组织肿胀不明显，可出现皮肤瘀斑。后脱位出现患肢屈曲、内收、内旋畸形，下肢缩短、臀部触及股骨头。腹股沟区不能触及股动脉搏动，但下肢血运好，胫前、胫后动脉搏动明显。前脱位时患肢呈屈曲、外展、外旋畸形，下肢增长，可在腹股沟或闭孔处触及股骨头。X 线检查可明确显示股骨头脱位的方向、类型及有无并发髋臼骨折、股骨头骨折、股骨颈骨折。

（十二）股骨颈骨折

有髋部外伤史，老年人多为跌倒时一侧髋部着地致伤。中青年多为髋部暴力伤所致。伤后诉髋部疼痛，不能站立或步行。大粗隆和腹股沟区中点压痛。大粗隆部叩痛阳性，足底纵向叩痛明显。患侧下肢呈轻度屈髋、内收、足外旋，肢体短缩畸形。嵌插骨折伤员，其症状和体征不明显，易漏诊，对髋部外伤的老年人，应常规做 X 线检查。

（十三）股骨粗隆间骨折

有大转子处直接受暴力打击史。老年人因肢体不灵活，下肢突然扭转时易致伤，伤后述髋关节处疼痛。伤后伤员不能站立行走。大转子处软组织肿胀，皮肤可出现瘀斑。大转子压痛明显，轴心叩痛阳性。患肢呈屈髋、外展、外旋、短缩畸形。大转子位置升高。髋关节活动障碍。

（十四）膝关节脱位

有强大暴力作用于膝关节的外伤史。膝部疼痛、肿胀、畸形、活动受限。合并动脉及腓总神经损伤时出现相应症状。

（十五）足部其他骨折

有扭伤或暴力直接打击伤或重物砸伤或高处坠下史。受伤部位肿胀、压痛、活动受限、小趾骨畸形等，X 线检查可确定骨折部位。

六、现 场 处 置

急救人员应在快速、简洁地了解伤员的受伤时间、地点、原因及过程后，立即对头部和全身情况进行迅速认真的检查，在综合病史及初步检查情况作出骨伤情判断后随即开始现场急救。严重创伤现场急救的首要原则是抢救生命。如发现伤员心跳、呼吸已经停止或濒于停止，应立即进行胸外心脏按压和人工呼吸。

1. 一般处理 对骨折合并颅脑损伤处于昏迷中的伤员，应保持呼吸道通畅。多发骨折易发生休克，应用铲式担架轻抬伤员，防止过多搬运。

2. 控制出血及伤口的处理 骨折伴发血管损伤引起出血者，以局部加压包扎多能达到止血目的，如止血带止血，应注意止血带的压力与时间。一般 1 小时后放松 5 分钟。对开放性骨折的伤口可用三角巾暂时包扎。如骨折端戳穿皮肤又自行回复，应向送达医院交接。

3. 固定骨折后 患肢肿胀剧烈时应剪开裤管或衣袖，跨关节固定。

（1）骨盆骨折的固定：用宽带固定双膝，用窄带固定双足，棉垫垫于双腿间。在事故现场应根据伤员全身情况进行简单有效的救治。其原则是首先救治危及生命的内脏损伤及严重并发症。有休克者应先建立静脉通道。让伤员仰卧，双腿伸直，劝伤员尽量不小便，用三角巾及大棉垫固定患肢。及时送往就近医院救治，密切观察病情变化。

（2）大腿骨折及髋关节脱位的固定：伤员躺平，让护士和司机帮助稳定伤肢，抓住伤肢足踝部，将小腿沿着骨骼轴心拉直，双腿中间加软垫，用三角巾固定伤肢，检查足部血运、足背动脉搏动及足趾运动情况，对症处理，如休克等，及时送就近的二级或三级医院治疗。

（3）膝部骨折及脱位的固定：让伤员躺平，于伤员膝下垫软物支撑，膝关节屈曲支撑度以伤员感到舒适为宜，用软衬垫包裹膝部，再用绷带包扎，检查血运、感觉及活动情况，及时送就进有救治能力的医院。

（4）小腿及足踝骨折的固定：伤员躺平，让护士和司机协助稳定伤肢，有需要可以剪开外裤暴露伤口，双腿间加衬垫，用三角巾固定伤肢，检查血运、足背动脉搏动及足趾活动等。及时送就近有救治能力的医院。

4. 迅速转运伤员妥善固定后，应立即向医院转送，合并休克及多发伤应及时建立绿色通道。

第八节　烧　伤

烧伤是指由于各种热力、化学物质、电流、放射线、强光等所引起皮肤、黏膜及其他组织、器官的损伤。这些致伤因素所致组织损害的一般病理变化、临床过程相近因此习惯称为烧伤。实际上它们在病理变化、全身影响、病程、转归、预后等方面，各具有特殊性，彼此间均有一定的区别，故在诊断和分类统计上应将它们区分为热力烧伤、电烧伤、化学性烧伤、放射性烧伤。烫伤指由于热液（沸水、沸油沸汤）、蒸汽等所引起的组织损伤，是烧伤的一种。临床上一般所指烧伤包括烫伤、而烫伤的含义只是由于热液、蒸汽所致的组织损伤。

一、皮　肤　解　剖

皮肤作为人体的最大器官，由表皮、真皮和皮下组织3层结构组成。表皮位于皮肤的最外层，是躯体和外在环境的屏障。真皮位于表皮的下一层，又分为乳头层和网状层，含有毛囊、汗腺、皮脂腺和感觉神经。皮下组织位于真皮层下方，由脂肪组织构成，含有动静脉和末梢神经等。皮肤具有保护、吸收、排泄、感觉、体温调节等作用。皮肤解剖见图7-5。

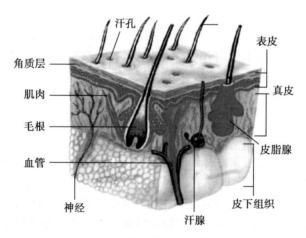

图7-5　皮肤的解剖示意图

二、临　床　表　现

目前普遍采用三度四分法。即根据烧伤深度分为Ⅰ度、浅Ⅱ度、深Ⅱ度和Ⅲ度。

1. **Ⅰ度烧伤**　又称红斑性烧伤，病变最轻。一般伤及表皮角质层、透明层、颗粒层，有时可伤及棘状层，但生发层健在，故再生能力强。临床表现为局部疼痛、微肿而红，无水疱。3～5天后，局部由红转淡褐色，表皮皱缩、脱落，露出红嫩光滑的上皮而愈合。

2. **Ⅱ度烧伤**

（1）浅Ⅱ度烧伤：伤及整个表皮层，直到生发层，或真皮乳头层。临床表现为局部红肿明显，有大小不等水疱形成，内含淡黄色澄清液体或含有蛋白凝固的胶状物。将水疱剪破掀开后可见红润而潮湿的创面，质地较软，疼痛敏感，并可见无数扩张充血的毛细血管网，表现为颗粒状或脉络状，伤后 1~2 天后更明显。如无继发感染一般 1~2 周后愈合，亦不遗留瘢痕。有时有较长时间色素改变。

（2）深Ⅱ度烧伤：包括乳头以下的真皮损伤，但仍残留有部分真皮。临床表现为局部肿胀，表皮较白或棕黄，间或有小水疱。将坏死表皮去除后，创面微湿、微红或白中透红、红白相间，质较韧，感觉迟钝，温度降低，可见细小树枝状血管支，伤后 1~2 天更明显。如无感染，愈合时间一般需 3~5 周。如发生感染不仅愈合时间延长，严重时可将皮肤附件或上皮小岛破坏，创面延迟愈合或需植皮方能愈合。

3. Ⅲ度烧伤　系全层皮肤及以下的真皮损伤。除表皮、真皮及其附件全部被毁外，有时烧伤可深及皮下脂肪、肌肉，甚至骨骼、内脏器官等。临床表现为局部苍白、黄褐或焦黄，严重者呈焦灼状或炭化。干燥无水疱，丧失知觉、发凉。质韧似皮革。由于皮下脂肪层中静脉充血或栓塞凝固，透过焦痂常可见粗大血管网，与深Ⅱ度细而密的小血管支不同。此情况多在伤后即刻出现，但有时需待 1~2 天或更长，特别是烫伤所致的Ⅲ度，需待焦痂干燥后方显出。若系沸水等所致的Ⅲ度，坏死表皮下有时有细小水疱，撕去水疱皮，基底呈白色，质韧。由于皮肤附件全部破坏，除小面积（1cm×4cm）依靠周边正常皮肤的延伸使创面愈合外，余创面不能自行愈合，需手术植皮愈合。

三、诊　断

烧伤的诊断及严重程度依赖于临床表现、烧伤面积。因此诊断烧伤伤员需要正确认识烧伤的临床表现，判断烧伤深度，并且需要正确估计烧伤面积。目前常用中国九分法（表7-9）。

表7-9　中国九分法

部位		面积（%）	九分法（%）
头部	头、面	6	1×9
	颈	3	
躯干	前躯干	13	3×9
	后躯干	13	
	会阴	1	
双上肢	上臂	7	2×9
	前臂	6	
	手	5	
双下肢	臀	5	5×9＋1
	大腿	21	
	小腿	13	
	足	7	

四、现场处置

烧伤的诊断及严重程度依赖于临床表现、烧伤面积。伤后及时的救治能很大程度的减轻烧伤的深度，降低严重烧伤伤员的死亡率。院前急救是急救的第一步，也是最重要、最能体现"急"与"救"的阶段。一系列关于损伤程度、救治及时性和合理性的研究表明，致死性伤员中，约有35%本来是可以避免死亡的，关键因素是院前阶段能否获得快速、高效和优质的救治。各种原因引发的火灾事故可以出现成批的烧伤伤员（3人或3人以上），每个人的伤情也不尽相同，现场环境存在不同程度的危险。如何采取相应措施确保急救者安全、被救者安全、旁观者安全就相当重要了。

1. 尽快脱去着火或沸液浸渍的衣服，特别是化纤衣服。以免着火衣服或衣服上的热液继续作用，使创面加大、加深。

2. 用水或灭火器将火扑灭，或跳入附近水池、河沟内。

3. 伤员衣服着火时不要站立、奔跑、呼叫，以防增加头面部烧伤或吸入性损伤。迅速卧倒后，慢慢在地上滚动，压灭火焰。

4. 迅速离开密闭和通风不良的现场，以免发生吸入性损伤和窒息。

5. 用身边不易燃的材料，如湿毯子、大衣、棉被等迅速覆盖着火处，使其与空气隔绝而熄灭。

6. 冷疗热力烧伤后及时冷疗能阻止热力继续作用而使创面加深，并可减轻疼痛、减少渗出和水肿。因此如有条件，热力烧伤灭火后尽早进行冷疗，越早效果越好。方法是将烧伤创面在自来水龙头下淋洗或浸入清洁冷水中（水温以伤员能耐受为准，一般为15～20℃，夏天可在水中加冰块），或用清洁冷（冰）水浸湿的毛巾、纱垫等敷于创面。冷疗的时间无明确限制，一般掌握到冷疗停止后不再有剧痛为止，多需0.5～1小时或更长。冷疗一般适用于中小面积烧伤，特别是四肢的烧伤。

五、特殊部位烧伤的院前急救与转运

1. 头面部烧伤伤员（尤其是密闭空间内致伤的）往往伴有吸入性损伤，此时伤员多伴有咽喉疼痛、声音嘶哑、痰中带黑灰、鼻毛烧焦、呼吸困难等症状和体征，应立即送就近医院抢救。如果已有呼吸困难发生，应立即用粗针头行环甲膜穿刺（喉结下方正中气管壁软骨间软凹处）。如无针头，可用利刃切开气管解除窒息。部分吸入性损伤伤员，可无症状和体征，甚至无体表烧伤表现，也有可能出现窒息。有些头面部烧伤伤员虽然没有吸入性损伤，但会因喉头水肿而窒息，应高度警惕。

2. 烧伤伤员由于毛细血管渗出增加，严重烧伤后短时间内即可导致血容量不足。烧伤面积达到体表面积的15%（约本人15个手掌大小），小儿超过10%（约患儿10个手掌大小），即有可能发生休克，应尽快送医院抢救。轻、中度烧伤伤员可口服淡盐开水（1:100），但应注意不宜一次性饮入太多或喝得太快，不宜单纯大量饮水，以免发生水中毒。

3. 对于烧伤疼痛较剧及伴有烦躁的伤员，有条件时应适当给予镇静止痛。对小儿、老年伤员及有吸入性损伤、颅脑损伤的伤员慎用或不用哌替啶和吗啡，以免抑制呼吸。慎用或不用氯丙嗪。

4. 许多烧伤往往都伴有其他合并伤如发生火灾时，除可伴有吸入性损伤外，还有可能伴有中毒、窒息，甚至挤压伤等。电击伤有时可伴有呼吸、心跳停止。车祸、爆炸事故往往伴有骨折、脑外伤、腹部脏器损伤等，均应按照外伤急救原则进行相应的紧急处理，尤其应把危及伤员生命安全的损伤放在首位。成批烧伤伤员的救治比较复杂，由于成批烧伤多见于爆炸现场或室内大火，事故现场十分混乱，救治空间窄小，医护人员有限，烧伤伤员又多伴有吸入性损伤、中毒等其他原因的复合伤，往往给施救带来困难。此时，现场急救的组织领导应由消防部门和赶来的救护车随车医护人员共同负责，按照先抢后救、先急后缓，先重后轻，先近后远的原则进行分类处理。

5. 烧伤伤员，尤其是重度烧伤伤员，经抢救脱离危险后应送就近的医疗单位治疗严重烧伤伤员不宜搬动和长途转运，特别是在转运前和转运中未进行适当治疗者，可加重休克及创面感染，不恰当的转运常可使伤员中途死亡。有些虽能到达目的地，但伤员已处于严重休克状态。有的虽能勉强度过休克期，但机体的防御功能已严重受损，在回吸收期极易发生全身感染和多脏器功能衰竭。所以，伤员的后送时机一定要严格掌握，烧伤程度越重，必须越早送到就近的医疗单位。但必须待伤员的生命体征平稳，休克控制后才能考虑后送。

6. 后送工具的选择对于一般轻、中度烧伤伤员无严格要求，但对于重度烧伤伤员，则应尽可能的选用速度快、颠簸少、途中能有治疗和紧急处理的工具。注意冬季防寒，夏季防暑。飞机后送伤员，起飞时头部应向机尾方向，降落时头部应向机头方向，或横卧位，以防脑缺血、缺氧。途中可少量多次饮用盐饮料，但应避免一次性饮入过多。发生呕吐时，应将伤员的头偏向一侧，避免呕吐物吸入气管。后送时还应注意避免烧伤部位长时间受压。

（刘 扬 张如云）

第八章

突发事件与大型
活动的医疗救援

第一节 突发事件救援的基本原则

一、突发事件的概念

2007年8月30日，我国通过了《中华人民共和国突发事件应对法》对突发事件进行了明确定义。突发事件是指突然发生，造成或者可能造成严重社会危害，需要采取应急处理措施予以应对的自然灾害、事故灾难、公共卫生事件和社会安全事件。按照各类突发事件导致人员伤亡和健康危害情况将医学救援事件由高到低划分为特别重大（Ⅰ级）、重大（Ⅱ级）、较大（Ⅲ级）和一般（Ⅳ级）四个级别，分别用红色、橙色、黄色和蓝色标示。

1. 特别重大事件（Ⅰ级）一次事件伤病亡100人以上，且危重病例多的突发公共事件。

2. 重大事件（Ⅱ级）一次事件伤病亡50~99人，其中死亡和危重病例超过5例的突发公共事件。

3. 较大事件（Ⅲ级）一次事件伤病亡30~49人，其中死亡和危重病例超过3例的突发公共事件。

4. 一般事件（Ⅳ级）一次事件伤病亡10~29人，其中死亡和危重病例超过1例的突发公共事件。

二、突发事件的分类

突发事件分为自然突发事件、事故突发事件、公共卫生事件和社会安全事件四大类，但这四类事件常相互交叉渗透。不同类型事件的性质决定了其不同的外在表现（表8-1）。

三、突发事件的特点

1. **突发性** 事件的发生突如其来或只有短时预兆，必须立即采取紧急措施加以处置和控制，否则会造成更大的危害和损失。

表8-1 应急事件类型及特征

事件类型	特征描述	具体事例
自然突发事件	自然因素导致的突发事件	地震、龙卷风、海啸、洪水、暴风雪、酷热或寒冷、干旱或昆虫侵袭
事故突发事件	人为因素造成的紧急事件,包含因人类活动或人类发展所致的计划之外的事件或事故	化学品泄漏、核放射泄漏、设备故障、交通事故、城市火灾
公共卫生事件	病原微生物所致的大规模疾病流行事件	非典疫情、人感染禽流感、鼠疫、食物中毒等
社会安全事件	人为主观因素产生的、危及社会安全的突发事件	群体性上访事件、暴乱、游行等引起的社会动荡、恐怖活动、战争

2. 不确定性 事件发生的时间、形态和后果往往缺乏规律,无法用常规思维方式进行判断、预测。人们对许多突发事件和风险难以预见其在什么时候、什么地方,以什么样的形式发生;有些突发事件和风险,如地震、台风、旱灾、水灾、疫情等虽能做出一定的预测预报,但这些突发事件风险发生的具体形式及其造成的影响或后果,难以完全准确预见。

3. 复杂性 事件往往是各种矛盾激化的结果,总是呈现一果多因、相互关联、牵一发而动全身的复杂状态,事件发展迅速多变、处置不当可加大损失,扩大范围,甚至转为政治事件。

4. 危害性 不论什么性质和规模的突发事件,都必然不同程度地给社会造成破坏、混乱和惶恐,而且由于决策时间及信息有限,容易导致决策失误,造成无可估量的损失和社会危害。突发事件的危害性突出表现在:公众生命受到威胁;经济遭受重大损失;日常生产和生活秩序遭到破坏,造成社会局部动荡和混乱等。此外,突发事件还给人们心理造成无法用量化指标衡量的负面效应。

5. 持续性 突发事件一旦爆发,总会持续一个过程,表现为潜伏期、爆发期、高潮期、缓解期、消退期。持续性表现为蔓延性和传导性,突发事件常导致另一个突发事件的发生。只有通过共同努力最大限度降低突发事件发生的频率和次数,减轻其危害程度以及其对人类造成的负面影响。

6. 机遇性 突发事件存在机遇或机会,但不会凭空掉下来,需要付出代价。机遇的出现有客观原因,偶然性之后又必然性和规律性。只有充分发挥人的主观能动性,通过人自身的努力后变革,才能捕捉住机遇。但突发事件毕竟是人们不愿看到的,不应过分强调其机遇性。是机遇,是需要有忧患意识。

四、突发事件救援的基本原则

突发事件发生后,在救援现场的活动原则和优先顺序用英文简写可概括为"CSCATTT",包括 C(Command & control 确立指挥)、S(Safety 安全)、C(Communication 通讯和信息交流）A(Assessment 评估)、T(Triage 检伤分类)、T(Treatment 现场处置和治疗)、

T（Transport 转运）7 项。"CSCA" 属于突发事件中的医疗管理（medical management）部分，"TTT" 则属于医疗支援（medical support）部分。突发事件现场的应急救援，要严格按照该内容的顺序进行施行。即：首先确立统一的指挥，在确保安全、建立流畅的通讯和广泛的信息交流渠道的基础上，进行检伤分类、现场处置和治疗以及转运。当救援现场情况发生变化或需要重新判断时，可反复进行 CSCATTT 的活动。该救援原则适用于所有的突发事件现场，包括医院内应对突发事件，所有救援人员都应该遵守该原则，尤其对于救援现场行医疗服务指挥的人员来讲更为重要。

1. 明确指挥　突发事件所以称之为"突发"，是因为其发生常比较突然，随即带来一系列连锁反应，社会影响大、原因复杂、涉及救援合作的部门多、媒体关注度高，事件发生初期，政府、专业人员和公众往往没有充足的思想准备，场面混乱，如不能开展有组织有纪律协调良好的工作，就会引起救援现场的混乱而无法进行有效的救助活动，还可能导致参加救援的人员出现危险和公众的恐慌。为此，在突发事件发生前、中、后，要确立统一的指挥，完善的流程，科学的管理，医疗救援队才能在事件发生时及时、准确的反馈现场第一手资料，为相关部门提供针对性的支持和有效的预防控制提供依据。

2. 确保安全　确立指挥系统后，优先考虑的是确保安全。首先应该进行现场评估，因为在突发事件现场存在多种多样的危险，比如毁损的车辆、玻璃碎片、燃料、爆炸物品、火灾、漏电、高空坠落物、粉尘、噪声、伤病患者的血液等。突发事件的现场活动，因事件不同，危险有所差异。突发事件现场要明确医疗活动中分区的概念。比如受到生物、化学制剂袭击，将受害者从事故现场周围的 hot zone（热区；最危险区域）救出后，在 warm zone（温区；相对危险区域）接受洗消，在上风处设置 cold zone（冷区；非污染区域）进行基本的救命处理。特殊状况下，如需要对重症患者在洗消前进行医疗干预时，医疗从事者应穿着恰当的个人防护服，但实际上穿着防护服从事医疗行为非常困难。

3. 保证通讯和信息的畅通　建立健全灵敏的通讯网络是提高急救应急能力的基础，要充实无线电话设施，力求信息畅通。突发事件早期救援失败最大的原因，就是现场混乱，没有建立通畅的通讯和信息交流渠道。通讯信息的交流在突发事件现场指挥中不可欠缺。如不能真实了解突发事件现场的受灾状况，现场应对的必要体制就无法确立。如各部门的活动不能真实恰当的汇报，就会导致不当的部署，产生过度配置或配置不足。尤其是紧急避难等命令下达时，可关系到队员的生死。可以说，通讯信息的交流对有效的现场活动以及确保人员的安全来讲是最重要的因素。

4. 现场评估　现场评估是重大伤亡事件管理的第一个程序，通过评估建立科学、合理的现场指挥和控制系统，尽快组织开展医疗救援工作。详见第二章。

5. 检伤分类　检伤分类是将有限的医疗资源用在最需要的病患身上。检伤分类的目的：是为了合理及有效率地分配医疗资源，重伤、轻伤病患其需要的处理能力与人力可能会有所不同，所以各自设区来处理是很直接的想法，但是这并非有确切的必要。很多时候，以伤病的种类来区分（例如：创伤、非创伤），或是将急救区域独立出来，而中伤与轻伤合起来，也都是可以思考的方向。详见本章第二节。

6. 现场处置和治疗　在突发事件中，进行医疗治疗的场所主要包括突发事件现场、检伤分类场所、突发事件救护所和转运途中。突发事件现场的医疗救治主要是指在对患者救出前，给伤病患者进行合理的救治（即早期医疗干预），防止包括挤压综合征的出现和恶化；检伤分类场所的救治主要是确保气道开放和对动脉止血；突发事件救护所内除对患者进行二次检伤分类外，主要对危重患者进行包括液体复苏、胸腔心包穿刺、气管插管、人工呼吸等在内的救治，积极复苏为下一步进行安全转运打下良好基础；转运途中的医疗救治主要以监护和处理急性并发症为主。在具体治疗上，应首先对最优先的红色标签伤病员进行必要的医疗处置，以稳定患者伤情为原则。

7. 转运　在现场接受治疗后等待转运的患者，应该移动到转运等待区。在此接受转运前的检伤分类，按照优先顺序使用救护车等运输工具转送到医疗机构。决定转运患者最重要考虑的是分散转运，如将重症患者集中转运到一个医疗机构，势必会导致对每个患者提供的医疗质量下降，使其在突发事件中死亡的危险性增高。为此，对重症患者一定要分散转运到地区内的各个医疗机构。根据必要，可使用急救直升机等，使分散转运的医疗机构选择性更大。需要牢记急救车数量有限，对患者转运能力也受到很大限制，轻症的患者可使用公交车一次多数（3~20人）进行转运，提高转运效率。此外，要做好应对患者转运途中病情恶化的准备。

五、突发事件现场救援工作要点及指挥流程

1. 工作要点　在突发事件现场救援过程中，要牢记"三报告、二指挥、一收集"的救援工作要点。"三报告"是指急救人员到达现场后，应立即报告现场初步情况，视人员伤亡人数决定是否要求增援；检伤分类完成后，应报告伤亡人员总数、检伤分类结果、伤员情况；现场处置完毕后，报告伤员分流及目前现场情况，请求下一步指示。"二指挥"是指指挥检伤分类及现场伤员救治、指挥转运伤员至目标医院。"一收集"是指要登记伤员基本情况、伤情及送达医院。

2. 指挥流程

（1）接到出发指令后，立即赶赴现场。

（2）第一到达现场的急救医生为现场临时指挥，须贴指挥标志。上级领导到现场后报告现场情况并移交指挥权。

（3）到达事发现场后，立即了解现场初步情况并向120调度指挥中心报告：事件名称、事件类型、发生时间、发生地点、涉及的地域范围等，并视大体伤亡人数决定是否要求增援。（一报告）

（4）指挥和组织到现场急救人员对现场伤员进行检伤分类和现场处置，并指定一人做好登记。必要时联系公安、武警、交通等相关部门共同处理。（一指挥）

（5）检伤分类完毕后（5人以上伤亡时），将伤员总人数、检伤分类结果（重伤几人、中度伤几人、轻伤几人、死亡几人）、伤员情况上报指挥中心，同时请求120调度指挥中心分流伤员的指示。（二报告）

（6）按照120调度指挥中心指示，指挥各救护车组转送伤员至目标医院。（二指挥）

（7）信息收集伤亡人数、伤员基本信息、伤情及转送医院等信息，及时记录。（信息收集）

（8）现场处置完毕后将伤员分流及目前情况报告 120 指挥中心请求下一步指示。（三报告）

第二节 现场检伤分类

一、现场检伤分类目的

在突发事件救援中，现场检伤分类的目的是合理利用事件现场有限的医疗救援人力、物力，对大量伤员进行及时有效的检查、处置，挽救尽可能多的生命，最大限度减轻伤残程度，以及安全、迅速将全部伤员转运到有条件进一步治疗的医院。如果现场伤员不多，且有充足的医疗救护力量，应对所有伤员同时进行检查、处理。如现场伤员太多，又没有足够的医疗救护人力、物力时，必须先对全部伤员进行快速检伤、分类，确定哪些有生命危险应最先获得救治，哪些可暂不救治，哪些即使立即救治也无法挽回其生命而不得不暂缓救治。

二、现场早期检伤方法

目前现场群体性检伤通常采用"五步检伤法"和"简明检伤分类法"，前者强调检查内容，后者将检伤与分类一步完成。

1. 五步检伤法

（1）气道检查：首先判定呼吸道是否通畅，有无舌后坠、口咽气管异物梗阻或颜面部及下颌骨折，并采取相应措施保持气道通畅。

（2）呼吸情况：观察是否有自主呼吸、呼吸频率、呼吸深浅或胸廓起伏程度、双侧呼吸运动对称性、双侧呼吸音比较以及伤员口唇颜色等。如疑有呼吸停止、张力性气胸或连枷胸存在，须立即给予人工呼吸、穿刺减压或胸廓固定。

（3）循环情况：检查桡、股、颈动脉搏动，如可触及，则收缩压估计分别为80mmHg、70mmHg、60mmHg 左右；检查甲床毛细血管再灌注时间（正常为 2 秒钟）以及有无活动性大出血。

（4）神经系统功能：检查意识状态、瞳孔大小及对光反射、有无肢体运动功能障碍或异常、昏迷程度评分。

（5）充分暴露检查：根据现场具体情况，短暂解开或脱去伤员衣服充分暴露身体各部位，进行望、触、叩、听等检查，以便发现危及生命或正在发展为危及生命的严重损伤。

2. 简明检伤分类法 具体现场检伤分类流程见图 8-1。

第一步：行动检查。指引能行动自如的伤员到一指定区域（绿区），此类伤员均属第三优先。不能行动自如的伤员需继续检查。

第二步：呼吸检查。为所有不能行走的伤员进行呼吸检查，如有需要，先保持气道畅通（须同时小心保护颈椎，可用提颌法）等。没有呼吸则是黑色。

第三步：血液循环。检查桡动脉或微血管血液循环回流时间。任何循环不足（不能感

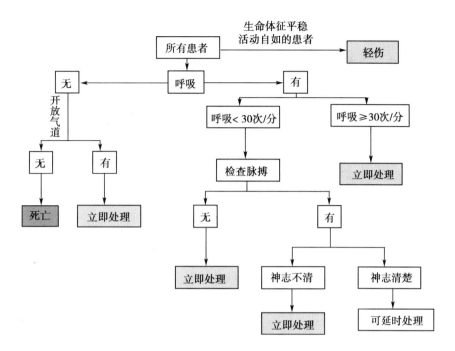

图8-1　现场检伤分类流程图

觉到桡动脉跳动或微血管血液循环回流时间大于2秒）都属于红色。如果循环良好则检查第四步。

第四步：清醒程度。检查脑部是否受伤，询问伤员简单问题或给予简单指令。能回答或按照指令行事则是绿色或黄色可疑；不能则是红色。

三、检伤分类后常见病症分布情况

1. 第一优先（红色）（非常严重的创伤，但如果及时治疗，就有生存的机会）

（1）气道阻塞；

（2）休克；

（3）昏迷（神志不清）；

（4）颈椎受伤；

（5）导致远端脉搏消失的骨折；

（6）外露性胸腔创伤；

（7）股骨骨折；

（8）外露性腹腔创伤；

（9）超过50% Ⅱ°～Ⅲ°皮肤烧伤；

（10）腹部或骨盆压伤。

2. 第二优先（黄色）（有重大创伤，但可短暂等候而不危及生命或导致肢体残缺）

（1）严重烧伤；

（2）严重头部创伤，但清醒；

（3）椎骨受伤（除颈椎之外）；

（4）多发骨折；

（5）须用止血带止血的血管损伤；

（6）开放性骨折。

3. 第三优先（绿色）（可自行走动及没有严重创伤，其损伤可延迟处理，大部分可在现场处置而不需送医院）

（1）不造成休克的软组织创伤；

（2）＜20％的＜Ⅱ°烧伤，并不涉及机体或外生殖器；

（3）不造成远侧脉搏消失的肌肉和骨骼损伤；

（4）轻微流血。

4. 第四优先（黑色）（死亡或无可救治的创伤）

（1）明显死亡；

（2）没有生存希望的伤员；

（3）没有呼吸及脉搏；

（4）心电图示直线。

四、注意事项

1. 最先到现场的医护人员应尽快进行检伤、分类，并由具有一定创伤救治经验的高年资医师最后确定检伤结果。

2. 检伤人员须时刻关注全体伤员，而不是仅检查、救治某个危重伤员，应处理好个体与整体、局部与全局的关系。

3. 伤情检查应认真、迅速，方法应简单、易行。

4. 现场检伤分类的主要目的是救命，找出（第一、第二优先）创伤危及生命的严重程度和致命性并发症的伤员送医院立即处理，只给予最必要的处理，保持气道通畅、保护颈椎和控制体外出血等。

5. 对危重伤员需在不同的时段由初检人员反复检查、记录并对比前后检查结果。通常在伤员完成初检并接受了早期急救处置、脱离危险境地进入"伤员处理区"时，应进行复检。复检对于昏迷、聋哑或小儿伤员更为需要。初检应注重发现危及生命的征象，病情相对稳定后的复检可按系统或解剖分区进行，复检后还应根据最新获得的病情资料重新分类并采取相应的更为恰当的处理方法。对伤员进行复检时，还应该将其性别、年龄、一般健康状况及既往疾病等因素考虑在内。

6. 检伤时应选择合适的检查方式，尽量减少翻动伤员的次数，避免造成"二次损伤"（如脊柱损伤后不正确翻身造成医源性脊髓损伤）。还应注意，检伤不是目的，不必在现场强求彻底完成，如检伤与抢救发生冲突时，应以抢救为先。

7. 检伤中应重视检查那些"不声不响"、反应迟钝的伤员，因其多为真正的危重伤员。

8. 双侧对比是检查伤员的简单有效的方法之一，如在检查中发现双侧肢体出现感觉、运动、颜色或形态不一致，应高度怀疑有损伤存在的可能。

第三节　现场处置与转运

一、现场医疗处置

在突发事件现场医疗处置中，应首先对最优先的红色标签伤员进行必要的医疗处置，以稳定伤员伤情为原则，绝非根治性治疗，即为了将大多数伤员安全转运到医疗机构所进行的最低限度的稳定伤情的处置，即进行所谓"稳定伤情的处置"。具体来讲，如果伤员出现呼吸困难，应立即清除口鼻腔分泌物和异物，气管内插管，或作气管切开术；发现伤员有未停止的活动性出血，根据情况采用填塞、钳夹或结扎止血；有进行性意识障碍的颅脑穿透伤，用咬骨钳扩大颅骨孔排血，记录伤员的意识、瞳孔大小、对光反射等情况；开放性气胸伤员行密封包扎，张力性气胸伤员应穿刺排气或闭式引流，大量血胸或心包积血的伤员应穿刺排血或闭式引流，浮动胸壁的伤员包扎固定，严重纵隔气肿时作切开排气；对于高度膀胱胀满，不能自行排尿的伤员，应导尿或作耻骨上膀胱穿刺排尿；也可以给予适当的止痛剂治疗。

检伤分类后，突发事件的现场处置应优先处置需第一优先处置的危重伤病员（红色标志），其次为第二优先处置的较重伤员（黄色标志），其次为轻伤伤员（绿色标志）。

第一优先处置伤病类型（红色伤员）：
- 气道问题
- 胸部伤口（完全穿透性伤口和冲击性伤口）
- 休克（无法控制的出血或疑有严重出血）
- 头部损伤合并意识状态改变，GCS≥12
- 烧伤（呼吸受损，Ⅲ度>10%，Ⅱ度>30%）

第二优先处置伤病类型（黄色伤员）：
- 严重或复杂的骨折
- 背部损伤合并或不合并脊髓损伤
- 中度失血（500~1000ml）
- 烧伤（Ⅲ度<10%，Ⅱ度<30%）
- 头部损伤意识清楚，GCS>5

第三优先处置伤病类型（绿色伤员）：
- 轻度骨折
- 轻度烧伤
- 轻度软组织损伤

死伤处置伤病类型（黑色标志）：
- 严重头部损伤同时有脑外露
- 心脏停止跳动>15分钟

二、转运前的准备

一般转运前，首先应该对危及患者生命的损伤进行紧急处置，并待患者生命体征相对稳定后再运送。例如活动性出血伤口的止血包扎，严重骨折或脊柱损伤的临时固定，呼吸道堵塞或高位截瘫呼吸功能障碍的处理，严重休克的开放静脉补液，适当的止痛镇静治疗等。但在特殊情况下，患者伤情危急且现场又不具备抢救条件，或者可以在运送的途中进行处置时，可以考虑边转送边救治，但应该由经验丰富的急救医生来决定。

在转运前，要确保运输工具运行良好，途中使用的监护抢救仪器设备和急救物品齐备，如多参数监护仪、除颤仪、吸氧装置、吸引器，以及气管插管或气管切开置管物品、绷带敷料、骨折临时固定器材和足够的抢救用药及补液等。同时也要确保通讯联络必须通畅可靠，包括车载电话和专用无线电台。指挥中心除了随时向急救车护送人员发布命令定向疏散伤患，还要及时通知灾情变化，道路交通拥堵情况，医疗救护员也需要及时向指挥中心汇报伤患伤情变化和任务完成情况，并需要提前联络接收医院，所以，确保通讯联络畅通是安全转送患者的重要条件之一。

另外如需采用其他转运工具，如直升机、救护飞机、飞艇、火车、船舶等运输工具，更应该提前做好各种相关准备工作，如开辟专用停机坪、机场、码头、车站等，同时需与气象、公安、交通、航运、航空等多部门进行沟通协调，并组织好与救护车运送的衔接工作。

三、转　运

在现场紧急医疗处置后，患者必须转送到安全地带继续治疗或转送到专科接受治疗。尤其是在重大突发事件事故发生的时候，常常有大批的伤患出现，能否快速有效地将患者分散到附近的医院，甚至较远的医疗急救中心和综合实力强大的省、市、地区医院进行治疗，是成功挽救患者生命并将伤残减低到最小程度的关键。

1. 专人负责，统一指挥　保证现场转运资源（车辆、担架、人员及其他运输工具等）集中使用，由有经验的医护人员或管理者统一指挥，有序运作，协调管理十分重要。反对各自为战，盲目抢运，以防造成或加重现场的混乱情况。

2. 分类分批，优先转运　在检伤分类的基础上转运原则为优先运送危重病员，如运输工具不够，应先运送有存活希望的危重病员。转运顺序：第一优先伤员（红色）：立即进行现场抢救，伤（病）情稳定后立即转运。第二优先伤员（黄色）：迅速处理，有机会立即转运。第三优先伤员（绿色）：等待处理后，再决定转运与否。死亡（黑色）：用尸体袋封存，集中处理。

3. 设置专门的转运等待区　设置伤患集中、车辆集结、飞机起落、火车船只停靠的特殊区域，开通并保持转运专用通道畅通。

4. 建立绿色通道，合理分流　提前与收治医院进行联络，合理分流伤患，统筹安排并组织目的医院、血液中心做好治疗准备。防止出现"突然袭击"或"伤患扎堆"现象。指挥中心还须随时向运送伤患的救护车发出指令，按"应急预案"引导、指定伤患的分流措施。根据伤患伤情轻重，采用分级运送的方法：从仅有临时吸氧、简易担架及一般处置治疗急救包的普通急救车，到可以进行生命体征监测及高级心肺复苏，甚至可以进行手术治疗的标准化移动加强监护治疗单元；从非专业救援志愿者及初级急救员，到经验丰富的高年资急救医师，根据需要分别组合用于不同伤情的伤患运输，既做到有限资源充分利用，又能够保证伤患运输的安全有效。

四、转运的注意事项

1. 一般注意事项

（1）严密观察患者生命体征的变化，包括神志、血压、呼吸、心率等。

（2）随时检查具体损伤和治疗措施的变化情况，如外伤包扎固定后有无继续出血、肢体肿胀改变及肢端血供是否缺乏、脊柱固定有否松动、各种引流管是否通畅、输液管道是否安全可靠、氧气供应是否充足、仪器设备工作是否正常等。

（3）对发现的问题及时采取必要的处理和调整，目的在于维持患者在途中生命体征平稳。

（4）在严密监控下适当给予镇静或止痛治疗，防止患者坠落或碰伤，适当保暖或降温，酌情添加补液或药物支持。

（5）对特殊伤患及特殊现场采取适当防护隔离措施，医护人员在需要时也应该做好自身防护。对于有特殊需要的伤病员采取防光、声刺激或颠簸等措施。

（6）注意与清醒患者的语言交流，除能了解伤患意识状态以外，还可以及时给予心理治疗，帮助缓解紧张情绪，有利于稳定伤患的生命体征。

（7）必要时停车抢救。

2. 特殊注意事项

（1）担架搬运须将患者头后脚前放置，利于后位担架员随时观察患者的变化。

（2）汽车运送多颠簸严重，须固定患者及车载设备。

（3）火车运送一般比较平稳，多用于大批伤员远距离转移。因此患者分类标记必须清楚牢记，同时重伤患者应放置在下铺容易观察治疗的位置。

（4）船舶运送的特点是晕船容易引起恶心呕吐，可以造成患者窒息。因此提前用药防止晕船和及时发现呕吐者给予相应处理是非常重要的。

（5）飞机运送同样存在晕机呕吐的现象，除此之外值得关注的问题是机舱内压力的变化可以影响伤患呼吸循环状态，并导致颅、胸、腹及受伤肢体内压变化，引起一系列严重后果。途中使用的输液袋、引流袋、气管导管及导尿管气囊等中空物品也都可能随舱内压力变化出现破溃溢液等问题。因此，保持舱内压力恒定十分重要。应该尽量将患者垂直飞行方向放置或头后脚前位，防止飞机起飞时因惯性作用造成伤患一过性脑缺血。

五、交　接

转运时应做好相关记录，包括一般情况（姓名、年龄、性别、身份证号码、住址、单位、联系人及联系方式，电话号码等），伤情（受伤地点、机制、性质、部位、程度等），抢救治疗经过及反应。到达指定医院后须向接诊医生认真交代，包括口头介绍和转交所有病历资料，交接双方都应该在病历或交接单上签字。

第四节　大型活动救护保障

随着改革开放的不断深入和社会经济的持续发展，综合国力增强、国际地位日益提高，国家和各地举办的高级别的各类国际、国内重要会议、重大活动、体育赛事越来越多，规模和范围不断扩大，如 2008 年北京 28 届奥运会、2009 年 60 周年国庆、2010 年上海世博会、2014 年 APEC 峰会等。这些活动为推动国家社会经济发展、展示国际良好形象、扩大国内外影响具有十分重要的意义。同时，各级卫生部门承担的卫生保障任务也愈来愈繁重，压力越来越大，做好活动期间的物资和装备保障工作是卫生保障的重要内容，对于活动成功举行意义重大。做好卫生保障工作也成为卫生部门一项基本常规工作。

一、概念与特征

目前，关于大规模集会活动和重大活动没有统一的定义。为了加强对大型群众性活动的安全管理，保护公民生命和财产安全，维护社会治安秩序和公共安全，2007 年国务院颁布《大型群众性活动安全管理条例》。管理条例中所称的大型群众性活动是指法人或其他组织面向社会公众举办的每场次预计参加人数达到 1000 人以上的下列活动：体育比赛活动；演唱会、音乐会等文艺演出活动；展览、展销等活动；游园、灯会、庙会、花会、焰火晚会等活动；人才招聘会、现场开奖的彩票销售等活动。国外一些学者给出大规模集会活动的参加人数定义在 25000 人以上。2006 年，原卫生部印发《重大活动食品卫生监督规范》，其中对重大活动进行了解释，重大活动一般是指具有特定规模的政治、经济、文化、体育及其重大社会活动。

大规模集会活动和重大活动的公共卫生目标包括预防伤害，疾病风险，使伤害的风险最小化，并尽最大可能确保参与者、观众、工作人员、周边公众的健康与安全。大规模集会活动和重大活动的卫生保障任务单元主要包括紧急医疗救治、疾病预防控制和卫生监督工作。

卫生部对重大活动和大规模集会活动的卫生应急保障工作没有明确和统一的定义。原则上建议卫生应急保障工作实施分级管理。重大活动可分为三级：一级：党和国家举行的重大会议和活动、重大国际外交活动、重大国际国内体育赛事等及与之相应的重大活动。二级：中央、国务院各部委、各省、自治区、直辖市人民政府举办的重要会议和活动、洲际体育赛事和国际单项体育赛事活动、国际性重要会议等及与之相应的重大活动。三级：市级人民政府举办的重大活动。也可参照国内外重大活动警卫安全分级标准对重大活动和大规模集会活动进行分级管理。

二、风险分析

通常大规模集会活动带来的公共卫生风险大于类似的自然集会可能产生的风险。大型活动可能产生的公共卫生风险主要包括：

1. 发生肠道传染病和食物中毒等食源性疾病，如食用不洁食品导致的食物中毒，误将亚硝酸盐作为食盐导致的化学性食物中毒。

2. 急性呼吸道传染病暴发流行，如 2003 年的"SARS"疫情、人感染高致病性禽流感疫情、2009 年的甲型 H1N1 疫情。

3. 水传播疾病，主要是由于生活饮用水受到致病微生物污染造成的传染病，如饮用不洁水或食用被污水污染的食物引起伤寒、霍乱、痢疾等。

4. 意外事故或其他类型的伤害，如大面积人群出现的踩踏伤等。

5. 群体性不明原因疾病，短时间内某个相对集中的区域内同时或相继出现具有共同临床表现的患者，且病例不断增加，范围不断扩大，又暂时不能明确原因。

6. 爆炸或恐怖袭击，大规模集会活动和重大活动期间，由于涉及的人数多，大众传播覆盖面广，社会影响强烈等原因，也是故意使用爆炸物等高发时刻，公众成为潜在的袭击目标。尤其是有重大国际活动和有大量外宾参加的情况下，爆炸和核生化恐怖袭击发生的几率可能会有所增加。

7. 与天气冷热有关的疾病，由于大规模集会活动和重大活动期间，参与的人员数量可能比较多，而且有可能在室外活动多，这样受极端天气冷与热影响较大。闷热时容易出现中暑，且心脏病多发等；低温情况时出现冻伤、低温症，呼吸系统疾病如诱发哮喘；尤其是要注意老人和小孩在极端气候情况的卫生应急保障。

三、保障准备

大规模集会活动和重大活动期间可能涉及的公共卫生应急准备工作主要包括：医疗救治能力和群死群伤事故的应急准备、疾病监测与突发疾病准备、环境卫生与食品安全准备、针对爆炸物、生物及化学物质以及核放射性物质的准备，以及可能相关事件的公共卫生应急准备与响应。在常规应对的基础上，重点是应对可能的大规模伤亡。在这种情况下，可能会出现医院床位不足、急救药品短缺、急救设备缺少、库存血严重不足等问题。

1. 物资保障　大型活动举办前，急救部门在配合政府和活动主办方做好活动保障工作的基础上，要重点做好本部门的卫生应急保障工作方案，充足的应急物资和装备到位是准备的重要环节。根据活动主办方的统一部署，可能涉及的各级卫生行政部门要组织辖区内相关医疗卫生单位开展公共卫生风险评估，根据评估结果，组织各单位制定大规模集会活动和重大活动卫生应急预案，重点是应急物资和装备的准备的预案。

2. 协调与配合　一般大规模集会活动和重大活动都是由政府主办，卫生部门作为组成部门承担卫生应急处置工作，这意味着需要与各级行政部门（如中央政府、各级地方政府）、各职能部门（如应急管理、安全、交通运输、宣传、财政、农业、气象等），以及承担某些特定任务的单位统一工作机制和工作方式，以及就由可能发生的突发事件和相关信息进行沟通和交流。

3. 培训和演练　根据大型活动的规模，组建相应的医疗救治应急队伍，加强应急队伍培训和演练，提高保障的能力，并根据实际情况和演练中发现的问题及时修订工作方案。

4. 医疗服务　各大型活动医疗卫生保障机构要作好活动期间的医疗保障工作，特别是极端天气情况下的公众防护以及 VIP 保障。

5. 疾病监测　疾病预防与控制机构应协调相关部门确保活动举办地区内开展适当的疾病监控措施，包括实施法定报告传染病监测、症状监测、现场监督控制措施、损伤监督控制措施等；采取多种监测方式和渠道开展多辖区疾病监测，并作好相关趋势分析，在出现突发事件及相关信息后，应能迅速开展流行病学调查。

6. 卫生监督　监督机构要加大活动期间环境卫生和食品安全监督检查力度。由于大规模集会和重大活动时，各方面参与的工作人员数量会非常大，这使得环境卫生和食品安全尤为重要。加强周边环境水体的监测，购置必要的水质快速监测仪器，储备一些水质消毒剂。作好食品中毒的检测和甄别，并储备必要的检测试剂、诊断试剂和实验室样品等。

（史　莉　张海涛）

第九章

感 染 防 护

第一节 传染病防护

一、我国法定传染病分类

甲类（2种）：鼠疫、霍乱

乙类（26种）：传染性非典型肺炎、艾滋病、病毒性肝炎、脊髓灰质炎、人感染高致病性禽流感、甲型H1N1流感、麻疹、流行性出血热、狂犬病、流行性乙型脑炎、登革热、炭疽、细菌性和阿米巴性痢疾、肺结核、伤寒和副伤寒、流行性脑脊髓膜炎、百日咳、白喉、新生儿破伤风、猩红热、布鲁菌病、淋病、梅毒、钩端螺旋体病、血吸虫病、疟疾。

丙类（11种）：流行性感冒、流行性腮腺炎、风疹、急性出血性结膜炎、麻风病、流行性和地方性斑疹伤寒、黑热病、棘球蚴病、丝虫病，除霍乱、细菌性和阿米巴性痢疾、伤寒和副伤寒以外的感染性腹泻病，手足口病。

二、标准预防

标准防护（standard precaution）：是指认为患者的血液、体液、分泌物、排泄物均具有传染性，需进行隔离，不论是否有明显的血迹，污染，是否接触非完整的皮肤与黏膜，接触上述物质者，必须采取预防措施。虽然CPR的风险非常低且仅限于少数病历报告，但美国职业安全与健康管理署（OSHA）仍要求医务人员在工作场所（包括进行CPR时）采用标准预防措施。

（一）接触传播的防护

1. 在现场接触患者及其血液、体液、分泌物、排泄物等物质，或接触有可能被病原体污染的物体表面时应戴手套；

2. 手套在接触了高浓度病原体的物品后必须更换；

3. 离开污染现场之前必须脱去手套，并用抗菌肥皂洗手；

4. 在脱去手套后不要再接触任何可能带有病原体的物件的表面。

以上预防措施同样也适用于接触那些携带具有流行病学意义病原体的无症状者。

以下的情况要加穿隔离衣：

1. 与患者或者可能被污染的物品有大面积接触时；

2. 与大便失禁、腹泻、有造瘘口、有辅料不能控制的引流或伤口有渗出的患者接触时。

（二）空气传播的防护

空气传播指一些直径小于 $5\mu m$ 的病原体（如结核分枝杆菌、炭疽杆菌和军团菌等）可漂浮在空气中，在易感者吸入了含病原体的空气时发生感染。接触空气传播的疾病（如肺结核等）病例时，在标准预防的基础上，还需采用空气传播的防护。进入确诊或可疑传染病患者房间或在现场接触时，应戴帽子、医用防护口罩；进行可能产生喷溅的诊疗操作时，应戴护目镜或防护面罩，穿戴防护服。

在与SARS、人感染高致病性禽流感患者接触时，相关工作人员应经过专门的培训，掌握正确的防护技术后，方可进行操作。相关人员应严格按照防护规定着装，并按照相关的防护用品穿脱程序进行。为患者进行吸痰、气管切开、气管插管等操作时，可能被患者的分泌物及体内物质喷溅，因此在进行这些诊疗护理前，应戴防护面罩或全面型呼吸防护器。

另外，穿脱防护用品时要注意如下事项：①医用防护口罩持续使用一般不要超过 $6 \sim 8$ 小时，遇污染或潮湿应及时进行更换；②接触多个已经确诊的同类传染病患者时，防护服可连续应用；③接触不同疑似患者时，要及时更换防护服；④防护服被患者血液、体液、污物污染时应及时更换；⑤戴医用防护口罩或全面型呼吸防护器应进行面部密合性试验。

（三）飞沫传播的防护

飞沫传播指当患者或者带菌者咳嗽、打喷嚏、交谈、或对患者进行支气管镜检查及呼吸道吸痰时，病原体（如SARS、流感、链球菌肺炎、流行性腮腺炎和百日咳等的病原体）通过飞沫溅到易感者的结膜、鼻腔或口腔。飞沫直径一般大于 $5\mu m$，常常不会溅出1m以外。防止飞沫传播感染应在标准预防的基础上，还要附加以下预防措施：与患者近距离（1m以内）接触，应戴帽子、医用防护口罩；进行可能产生喷溅的诊疗操作时，应戴护目镜或防护面罩，穿防护服；当接触患者及其血液、体液、分泌物、排泄物等物质时应戴手套。

（四）虫媒传播的防护

1. 蚊类的个人防护方法和用品

驱避剂是最常用的个人防护用品，目前市场上常见的有含有避蚊胺（DEET）的驱避剂如蚊不叮，外出时使用驱避剂可以避免蚊虫、蠓、蚤、白蛉等叮咬。

首先，在现场工作室或帐篷使用药物处理的蚊帐，以减少蚊虫等的侵害。可以用 $20 \sim 40mg.\,a.\,i./m^2$ 顺式氯氰菊酯、 $20mg.\,a.\,i./m^2$ 氯氟氰菊酯、 $30 \sim 50mg.\,a.\,i./m^2$ 氟氯氰菊酯、 $10 \sim 15mg.\,a.\,i./m^2$ 溴氰菊酯等浸泡蚊帐。第二，在纱窗上使用含有拟除虫菊酯的涂抹剂，可以阻止有害生物的进入。第三，在现场采集动物样品时，应使用蚊香、电热蚊香片（液）等驱蚊灭蚊，或使用杀虫剂如含有拟除虫菊酯的气雾剂、悬浮剂、可湿性粉剂、微乳剂等进行空间喷洒或滞留喷洒，以减少有害生物对现场工作人员的攻击机会。第四，穿较宽松的长衫、长裤，避免穿凉鞋，以减少皮肤外露。第五，在有大量蚊虫等飞虫活动的空间，应使用驱避剂或杀虫剂处理过的防蚊纱罩，以保护现场工作人员的头部和颈部。

2. 蚤类、蜱螨类的个人防护

在与啮齿类、家养或野生哺乳动物、鸟类接触或样品采集时，应把捕获的小型动物放置在鼠布袋中，用乙醚麻醉，使体外寄生虫致死后，再进行操作，并在操作现场地面使用含有高效氯氰菊酯、氟氯氰菊酯或溴氰菊酯等致死作用的杀虫气雾剂或滞留喷洒剂，以杀死病媒生物。

在孳生地及活动场所附近开展工作，将驱避剂涂抹于皮肤的暴露部位，或外衣上。工作人员在开展蚤、蜱、螨传播疾病相关的现场工作时，应穿防护服、防蚤袜，以有效防止媒介生物的攻击。

在鼠疫等疫情处理时，工作人员应避开蚤、蜱、螨的活动区，不能在獭洞、鼠洞等鼠类活动频繁的区域坐、卧或长期停留，不能在没有防护时接近自毙鼠，以免受到感染病原的蚤类叮咬。

（五）暴露于血液和体液后的紧急措施

现场工作人员因针刺、割伤、咬伤，或者血液/体液溅到黏膜，或者破损的皮肤暴露于血液/体液后，应立即用肥皂和清水冲洗暴露部位15分钟。如果喷溅到眼睛或黏膜，要用清水冲洗15分钟。受伤者应该马上向自己的上级报告，并寻求进一步的治疗。相应治疗应该在1~2小时内开始。

被针头刺伤后，应按照规定的检测指南及时进行艾滋病、乙肝表面抗体和丙肝抗体检测。

三、三级防护

（一）三级防护的内容

一级防护：工作服、工作鞋袜、隔离衣、工作帽、医用口罩或医用防护口罩，必要时戴护目镜、手套。

二级防护：工作帽、医用防护口罩、护目镜、手套、工作服或刷手衣裤、隔离衣或防护服、长筒靴或工作鞋袜、鞋套。

三级防护：在二级防护基础上加戴全面型呼吸防护器或面罩、防水围裙等。

（二）穿戴防护用品顺序

步骤1：戴帽子。

步骤2：穿防护服。

步骤3：戴口罩。

步骤4：戴上防护眼镜。

步骤5：穿上鞋套或胶鞋。

步骤6：戴上手套，将手套套在防护服袖口外面。

（三）脱掉防护用品顺序

步骤1：摘下防护镜，放入消毒液中。

步骤2：解防护服。

步骤3：摘掉手套，一次性手套应将里面朝外，放入黄色塑料袋中，橡胶手套放入消毒液中。

步骤4：脱掉防护服，将反面朝外，放入污衣袋中。

步骤5：将手指反掏进帽子，将帽子轻轻摘下，反面朝外，放入黄色塑料袋中，或污衣袋中。

步骤6：摘口罩，一手按住口罩，另一只手将口罩带摘下，放入黄色塑料袋中，注意双手不接触面部。

步骤7：脱下鞋套或胶鞋，将鞋套反面朝外，放入黄色塑料袋中，将胶鞋放入消毒液中。

（四）口罩

1. 纱布口罩：可以保护呼吸道免受有害粉尘、气溶胶、微生物及灰尘伤害；

2. 外科口罩：能阻止血液、体液和飞溅物导致的疾病传播，在进行有创操作的过程中，医护人员应戴外科口罩；

3. 医用防护口罩：能阻止直径<5μm感染因子的空气传播或近距离（<1m）接触经飞沫传播。医用防护口罩的使用包括密合性测试、型号的选择、医学处理和维护。

（五）穿脱隔离衣的目的

保护患者和工作人员，避免互相传播，减少感染和交叉感染的发生。

穿脱隔离衣的方法：

1. 穿衣 ①手持衣领取下隔离衣，清洁面朝向自己将衣领向外折，对齐肩缝，露出袖笼。②左手伸入袖内并上抖，依法穿上另一袖，双手上举，将衣袖尽量抖上。③双手持衣领顺边缘向后扣好领扣，然后系好袖口。④双手在腰带下约5cm处平行向后移动至背后，捏住身后衣服正面的边缘，两侧对齐，然后向一侧按压折叠，系好腰带（视频2）。

视频2 穿隔离衣

2. 脱衣 ①解开腰带的活结再接袖口，在肘部将部分袖子塞入工作服袖下，尽量暴露双手前臂。②双手于消毒液中浸泡清洗，并用毛刷按前臂、腕部、手掌、手背、指缝、指甲、指尖顺序刷洗两分钟，再用清水冲洗干净。③洗手后拭干，解开衣领，一手伸入另一手的衣袖口，拉下衣袖包住手，用遮盖着的手从另一袖的外面拉下包住手。④两手于袖内松开腰带，然后双手先后退出，手持衣领，整理后，按规定挂好。⑤如脱衣备洗，应使清洁面在外，将衣卷好，投入污物袋中（视频3）。

视频3 脱隔离衣

（六）下列情况应穿戴防护服

接触甲类或按甲类传染病管理的传染病患者时；接触经空气传播或飞沫传播的传染病患者时；可能受到患者血液、体液、分泌物、排泄物喷溅时。

1. 穿防护服流程（三级防护）在清洁区认真洗手后依次戴工作帽、防护口罩、一次性外科口罩、刷手衣裤、工作鞋袜、分身隔离衣、防护服、手套、防护眼镜、长筒胶靴、鞋套。

2. 脱防护服流程（三级防护）转运患者、消毒车辆后戴着手套在0.2%~0.5%过氧醋酸消毒液中浸泡3分钟，同时穿着长筒胶靴站在深度为30~40cm的盛有0.2%~0.5%过氧醋酸消毒液中浸泡3分钟，同时消毒污染车钥匙。取下护目镜浸泡在0.3%过氧醋酸消毒液中30分钟或75%乙醇中30分钟，清水冲洗晾干备用。头盔浸泡入75%乙醇中30分钟，清水冲洗晾干备用。脱下防护服、鞋套、外层手套及外层口罩，并将其浸泡于

0.2% ~0.5%过氧醋酸消毒液中1小时后，甩干封闭在黄色垃圾袋内按医疗垃圾处理。

脱下布隔离衣及布帽子浸泡于1000~2000mg/L含有效氯消毒液中1小时后，封闭在黄色垃圾袋内送洗衣房加热清洗方可再次使用。脱下内层手套、口罩按医疗垃圾处理。换胶靴前应再次消毒胶靴，然后洗手、手消毒。所有需浸泡的物品要完全进入到消毒液中，装消毒液的盆、桶加盖，各班测浓度，低于要求浓度及时更换。消毒液每班更换。

第二节　中毒事件的个体防护

一、基本概念

个体防护装备（personal protective equipment，PPE）是从业人员为防御物理、化学、生物等外界因素伤害所穿戴、配备和使用的各种护品的总称。它是预防危害，保护人员健康与安全的重要措施和最后防线。个人防护装备的防护原理简单地讲就是一种将人体与外界相对隔离的物理防护机制。

应急救援时，医学救援人员必须在保护自身安全的前提下开展救援工作，绝不能在情况不明时奋不顾身地去救援。只有佩戴良好的个体防护，确保了自身的安全，才能有效地完成营救任务，否则不但救不了别人，还可能引起中毒甚至危及自己的生命，成为被别人救护的对象。因此，正是通过保障个人安全，才能为保护他人安全赢得时间。需要强调的是，任何个体防护装备的防护性都是有限的，有效控制危害源、让中毒事件场所的人员，包括伤者迅速离开事件危险环境或隔离疏散，减少毒物损害才是最有效的个人防护措施。

二、突发公共卫生事件中的危害因素

1. 危害因素　化学中毒事件发生后，事故现场及其周围环境中可能会存在以下危害因素：

（1）颗粒物：是悬浮在空气中的微小粒状物质，包括粉尘、烟、雾和微生物。粉尘和烟都是固体颗粒，粉尘一般产生于固体物料受力破碎过程中，烟却是物质燃烧气化后，在空气中冷凝所形成；雾为呈液态的颗粒物，多在液体喷洒或冷凝过程中形成；微生物包括各种细菌、病毒、真菌等，在空气中多以附着在其他颗粒物的形式存在。有些颗粒物还有挥发性，如某些溶剂性喷雾和酸雾以及某些生化毒剂等。放射性尘埃也为颗粒物，这种颗粒物具有放射性，吸入体内后可产生持续内照射危害健康。

（2）气态物质：常见的有害气体为一氧化碳、氯气、氨气、硫化氢和光气等。蒸气是在常温常压下呈液态或固体的物质经蒸发或升华产生，如各种有机溶剂蒸气、汞蒸气等。有些气体具有特殊气味或刺激，能够很快地感知到，而有些则没有，部分有毒气体可对皮肤和眼睛产生刺激作用，有些还可通过皮肤吸收。

（3）液体物质：有害液体种类很多，酸或碱液对皮肤有腐蚀性，并能挥发出有刺激性的气体、蒸气或产生雾，一些有机溶剂不仅挥发出有毒蒸气，也会经皮肤吸收，并刺激或腐蚀皮肤；有些液体还具有可燃性等。许多生物样本呈液态，传染病患者的部分分泌物具有传染性。

（4）缺氧环境：空气中氧气体积分数低于18%为缺氧环境，缺氧环境能对健康造成

危害。

（5）燃烧：包括普通火灾和各种化学火灾，现场除高温、燃烧、塌方等安全危险因素外，燃烧还会产生各种颗粒物和成分复杂的有毒有害气体。

2. 危害水平　有毒化学品的毒性水平是分析化学中毒事件危害性水平的依据之一，也是选择个体防护的重要参考依据。在事故性化学中毒事件中，会涉及各种毒性水平有毒化学品，且通常可以预知有毒化学品的种类和可能的量级；在职业性化学中毒事件，通常不会涉及剧毒及高毒性有毒化学品，而是以中、低毒的有毒化学品为主。与之相反，恶意性化学中毒事件，则是刻意地使用常见、易得或易制的剧毒或高毒性有毒化学品。危害水平受到下列因素影响：

（1）物质理化性质：在正常状态下，化学品以气态（包括蒸汽）、液态（包括气溶胶、雾）和固态（包括粉尘）三种物理状态存在。同样，有毒化学品也是以这三种状态呈现。

（2）毒性及其效应：化学品对人的危害性是不同的，不同的化学品其毒性效应方式、靶器官、病理改变、代谢、长期影响等都不尽相同；与化学中毒事件相关的化学品的危害性实际上是指化学品对人体的毒性水平。以半数致死量为基础，对接触毒物的危害性分为极高、高度、中度和轻度危害共四级。

（3）接触方式：有毒物质致人中毒的途径分为经皮、经口和吸入三种途径，接触方式的不同也是判定危害水平的重要因素。

（4）暴露剂量：分为外暴露量和内暴露量。

（5）任务负荷和持续时间：应急人员的处置任务若需要在高负荷强度下进行、或者较长的任务时间，实际上承受的危害水平要增加。

三、个体防护装备的分类

个体防护装备主要分为三类：皮肤防护装备、呼吸防护装备和配套防护装备。

（一）皮肤防护

狭义的皮肤防护指的是对躯干防护的防护服，而广义的皮肤防护还包括颜面部、眼部、手、足部的全身防护。

1. 防护服　从防护性最高的正压气密防渗透防护服到普通的隔离颗粒物防护服，各类防护服的性能有较大的差别，适用范围也不同。设计材料、形状、连接方式以有效的阻断有害物侵入为准则。在样式上，防护服分连体式、分体式、裙式等结构；主体材料有的使用不透气材料（如丁基胶涂敷织物、高分子复合材料等），有些使用透气材料（如基于药用炭吸附型防护材料等）；由于材质和性能不同，有些洗消后防护性能下降，分为一次性使用和反复多次使用。GB 19082-2009《医用一次性防护服技术要求》所涉及防护服属于应用于传染病疫情处理的隔离服，一般不用于处置化学中毒事件。防护服一般分为四级，分别为：

（1）A级：带有面罩的全封闭气密性防护衣；

（2）B级：全封闭非气密性防护衣；

（3）C级：连体式化学防护衣；

（4）D级：一般工装。

欧洲标准将化学防护服分为 6 个防护等级，分别为：气密型；非气密型；液体致密型；喷溅致密型；粉尘致密型；有限喷溅致密型。

防护服的选用要依据突发中毒事件中环境有毒物质的种类、存在的方式、环境条件浓度等综合考虑。对具有腐蚀性气态物质（蒸气、粉尘、烟雾等）存在的现场，防护服要具有耐腐蚀性、高隔离效率和衣裤连体，袖口、裤脚有较好的密合性等；对于非蒸发性的固态或液体化学物，仅需要穿具有一定隔离效率的防护服即可。防护服的选用可参照GB/T 11651-2008《个体防护装备选用规范》。

2. 防护眼镜、眼罩及面罩　眼面防护用具都具有隔离和防撞击的功能，并根据其他不同需要，分别具有防液体喷溅、防有害光（强的可见光、红外线、紫外线、激光等）、防尘等功效。如果事故现场能够产生对皮肤黏膜有害气体、液体喷溅的情况，应配备相应功能的防护眼镜、眼罩或面屏。眼罩对放射性尘埃及空气传播病原体也有一定的隔离作用。针对具有刺激性和腐蚀性气体、蒸气的环境，建议应该选择全面罩，因为眼罩并不能做到气密，防护眼镜或眼罩通常与半面型过滤式呼吸防护器和防护口罩联合使用，也可以单独使用。

3. 防护手套　防护手套的种类繁多，除抗化学物类外，还有防切割、电绝缘、防水、防寒、防热辐射、耐火阻燃等功能，需要说明的是，一般的防酸碱手套与抗化学物的防护手套并非等同，由于许多化学物相对手套材质具有不同的渗透能力，所以需要时应选择具有防护性能的防护手套。

依据防护手套的特性，参考可能的接触机会，选用适当的手套，应考虑化学品的存在状态（气态、液体）浓度以确定该手套能抵御该浓度。如由天然橡胶制造的手套可应付一般低浓度的无机酸但不能抵御浓硝酸及浓硫酸。橡胶手套对病原微生物、放射性尘埃有良好的阻断作用。具有选择可参考生产厂家所附带的说明书。

4. 防护鞋（靴）　与防护手套类似，防护鞋靴的防护功能也多种多样，包括防晒、防穿刺、防水、抗化学物、绝缘、抗静电、抗高温、防寒、防滑等。防护鞋（靴）要对酸碱和腐蚀性物质有一定的抵御性，表面不应有能够积存尘埃的皱褶，以免积存尘埃。

（二）呼吸防护用品

在突发中毒事件中有较多的毒物为有毒气体或挥发性物质，对人的呼吸系统造成直接损害或因环境缺氧引起窒息、昏迷，甚至死亡。因此，在突发中毒事件卫生应急处置中，呼吸防护是个体防护的核心。

1. 呼吸防护用品的分类　根据气体来源呼吸防护用品分为过滤式（空气净化式）和隔绝式（供气式）两种类型。

（1）过滤式呼吸器：过滤式呼吸防护用品把吸入的空气通过净化部件的吸附、吸收、催化或过滤等作用，除去其中有害物质后作为气源，供使用者呼吸用，分为自吸过滤式和送风过滤式两类。自吸过滤式防护用品（non-powered air purifying respirator）靠佩戴者呼吸克服部件阻力，主要由头带、过滤元件和密合型面罩三部分构成。

（2）隔绝式呼吸器：将使用者呼吸器官与有害空气环境隔绝，靠本身携带的气源（携带式或自给式，SCBA）或导气管（长管供气式），引入作业环境以外的洁净空气供呼吸。

还有一类是用于逃生的呼吸器称为逃生呼吸防护用品，只用于紧急情况下从有害环境逃生，可分为过滤式和供气式。

2. 呼吸防护用品介绍

（1）口罩

药用炭口罩：是在纱布口罩的基础上加入了药用炭层。此类口罩不能增加阻断有害颗粒的效率，药用炭的浓度不足以吸附有毒物质。所以同样不能用于各类突发公共卫生中毒事件现场防护。药用炭口罩有一定的减轻异味的作用（如处理腐烂物质），同样不能用于有害气体超标的环境。

医用防护口罩：GB 19083-2010《医用防护口罩技术要求》从2011年8月1日起开始实施，本标准参照了欧洲和美国等相关标准，结合我国产品的技术水平，除对材料的性能进行了规定之外，还增加了密合性等对产品整体性能的评价。符合标准的口罩能够滤过空气中的颗粒物，阻隔飞沫、血液、体液、分泌物等，包括传染性病毒。过滤材料不是简单阻隔，而是通过扩散效应、拦截效应、惯性效应、重力效应和静电效应综合作用。

无纺布防尘口罩：一般是用无纺布制成，主要用来防尘，防尘口罩主要是用来防止颗粒直径小于$5\mu m$的呼吸性粉尘经呼吸道吸入产生危害，主要用于浓度较低的作业场所。

N95抛弃式防尘口罩：N95是NIOSH（美国职业安全卫生研究所）认证的9种防尘口罩中的一种，N代表其材质仅使用于过滤非油性粉尘，95代表其过滤效能至少达95%效能。

（2）过滤元件：一般分滤棉、滤毒罐和滤毒盒三大类。

滤棉用于防颗粒物，GB 2626-2006《呼吸防护用品 自吸过滤式防颗粒物呼吸器》中将颗粒物（包括粉尘、烟、雾和微生物）过滤元件分成两大类。一类是适合非油性的颗粒物，作为KN类，它适合各类粉尘，如煤尘、水泥尘、石棉、面粉尘等，还适合金属烟和一些雾，如酸雾、油漆雾等。另一类同时适合油性和非油性颗粒物，作为KP类，除非油性颗粒物外，还适合油烟、油雾、沥青烟、焦炉烟等。这两类过滤元件分别有3个过滤效率级别，即90%、95%和99.97%，过滤元件对应标志为KNK90/KN95/KN100或KP90/KP95/KP100。

滤毒罐和滤毒盒用于防化学物。滤毒罐的容量并不一定比滤毒盒大，这主要是执行产品的标准不同决定的，有单个也有成对使用的。化学过滤元件一般分单一和综合防毒两类，单一防毒主要用于单纯过滤某些有机蒸气类、防酸性气体类（如二氧化硫、氯气、氯化氢、硫化氢、二氧化氮、氟化氢等）、防碱性气体类（如氨气）、防特殊化学气体或蒸气类（如甲醛、汞），综合防毒可用于防护各类型气体。

3. 呼吸防护用品的选用 呼吸防护用品的选用主要依据GB/T 18664-2002《呼吸防护用品的选择、使用与维护》，该标准规定了职业用呼吸防护装备选用要求和方法，也可以用来指导应急人员的呼吸防护装备。重要判断依据是IDLH环境，IDLH是指有害环境中空气污染物浓度达到某种危险水平，如可致命性，或可永久损害健康，或可使人立即丧失逃生能力。IDLH环境包括以下几种情况：①空气污染物种类和浓度未知的环境；②有害物浓度达到IDLH环境浓度；③缺氧环境（空气中的氧气含量低于18%）也被归类于IDLH环境。常见毒物IDLH浓度可在GB/T 18664-2002《呼吸防护用品的选择、使用与维护》附录B中进行查阅。

对过滤式呼吸器要根据现场有害物的种类、特性、浓度选择面罩种类及适当的过滤元件。当有害物种类不详或不具有警示性或警示性很差，以及没有适合的过滤元件时，就不能选择过滤式呼吸防护器。GB/T 18664-2002《呼吸防护用品的选择、使用与维护》对各类呼吸器规定了指定防护因素（APF），即一种或一类功能适宜的呼吸防护用品，在适合使用者佩戴且正确使用的前提下，预期能将空气污染物浓度减低的倍数。危害因素用来广义描述有毒化学品的危害水平：危害因素＝环境中化学品有毒化学品浓度/国家职业卫生标准规定浓度。危害因素 >1 说明存在呼吸危害，危害因素 <1 说明使用者实际接触的有害物浓度低于安全接触限值，属于安全水平。呼吸防护用品的选用原则为选择指定防护因素（APF）大于危害因素的呼吸防护用品。各类呼吸防护用品的指定防护因素各不相同，如 APF＝100 的全面罩可将空气中硫化氢浓度降低到 1/10。若现场硫化氢浓度是卫生标准的 10 倍，全面罩就适合；若硫化氢浓度超标 150 倍，全面罩就不适合，应选用供气式呼吸器。

（三）其他选配装备

由于突发中毒事件情况复杂及环境状况的不确定性，为了最有效地发挥卫生应急效率，确保应急救援人员的安全，在个人防护的基础上，尚应配有支持生命、防止意外情况发生的其他个人防护装备或辅助装置，以供救援小分队自救或互救运用。

1. 安全帽　为防止在卫生应急救援中避免重物冲击或尖锐物穿刺导致头部伤害，常用头部防护装备，包括工业用各类安全帽。

2. 防坠落装备　防坠落装备是防止应急人员在高处作业或突发垮塌发生坠落的装备，包括高处临边保护措施、高处坠落保护装备、滑道预警与保护装备、低处倾倒或翻倒的保护装备，如安全带（包括安全钩、自锁器、缓冲器、滑轨、安全绳等）、安全网等。

3. 通信设备　良好的通信设备既是应急救援工作所需要的，更是个人自我保护和自救的重要工具。此类设备包括对讲机、耳塞喉麦组件、卫星电话、便携式 GPS 定位仪等。

4. 降温背心　穿着 A、B 级防护装备时会产生大量热量，可选用相变材料的降温背心，注意降温背心的使用说明，需要冷冻蓄冷的使用前要做好准备。

5. 洗消　吸收辅料及批发洗消用品。主要用于应急人员出现意外情况时使用，对糜烂性液态毒物进行的尽快吸附、消洗。

6. 便携式氧气报警器和毒物报警器。

第三节　核辐射防护

核事故情况下，对人员（主要是事故周围的居民和应急人员）采取适当防护措施可减少人员受照剂量。防护措施可分为紧急防护措施和长期防护措施。紧急防护措施要求在事故发生后短时间内就应作出启动这些措施的决定，包括：隐蔽、服用稳定性碘、撤离、控制出入、人员体表去污、更换衣服以及穿防护服等。长期防护措施包括：临时性避迁、永久性重新定居、控制食品和引用水以及建筑物和地表消除污染等。

一、隐　蔽

核事故早期阶段，大量的放射性核素释放到大气中，携带放射性核素的烟羽在事故周边的区域进行扩散和漂移，对接触的人员造成照射。这时隐蔽是一种切实可行的防护措施。人们躲避在建筑物内，关闭门窗和通风系统，并采取适当的个人防护措施，可以减少放射性烟羽产生的外照射和吸入放射性核素后产生的内照射。

人员隐蔽于建筑物内可使来自放射性烟羽的外照射剂量减少 50%～90%，关闭门窗和通风系统可以减少由于吸入含有放射性物质所产生的内照射的剂量，同时隐蔽也可以降低由沉降于地面的放射性核素所致的外照射剂量。上述照射剂量的减弱程度与建筑物的类型和人员的位置密切相关，建筑物越大，减弱效果越明显，砖墙建筑物或大型商业结构可将外照射剂量降低一个数量级或更多。

一般认为在无可能实施预防性撤离情况下，隐蔽被认为是一种在事故早期可供选择的紧急防护行动中较易实施、有效、困难及代价都较小的措施。但短时间内通知大量人员采取隐蔽措施并不容易，特别是事先无计划隐蔽，而且如果处置不当，可引起社会、医学和心理等方面的问题。隐蔽时间一般认为不宜超过 2 天。

二、服用稳定性碘

服用稳定性碘是阻止和减少人体甲状腺对吸入和食入的放射性碘吸收的一种有效措施。碘进入人体后主要蓄积在甲状腺，在放射性碘摄入前服用稳定性碘，使甲状腺达到饱和状态，就可以阻止甲状腺对放射性碘的吸收，从而达到保护人体的目的。需要说明的是服用稳定性碘只是对放射性碘的防护有作用，对其他放射性核素的防护几乎没有效果。服用稳定性碘一般不单独采用，常与隐蔽、撤离等措施同时进行。

一次服用 100mg 碘（相当于 130mg 碘化钾或 170mg 碘酸钾），一般在 5～30 分钟内就可阻止甲状腺对放射性碘的吸收，甲状腺大约在一周后恢复对碘的正常吸收。服碘时间对防护效果有明显的影响。在摄入放射性碘前或摄入后立即服用效果最好。最迟应在放射性碘进入人体 6 小时内服用稳定性碘，但在放射性碘持续或多次进入人体内的情况下，服用稳定性碘的时间不受上述限制。一般来说在摄入放射性碘前 6 小时之内服用，对放射性碘的防护效果可以达到 100%；在摄入放射性碘同时服用，防护效果可达 90%；在吸入放射性碘 6 小时后服用，防护效果可达 50%；12 小时后服用几乎没有效果。

以碘化钾为例，WHO 推荐的不同年龄组服用的单次剂量如下：对 12 岁以上和成年人推荐的服用剂量为每次 130mg；3 岁至 12 岁儿童用药量为成人用药量的 1/2；1 个月至 3 岁儿童用药量为成人用药量的 1/4；新生儿（出生至 1 个月）用药量为成人用药量的 1/8。稳定性碘通常只能服用一次，特殊情况下可连续服用不超过十次。主管部门应该保证当放射性碘的吸收一降到所设置的水平以下时，人们就立即不再服用稳定性碘。

服用稳定性碘的一般原则如下：

1. 凡确定、估计或预计公众有体内放射性碘污染，而且甲状腺预期待积剂量为 100mGy 时，应采取服碘的干预行动。

2. 凡确定、估计或预计从事干预的工作人员体内放射性碘污染量超过 1 个年摄入量限制（ALI），或被疑体内放射性碘污染较高的人员，必须尽早服用稳定性碘。

3. 婴儿和胎儿对碘较敏感，因此婴儿和妊娠妇女必须慎用稳定性碘，确需服用时，须严密观察，如有不良反应或副作用，应立即停药。

4. 个别人长期服用稳定性碘后会出现副作用，如甲状腺肿、甲状腺功能亢进、甲状腺功能减退、引起皮肤病学反应，有时还可能加重心脏疾病、肾脏疾病及肺结核病情，因此，不建议出现上述症状的人群长期服用稳定性碘。

三、撤 离

核和辐射事故发生导致大量放射性物质释放时，撤离事故周边的人群是最有效的防护对策，可使人们避免或减少受到来自各种途径的照射。但也是各种对策中难度最大的一种，特别是在事故早期，如果进行不当，可能付出较大的代价，所以应对此制定周密的计划以避免造成人群接受比其他防护行动（如隐蔽）更大的剂量。在制定应急计划时，必须考虑多方面的因素。如事故大小和特点、撤离人员的多少及具体情况，可利用的道路、运输工具和撤离所需要时间，可利用的收容中心、地点、设施及气象条件等。

四、个人防护

针对核事故中放射性物质释放的个人防护主要是对人员呼吸道和体表的防护。当空气被放射性物质污染时，普通公众可采用简易方法（如用手帕、毛巾、布料等捂住口鼻）进行呼吸道防护，这样可使吸入放射性物质所致内照射减少约90%。对人员体表的防护可用各种日常服装，包括帽子、头巾、雨衣、手套和靴子等。当人们开始隐蔽或由污染区撤离时，可使用这些简易的防护措施。简易个人防护措施一般不会引起伤害，所花代价也小。但进行呼吸道防护时可能会对有呼吸系统疾病或心脏病的人员造成不利影响。

对已受到可疑放射性污染的人员应尽快进行去污。可采取用水淋浴的方法去污，并将受污染的衣服、鞋、帽子等脱下存放起来，直到以后有时间由专门的人员监测或处理。在实际操作中，要避免因人员去污而延误撤离或避迁，同时尽可能防止将放射性污染扩散到未受污染的地区。

五、控制进出口通路

一旦确定受放射性物质污染地区的人群隐蔽、撤离或避迁，就应采取控制进出口通路的措施。采取此对策可减少放射性物质由污染区向外扩散和避免进入污染区的人员受照射。采取此种措施的主要困难在于，若较长时间控制通路，人们就急于离开或返回自己家中，以便照料家畜或从封锁区抢运出货物和产品等。

六、临 时 避 迁

临时或暂时性避迁与撤离的主要区别在于采取行动的时间长短不同，如果照射量率没有高到需及时撤离，但长时间照射的累积剂量又较大，此时就可能需要有控制地将人群从受污染地区避迁。实施这一措施是为避免或减少在几个月内接受到来源于地面沉积放射性物质产生的高剂量照射。

临时性避迁的紧迫性小于撤离。随着时间的推移，放射性衰变和自然过程（如雨水冲刷和气候风化作用）会降低事故地区的污染水平，使人员能返回并恢复该地区的活动，可以再临时避迁的同时采取恢复措施（包括土地及建筑物、用品去污）以缩短临时避迁的时间。

如果受污染地区人口众多，执行避迁的代价和困难可能会比较大。所以，主管部门要充分了解污染程度及范围，并及时告知公众是否要避迁，如确需避迁，应认真做好组织和思想工作。

七、永久性再定居

长寿命放射性核素产生的照射剂量率下降较缓慢，人民为避免或减少这些核素照射的长期累积剂量而考虑自受污染地区迁出。如果预计在 1 年或 2 年内月累积剂量不会降至 10mSv，则考虑不再返回原来家园的永久再定居。当预计终身剂量可能会超过 1Sv 时，也应考虑实施永久再定居。

永久性再定居所需资源包括人员及财产的运输，新的住房及其基础设施，以及当新的基础设施建成之前收入的暂时损失。与持续性花费不同，这些资源主要是一次性投资。

八、消除放射性污染

消除放射性污染，主要包括建筑物和土地去污、对污染物的固定、隔离和处置等，以尽可能地恢复到事故前的状况，其目的是为了减少来自地面沉积放射性物质所产生的外照射，减少放射性物质向人体、动物和食品转移，降低放射性物质悬浮和扩散的可能性。由于去污后就可以恢复某些活动，因而去污通常要比长期封闭污染区的破坏性小。

通常去污操作越早效率越高，但推迟去污可利用放射性衰变和气候风化作用而使放射性水平降低，从而减少去污人员的集体剂量，所需费用也可以降低。

去污的困难、风险和代价在于：

1. 进行去污作业的工作人员可因外照射及吸入放射性核素而增加受照射剂量，所以相关工作人员必须采取防护措施。

2. 去污面积较大时，不仅所需花费大，贮存或处理大量放射性废物也是个困难问题。

九、食品和水污染干预

为控制食品和水污染而进行的干预，虽然应及时进行，但通常并不认为是紧急的，一般在核事故的中后期根据污染程度确定干预措施，包括以下内容：在核事故发生后，应对食品和水进行监测，再根据实际情况采取相应措施以降低食品及水的污染水平。干预可安排在食品生产和分配的不同阶段进行。

十、对人员的医学处理

在核事故中，一些人员可能受到超过剂量限值的照射，少数人员甚至可能会引起不同类型、不同程度的放射性损伤或其他损伤，需在不同水平的医疗单位进行分级处理。对皮肤污染要及时进行去污，对体内污染的促排则应在专门的医学监护下进行。

十一、应急人员的心理干预

在重大应急事件或事故包括核辐射突发事件中，通常认为，警察、医务人员包括医学救援小分队成员因为受过培训而对应激有免疫，实际不然，这些工作人员由于在必须承担的应急工作中见到更血腥、更残酷的景象和更多生命的失去而不能避免受到应激的影响。

影响应急人员心理压力的因素主要表现在以下几个方面：灾难的性质与特征影响应急人员的心理压力程度；个人经历及性格也影响应急人员是否容易出现心理压力与应激；个

人损失或受伤、突然碰到死亡、行动失败是心理压力刺激因素；不能挽救生命、仪器设备损坏、不可满足的需求会加重心理压力与应激。

应急人员的心理干预主要包括以下内容：

1. 应急人员的干预原则 主要包括：应急人员应定时休整，休整地要离开事发地，避免与受灾者互动；应急人员之间要共享救援经验，互相关心、帮助、提醒和鼓励；进行适当的自我表扬；救援中应处处小心，避免污染和不必要的照射。

2. 应急队员的个人装备 个人装备主要包括必要的设备（剂量报警仪、个人剂量计、防护服、呼吸防护器/口罩等），可防止队员在救援中受到不必要的照射，减少心理恐慌，减轻事故应激心理反应。

3. 灾难前的干预 应加强与有实战经验的队员的交流，多开展实景模拟培训与演习，以减轻队员的心理压力。应急救援前可以通过事先计划与预案、建立信息中心、为队员提供辐射的基本知识，开展相关培训，通过动员、鼓舞士气和制定参考水平等方法减轻核辐射应激心理反应。

4. 灾难中的干预 主要包括以下内容：队长应告知队员现场真实的情况，队员家庭成员的位置和处境，使其做好精神准备。

5. 灾难后的干预 队员出现一些应激反应信号是正常的，只有持续时间超过6周才需要寻求专业精神医师帮助。事故后应及时进行总结表彰和对需要者提供心理咨询。

（穆彩琴）

第十章

医学伦理与人文素养

第一节　医学伦理学基本知识

医学伦理学是以医学道德为主要研究对象的一门科学，运用一般伦理学原理和主要准则，为解决医学实践中人们之间、医学与社会之间、医学与生态之间的道德问题而形成的学说体系。医学道德简称医德，是医务人员在执业活动中所遵循道德规范的总称，是认识和调节医方与患方、与社会及医方之间的所有医德活动、医德关系和医德意识的总和。树立良好的医德风尚，对医者角色的定位、职业行为的规范、职业素养的培养都具有重要的决定作用，对提升医疗急救服务质量，营造和谐医患关系会起到积极的促进作用。

一、医德的基本原则

医德基本原则贯穿医德发展过程的始终，支配和制约着医德的各种准则、范畴和要求，是调节医学领域各种道德关系的根本准则和最高要求，是衡量医务人员的个人行为和道德品质的最高标准。

（一）我国当代医德原则

我国社会主义医学人道主义原则，即表述为"救死扶伤、防病治病，实行社会主义人道主义，全心全意为人民健康服务"。

1. 防病治病、救死扶伤：是医学的根本任务和职业特征，是医疗工作的首要职责和医德责任，是医务人员的医疗实践和医德行为的出发点和归宿点。救死扶伤是医生的天职，这是古今中外医疗界的共识，医疗卫生服务的首要任务就是维护患者的生命和健康。随着科学技术的快速发展和现代医学模式的转变，医疗卫生服务的范围和内容也越来越广泛，主要表现为由临床医疗卫生扩展到社会预防保健，由医院救治发展到体系救援和社会参与，由个体患者诊治扩大到社区人群疾病防治，医疗卫生服务也由单一的救死扶伤发展到了防病治病和增进健康两个方面。因此，医务人员要树立全新的医德义务观，正确认识和处理对患者个体、社会人群、生态环境、健康需求等多方面的关系，充分利用防病治病的有效方法，做好人群预防保健，严防疾病传播流行，提高医疗服务质量，保障人民的健康，提高生命的质量。

2. 实行社会主义人道主义：是社会主义医德的基本要求，是处理医学人际关系必须遵循的重要原则，是对社会人道主义和医学道德的继承和发扬。主要内容包括要珍重人的生命和健康，尊重患者的价值和人格，保护患者的权利和利益，对患者一视同仁、平等对待，谴责和反对各种不人道的医疗行为，对社会弱势群体给予更多的同情、关心和照顾，时刻体现出社会主义制度下的医学伦理和道德观念。

3. 全心全意为人民健康服务：是社会主义医德的宗旨和核心，是社会主义医德基本原则的最高要求，反映了社会主义医务人员的道德思想和目标，贯穿于社会主义医德的各项行为规范中。首先，要明确医疗服务的对象是社会人民群众，要求医务人员在诊疗服务中，既要对患者个体负责，也要考虑到社会民众的长远利益。既要做好疾病的临床诊疗，还要顾及社会的预防保健；其次，要为人民健康提供全方位的服务，要求医务人员在诊疗过程中，既要满足人民群众的躯体健康需求，也要关注心理健康、社会适应和道德健康等方面的适应能力和状态水平。

（二）欧美生命伦理原则

目前被越来越多国家所借鉴的是美国学者比彻姆和查尔瑞斯提出的生命伦理四原则，即包括"尊重原则、不伤害原则、有利原则、公正原则"。

1. 尊重原则，是指医务人员对患者及其家属人格尊严和自主性的尊重。

（1）尊重患者的生命：尊重生命是医学人道主义最根本的要求，尊重患者生命具体表现在一是全力救治患者，体现对生命神圣性的尊重；二是提高患者的生命质量，体现对生命价值性的尊重。

（2）尊重患者的人格：所有公民都依法享有生命权、肖像权、名誉权、人身自由权、隐私权、健康权等人格权利，尊重患者的人格就是要自觉维护患者享有的人格权利。

（3）尊重患者的自主权：患者自主权是指具有行为能力并处于医疗关系中的患者在医患交流后，对自身疾病和健康做出合乎理性的决定。但患者自主权的选择需要有一定的前提条件：一是医务人员要向患者说清检查情况、诊断结果、治疗信息、可能发生的结果、医疗风险等，使患者能够得到并正确理解真实、适量的医疗信息；二是患者需具有正常的自主行为能力。对于处于昏迷、病情危急需立即抢救、婴幼儿、严重智障、精神疾患、药物成瘾的患者，就不具备正常思考和做出决定的能力。对于需要紧急救治的"三无"（无身份、无责任机构或人员、无支付能力）患者，本人可能也无法行使自主权；三是患者的决定不能与他人、社会利益发生严重冲突。如在突发公共卫生事件中，传染病或疑似患者需接受隔离治疗，患者对有关机构采取的医学措施应给予配合，个人利益要服从社会利益。总之，自主权是患者享有的一种重要权利，但也要受到一定条件的限制，如果患者或家属无法行使或错误行使自主权，危害到患者或他人的健康和利益时，医务人员应及时制止、给予干涉、纠正错误，积极承担医者应尽的职责和义务。

2. 不伤害原则，是指医务人员使患者免受不应有的医疗伤害，包括身体上、精神上的伤害和经济损失。这是对医务人员最基本的要求，也是底线原则。

（1）有意伤害：医务人员出于不良动机、不负责心理或主观故意心态，拒绝诊疗或对患者采取不必要的诊疗措施等，给患者心身健康和经济利益造成伤害。工作中，要坚决抵制和严格杜绝有意和责任伤害，培养医务人员一切以患者为中心的行医理念和服务宗旨。

（2）不可控伤害：有些伤害是不可预知的，如麻醉意外、药物不良反应等；有些伤害是不可控制的，如超出医疗能力范围的疾病诊治、某些侵入性的检查会引起身体不适等。工作中，要尽量提供最适合的诊疗手段和治疗方法，把不可控的伤害程度限制在最低范围内。

（3）不伤害原则的双重效应：不伤害原则是一个相对的概念，双重效应是指某一诊治行为既有预期的积极效果，也伴有非预期的消极效果。如抢救地震后被压在废墟下的伤员，现场救援人员施予截肢术处理，虽然截肢会导致肢体功能残缺而造成巨大的身心伤害，但可以预防坏死肌肉分解物进入血液循环而危及生命。工作中，要对存在的危险和可能带来的伤害进行效应评价，采取医疗措施的目的是使患者获得较大的益处或预防更大的伤害。

3. 有利原则，是指医务人员的诊治行为是以保护患者利益、促进患者健康为目的的伦理原则。不伤害原则是有利原则的起码要求和体现，有利原则是不伤害原则更高层次的要求和体现。

（1）预防和减少难以避免的伤害：当出现不可避免的伤害时，要解除患者疾苦时不给患者带来损害，尽量使有利和不伤害原则在患者身上得到统一。如救治严重车祸伤伤员，要注重与消防、公安、交警的协作，使伤员尽快脱离危险环境，妥善处理骨折，尽快转送医院，避免失血过多和神经损伤对伤者带来的二次伤害。

（2）两弊相衡取其轻：当出现利害并存时，要权衡利弊大小，为患者选择最大的利益和最小的伤害。如当继续妊娠将危及母亲生命时，选择人工流产终止妊娠就是直接有益的效应，而导致胎儿死亡的伤害性就相对小些。

（3）医务人员可停止施与患者善行：最大限度地维护患者的生命权和健康权是医务人员的职责，而对生命终末期的患者进行无原则地维持治疗，不仅无益于患者健康，也会为社会和家庭带来沉重的负担。1973年美国医学会认为医师有停止治疗患者的权利，但需要符合三个条件：患者的生命靠非正常性的方法维持；患者已被证实是生物性死亡；患者已和（或）家属同意。

4. 公正原则，公正就是公平、正义、公道的意思，是以形式公正与内容公正有机统一为依据，分配和实现医疗和健康利益的伦理原则，主要表现为同样医疗需要及同等社会贡献和条件的患者应得到相当的医疗待遇。

（1）形式公正和内容公正：公正原则主要包括形式公正和内容公正两个类型，其中，形式公正是指相同的情况相同对待，不同的情况不同对待，也就是"给人应得"。内容公正是形式的延伸，是如何判断"应得"的标准，具体包含个人的能力、对社会的贡献等内容。医学服务能否做到公正，要看是否正确对待患者的正当需要和其对社会的实际贡献。

（2）医疗资源分配公正和医学人际交往公正：公正原则主要体现在医疗资源分配和医学人际交往两个方面，为此，医务人员应掌握如下原则：一是尽量实现患者享有基本医疗和护理的平等权利，公平公正的分配医疗资源；二是对待每位患者要一视同仁，公平对待，特别是对老人、儿童、残疾、精神疾病患者更要加以格外的医学关怀；三是要公正处理并及时纠正医疗行为中存在的医疗纠纷和医疗差错，坚持实事求是的原则，合理兼顾各方利益。

（3）医疗资源宏观分配和微观分配：医疗卫生资源是指满足人们健康需要可用的人力、物力、财力总和，包括宏观分配和微观分配。宏观分配需要解决的是卫生保健与占国民总支出的比例，即国家政府分配给医疗卫生的资金或资源总和。以及各层次、各领域医疗部门占卫生保健总支出的比例，即卫生资源总投入在预防医学与临床医学、基础研究与应用研究、基本医疗与特需医疗等各方面的比例，目标是实现现有卫生资源的优化配置，充分保证人人享有基本医疗保健，满足人们多层次的医疗保健需求；微观分配需要解决的是患者在诊疗中医疗资源分配的问题，特别是在住院床位、手术机会等稀有医疗资源的分配问题，要依据患者病情和治疗价值、治疗后生存期限和质量、患者在家庭中的地位和作用等综合指标做出分析，进行相对公平公正的医疗决策。

二、医德范畴的基本内容

医德范畴是反映医德现象及其特征和关系本质的道德概念，是对医德原则的必要补充，贯穿在医德行为的各个环节，是帮助医务人员认识和处理医德关系的工具，是对医德实践活动的概括和总结。主要包括权利与义务、情感与理智、审慎与胆识、良心与荣誉、人道与功利等基本内容。

（一）权利与义务

1. 权利 是指医疗关系中行为主体所拥有的权益，主要包括患者权利和医务人员权利。

（1）患者的权利包括：平等医疗权：医务人员对待患者应不分性别、种族、信仰、社会地位和病情轻重，要平等对待，一视同仁；在医疗资源有限的情况下，要公平公正、科学合理分配医疗卫生资源。知情同意权：包括知情和同意两部分，一方面是医务人员要告知患者病情、诊疗方案、预后及可能会出现的危害等医疗信息，并让患者在经慎重思考和权衡利弊后，对医疗信息做出同意或否定的决定；另一方面是使患者既要知晓还要同意，才能最终确定和实施拟用的诊治方案。隐私保护权：医务人员要自觉维护患者的隐私和秘密，不得非法侵害、利用和公开患者的隐私。这不仅是患者的道德权利，也是患者的法律权利。损害索赔权：医务人员在医疗活动中，违反相关法律法规和行为规范，给患者造成人身损害或财产损失时，患者及家属有权追究相关责任人或单位的法律责任。医疗监督权：患者及其家属有权对医疗活动提出批评、咨询和建议，对医务人员侵权失职行为进行监督、检举和控告。

（2）医务人员的权利包括：医疗诊治权：在注册的执业范围内，进行医学检查、疾病检查、医学处置、出具相应医学证明文件，选择合理的医疗、预防、保健方案帮助患者恢复健康。设备使用权：按照卫生行政部门规定标准，有权使用与执业活动有关的医疗设备基本条件，包括诊疗用品、器械等。科学研究权：享有从事医学研究、学术交流，以及依法参加专业学术团体的权利。继续教育权：享有参加专业培训，接受继续医学教育的权利，以不断提高道德修养和业务水平。人身安全权：在执业过程中，医务人员的人格尊严、人身安全不受侵犯，一切扰乱医疗秩序、谩骂或殴打医务人员的行为都是违法行为，侵犯行为造成伤害的，应依法承担法律责任。经济待遇权：有权要求所在单位其及主管部门根据国家有关规定，按时、足额地支付工资报酬，享受国家规定的各种福利待遇。民主管理权：对卫生行政部门和所在机构的工作有批评和建议权，依法参与所在机构的民主管理。

2. 义务 是指医学关系中行为主体应履行的道德责任，主要包括医务人员义务和患者义务。

（1）患者的义务包括：如实提供病情和有关信息，配合医方诊疗义务：患者应如实陈述病史、病情、按医嘱进行各项检查，并按医师的指示接受治疗。遵守医师规章制度，尊重医务人员及其劳动义务：患者要自觉遵守医疗机构的各种规章制度，尊重医务人员的人格尊严和辛勤劳动。给付医疗费用义务：医患关系是建立在平等基础上的契约关系，无论诊治效果如何，患者都应支付已经发生的相关医疗费用。保持和恢复健康义务：健康权是公民的权利，也是应尽的义务，在保持自身健康的同时不危害他人的健康，并为他人健康积极负责的义务。每位患者都有配合诊疗，尽快恢复健康、防止将传染病传染他人等义务。支持临床实习和医学发展义务：支持医学人体试验和临床实习，是促进医学进步、提高医学人才培养的需要，应成为每位患者甚至健康人的道德义务。

（2）医务人员的义务包括　遵守法律法规及技术操作规范义务：医疗活动中，医务人员必须遵守国家宪法和法律、有关医疗卫生管理法律、行政法规、部门规章和诊疗规范，这也是医务人员诊疗中最主要的义务。如实记载和妥善保管病历义务：病历是记载患者病史资料、进行医学观察或提供医学证明的重要依据，如实记载病历是医师的义务。一旦记载失实被查证属实，医师将承担相应的法律责任。如实告知和说明义务：与患者的知情同意权相一致。医生应向患者及其家属告知病情、检查方法、医疗措施及医疗风险等情况，并作出必要的解释。抢救及转诊义务：对需要紧急抢救的患者，不能因为挂号、缴费等手续延误抢救时机，不得拒绝急救处置，应当采取紧急措施进行诊治。保护患者隐私义务：与患者隐私保护权相一致。医务人员有义务保护患者的隐私权利不受侵犯。

（二）情感与理智

1. **情感**　是指医务人员在医疗活动中所产生的职业道德情感，主要包括同情感、责任感和事业感。同情感是医务人员最基本的职业道德情感，表现为理解患者的遭遇、痛苦，对患者表示关心、体贴，是为患者服务的原始动力；责任感是同情感升华的必然结果，表现为把挽救患者生命、促进身体健康视为崇高职责和道德制约，在诊疗活动中起决定性作用。事业感是责任感的升华，表现为把本职工作与医学事业紧密结合并为之奋斗终生，是医德情感的最高层次。

2. **理智**　是指医务人员用以认识、理解、思考和决断伦理问题，辨别是非、利害关系以及控制自己行为的理性能力，主要包括认知素质和自制能力、智慧素质和决疑能力两个方面。认知素质和自制能力主要感知辨识情感优劣，从而控制、平衡自我情绪，是层次较低的认知。智慧素质和决疑能力主要通过优化情感并整合医学服务中的个人多元素质，为患者提供最佳医学服务，是层次较高的认知。

（三）审慎与胆识

1. **审慎**　在医疗活动中医务人员应具备的详细周密、谨慎行事的医德作风。具体包括医疗诊断、治疗措施和医疗语言都要做到严谨周密，准确无误。审慎是医务人员不可缺少的医德修养，其作用主要表现在：一是有助于保障患者的身心健康和生命安全；二是有助于及时做出正确的诊断；三是有助于选择最优化的治疗方案；四是有助于建立和谐的医患关系。

2. **胆识**　在患者面临生命安危和风险时，医务人员应具备敢于为患者预见风险、承担风险并善于化解风险的勇气和能力。胆识与审慎是相辅相成的关系，所谓"胆欲大而心欲细"，胆大相当于胆识，心细相当于审慎。胆识需要有卓识，而不是粗鲁和盲动；胆识需要医务人员有医疗诊断和见解，果敢地采取正确的医疗行为；胆识需要把握勇敢行为的方式和程度，使医学服务发挥至最佳效应。

（四）良心与荣誉

1. 良心 医务人员在履行医德义务过程中形成的一种道德意识，其核心要素是对所负医德责任的自我感知能力和对医德行为的自我评价能力。医德良心在医务人员的行为过程中具有重要作用。首先，在行为之前具有选择作用，使医务人员明确应该做什么，怎样去做，不该做什么；其次，在行为过程中起监督作用，对不符合医德要求的行为，不利于患者利益的做法给予主动纠正；最后，在行为之后具有评价作用，能使医务人员对自己的行为及后果做出肯定或否定的自我评价。

2. 荣誉 医务人员理性上自尊的表现，是对道德行为的社会价值所做出的客观评价和主观意向。主要包括两个方面，一是医务人员在履行了社会责任，做出了一定贡献后，得到的社会舆论的肯定和褒奖；二是医务人员个人对自己的肯定性评价以及社会肯定性评价的自我认同，这也是鼓舞人们自觉为社会尽义务的内驱动力，而这两个方面又是相互联系和互相影响的。

第二节 医疗救护员的人文素养

"医乃仁术"是儒家对医学本质的定义，古希腊医学家希波克拉底也称"医术是一切技术中最美和最高尚的"。人文是指与人类社会相关的人文科学，素养是由能力和精神两方面要素共同组成的。医务人员的人文素养是医学道德和以人为本价值观的具体体现，主要内容包括道德准则、职业守则、个人特质、法律意识等多个方面。医疗救护员在院前急救过程中起到"挽救生命、减轻伤残"的关键作用，加强对职业意识作用的认识，掌握扎实的专业素质和急救技术，拥有人文修养及哲学理念是现代医疗救护员必备的职业素养。

一、职 业 素 质

院前急救工作具有工作责任重、医疗环境差、劳动强度大、执业风险高的特点，在急救现场对突发伤害、危重症患者提供初步紧急救护是医疗救护员的工作重点。因此，医疗救护员不仅要拥有基础医学知识和急救专业技术能力，还要具备适应于急救工作的特殊职业道德和职业素质。

（一）具有高尚的医德修养和道德情操

院前急救现场有些伤者因截肢、大面积烧伤等病情而痛不欲生，有些患者因患有急危重症、慢性消耗性疾病而焦躁不安甚至自暴自弃，患者家属也会因为面临突然袭来的打击而变得手足无措，这些情况的发生都会给急救人员的救治工作带来阻碍和压力。因此，医疗救护员要始终保持饱满的工作热情，换位思考去理解患者的感受，给患者更多的体谅和包容，为患者提供耐心周到的急救服务，进行必要的心理疏导和干预措施，及时与家属沟通安抚情绪，确保院前急救工作能够顺利开展。

（二）具有分秒必争的医疗急救意识

院前急救患者发病快、病情急，生命在几分钟内就可能丧失，时间要精确至分秒计算。如大脑缺氧4~6分钟，脑细胞将会发生不可逆的损伤；心肌严重持久缺血1小时以上即可发生心肌坏死；严重创伤性或失血性患者，在发生紧急情况后的10分钟内是急救的最佳时期。因此，医疗救护员要树立分秒必争的急救意识，接到指令后2分钟内出诊，到达现场后立即进行检查，采取相关抢救措施，时刻保持警惕性，及时将患者转送至医院。抢救工作的每一分钟都关系到患者的安危，"时间就是生命，抢救就是命令"是医疗救护员必须牢固树立的急救理念。

（三）具有熟练的院前医疗操作技术

院前急救涉及多个学科知识，急救患者可能涉及多系统疾病，而医疗救护员的工作职责是从事医疗辅助救护工作，可能会独立承担院前急救工作，要单独面对各种不可预知的紧急医疗情况，专业的操作技术和规范的急救行为则是做好工作的前提和基础。因此，医疗救护员要努力做到：一是不断强化抢救技能训练，掌握基本急救技能，如现场心肺复苏术、气道异物清除术、包扎止血固定搬运技术等；二是严格遵循院前急救诊疗常规操作，面对危重患者，根据病情变化，准确分析判断，选择最优救护方案，敢于承担责任，积极大胆救治；三是服从上级急救医师的指导和指挥，抢救危重症患者，既要有胆识，也要讲究审慎，超出本职岗位职责和能力范围外的决策和措施，应在急救医师的业务指导下实施完成。

（四）具有健康的身体素质和心理素质

院前急救工作长年倒班制，无论酷暑严寒，刮风下雨，急救人员都要提着二十几公斤重的仪器设备赶赴患者家中救治或到意外灾害事故现场救援，负重爬楼和搬抬患者是工作的重要内容之一，在繁忙季节，一个车组每班最多出车16趟。院前急救任务呼救时间不定、发生地点不定，现场情况复杂多样，急救人员面临着较大的执业风险和职业暴露危险，有时可能还不被患者或家属理解，甚至遭到侮辱或责难。因此，拥有健康的体魄和良好的心理素质是开展院前急救工作的根本保证，医疗救护员在日常生活中，应加强体育锻炼、注意休息、减少疲劳，提高自身体能素质；在复杂的医疗环境里，要始终保持沉着冷静、果断机智，做到临危不乱、处险不惊；在受到误解和责难时，能够保持包容和忍耐，在工作实践中培养良好的心态，不断提升自身的抢救能力。

（五）具有组织能力和应变能力

院前急救处置现场可能会出现各种困难，如无主患者需要求助于民政部门收容、请警察协助辨认身份，事故现场需要消防员实施破拆解救或脱离危险环境，灾害救援现场要组织非专业人员进行自救互救和紧急疏散，转送危重症患者需要建立院前院内医疗救治的有效链接等情况，具备处理和应对突发事件的应急反应能力、良好的组织协调能力和独立思考处理问题的能力是至关重要的。因此，医疗救护员要严格按照急救工作原则和规定程序操作，根据现场情况评估风险等级，有效处置突发的各类矛盾和棘手问题，及时准确做出现场医疗判断，加强与急救医师的请示沟通，提供高质量的院前急救服务。

（六）具有良好的医患沟通能力

顺利完成一次院前急救任务的平均时间大概是1~2小时，在这么短的时间内，急救人员要让患者及家属了解自己的想法、对疾病的看法、对治疗措施的意见，还要取得患者对救治工作的配合和支持。据统计，九成以上的医患纠纷源自于医患间不当沟通而产生的误解，不利于急救人员有效开展工作。因此，医疗救护员要加强主动沟通意识，掌握医患沟通的原则和技巧，通过文字、话语、身体语言等沟通方式，提高患者诊疗的依从性，使医患双方形成并建立信任合作关系，达到维护患者健康、促进社会和谐的目的。

二、职业守则

职业守则是医疗救护员在从事院前急救工作中，必须遵循的医疗行为准则和职业道德要求，规范的急救行为、良好的道德准则，对提高急救服务质量、构建和谐医患关系，提升急救工作水平将起到积极的促进作用。

（一）树立急救意识，立足本职岗位，提高救护能力。

1. 加强政治理论和职业道德学习，树立救死扶伤、以患者为中心、全心全意为人民服务的宗旨意识和服务意识。

2. 增强急救工作责任意识，热爱本职工作，坚守岗位，尽职尽责，防范医疗差错、医疗事故的发生。

3. 救治全过程时时体现"急"字，动作迅速、思维敏捷、处置果断、争分夺秒、临危不乱、团结协作。

4. 积极参加业务培训，努力学习新知识、新技术，提高急救专业技术水平。

（二）尊重患者权利，为患者保守医疗秘密。

1. 对患者不分民族、性别、职业、地位、经济状况一律平等对待，不得歧视。

2. 维护患者的合法权益，尊重患者的知情权、选择权和隐私权，为患者保守医疗秘密。

3. 在开展临床药物或医疗器械试验、应用新技术和有创诊疗活动中，遵守医学伦理道德，尊重患者的知情同意权。

（三）因病施治，规范急救医疗服务行为。

1. 严格执行院前急救诊疗和技术操作规范，坚持合理检查、合理治疗、合理用药。

2. 认真落实有关控制医药费用的制度和措施，严格执行医疗服务和药品价格政策，不多收、乱收和私自收取费用。

3. 遇有重大突发事件，服从调度指挥，积极参加抢救。遇有毒气泄漏等危急情况，应首先设法通知抢险人员。

（四）文明礼貌，优质服务，构建和谐医患关系。

1. 关心、体贴患者，做到热心、耐心、爱心、细心。

2. 着装整齐，举止端庄，服务用语文明规范，服务态度好，无"生、冷、硬、顶、推、拖"现象。

3. 认真践行院前急救服务承诺，加强与患者的交流和沟通，自觉接受内外监督，构建和谐医患关系。

（五）遵纪守法，廉洁行医。

1. 严格遵守卫生法律法规、卫生行政规章制度和医学伦理道德，严格执行各项医疗工作制度，坚持依法执业，廉洁行医，保证医疗质量和安全。

2. 在医疗急救服务中，不收受、不索要患者及家属的财物。

3. 不利用工作之便谋取私利，不收受药品、医用设备、医用耗材等生产、经营企业或经销人员给予的财物、回扣以及其他不正当利益，不以转送患者就诊、住院、检查、治疗和购买药品、医疗器械等为由，从中牟取不正当利益。

4. 不开具虚假医学证明，不参与虚假医疗广告宣传和药品医疗器械促销，不隐匿、伪造或违反规定涂改、销毁医学文书及有关资料。

（六）顾全大局，团结协作，和谐共事。

1. 积极参加上级安排的指令性医疗任务和社会公益性的扶贫、义诊、助残、支农、援外等医疗活动。

2. 正确处理同行、同事间的关系，互相尊重，互相配合，取长补短，共同进步。

三、法律意识

由于急救工作的特殊性，医疗救护员在执业过程中会面临较大的执业风险，艰苦的抢救环境、单兵作战的医疗形式、众目睽睽下的救治场面、抢救设备和人员不足等状况客观存在，如有处理不慎，可能会影响抢救效果，降低救治成功率，引发各种形式的法律纠纷，甚至会发生医疗事故。良好的医疗秩序是保障患者得到及时有效治疗、医务人员行使自身权利的基本要求，只有医患双方的根本利益得到合理保障，医疗急救行为才能发挥其应有的作用。因此，作为一名从事院前急救工作的医疗救护员，必须树立法律意识和法制观念，认真学习医疗法律法规，明确自身在工作中的合法权益和应承担的义务，正确履行岗位职责，最大限度地避免法律上的纠纷。下面列举几个急救工作中常见的法律相关问题：

（一）患者的知情同意权

1. 保护患者的知情同意权 《中华人民共和国侵权责任法》中规定，医务人员在诊疗活动中应当向患者说明病情和医疗措施。需要特殊检查、特殊治疗的，应当及时向患者说明医疗风险、替代医疗方案等，并取得书面同意。有效的尊重和保护患者的知情同意权，可以预防和减少医患纠纷，构建融洽的医患关系，提高患者就医的满意度。医疗救护员在急救服务中，需要告知患者的医疗信息主要包括：救护车到达预估时间，病情的严重情况及可能发生的后果，检查的用途、重要性及可能带来的伤害程度，治疗目的、方法、安全性、不良反应，用某些费用较高的检查、药物及疗法和自费药物，患者可能会发生情况的预警性告知，对患者诊疗过程中的合理化建议等。

2. 特殊患者的知情同意权 对于限制民事行为能力人，其知情同意权应由其法定代理人代为行使。代理人选择的先后顺序应为：家属—亲戚—单位同事—经治医师以外的其他医务人员；对于无行为能力人，如儿童、不能辨认自己行为的精神病患者等，医务人员应向其监护人交代患者的病情和相关情况，并征求其意见后再实施医疗行为。

3. 急危重症患者知情同意权 《执业医师法》中规定，对急危患者医师应当采取紧急措施及时进行诊治，不能拒绝急救处置。在抢救急危重症患者时，如患者或代理人无法实行知情同意，或因时间紧迫无法进行完善告知程序，可暂不受知情同意权的限制，医务人员先要运用自主医疗权，对患者采取必要的急救措施，后采用暂缓告知或事后告知的方式履行告知义务。如相关在场人员干扰医生的紧急诊治工作，所在医疗机构可向当地公安机关报告，依法解决问题。

4. 与公共利益相关的知情同意权 当个人利益与公共利益发生冲突时，患者必须依法接受相关部门的医疗措施，不需要征得本人或代理人的同意。如《强制戒毒办法》规定，经批准开办戒毒脱瘾治疗业务的医疗单位，对吸食、注射毒品成瘾人员实行强制性治疗时，不需要征得毒品成瘾人员的同意。《传染病防治法》指出，医疗卫生人员发现传染病患者、病原携带者、疑似传染病患者，必须按照规定的时限向当地卫生防疫机构报告疫情，不需要征得患者本人及其法定代理人的同意。此时，患者的同意权被部分限制而只享有医疗知情权。

(二) 患者的隐私保护权

1. 保守患者隐私和秘密　医生为了解病情，掌握患者的个人情况、家族史、婚姻史等基本信息，这是医生依法执行职务的行为，并不构成侵犯隐私权。但未经患者明示同意，不得向他人透露患者的相关信息，如患者的诊疗信息、生理缺陷、病史病情以及患者不愿外界知道的与治疗无关的隐私等。《中华人民共和国侵权责任法》规定，医疗机构及其医务人员应当对患者的隐私保密。泄露患者隐私或者未经患者同意公开其病历资料，造成患者损害的，应当承担侵权责任。

2. 与公共利益相关的隐私保护权　当个人隐私权与社会公共利益冲突时，应当遵循公法优先和公共利益优先的原则。在发生重大传染病疫情、重大食物和职业中毒等严重影响公众健康事件时，医方应当对患者的病情及治疗情况及时上报并进行公布。如艾滋病患者的隐私保护伤害或危及了他人或社会的利益，其隐私权就不再受到法律的保护。有些患者的病情可能涉及违法犯罪，医方需要提供部分信息或出庭作证，这些情况都不属于侵犯患者隐私权。

3. 对某些患者病情保密　对于一些恶性消耗性疾病，为了防止恶性刺激导致患者病情加重，为了给患者带去更多生的希望，医务人员有时会采取一些保护性治疗措施，如对某些患者的病情保密，但必须对患者家属或代理人讲明病情情况，从而避免不必要的医疗纠纷。

(三) 常见的急救医疗违规行为

1. 急救人员未坚守岗位，急救反应速度慢，急救出诊、抢救转送不及时，延误患者抢救时机。

2. 对急危重症患者拒绝诊治，对无主患者、精神病患者、酗酒患者、突发事故受伤伤员等救治不及时、抢救不到位。

3. 对患者缺乏责任心，特别是对特殊体质或特殊情况的患者关注不够，观察病情不细致，抢救措施不及时，以至于病情变化时不能给予有效救治。

4. 工作经验不足，业务水平较低，对病情判断不准确，医疗处理不严谨，遇到疑难患者、危重伤员不及时请示上级急救医师而进行擅自处理。

5. 抢救过程中，违反急救抢救程序，诊疗技术操作不规范，出现未及时建立有效静脉通路、未及时建立有效人工气道，因搬运操作不当导致患者摔伤等情况，延误抢救时机，影响抢救成功率。

6. 急救仪器设备和急救药品保养不当、配备不齐全，使用方法不及时、不正确，影响患者的抢救结果。

7. 出现在急救现场对疾病判断有误，病情需要但患者拒绝送院治疗等情况时，未按诊疗常规将患者转送医院，或将不符合转院条件的患者转院，使患者病情加重或途中死亡。

8. 缺乏与患者及家属积极有效的沟通，因言语不当引起医患纠纷。对患者及家属的问询缺乏耐心地解释，沟通不够及时、方法欠妥，沟通语气强烈、态度生硬。

9. 法律意识和伦理知识欠缺，交代病情不及时、不充分，未知告知患者检查、治疗方案可能的医疗风险，未及时与患者签署知情同意书，医疗文书书写不及时，内容不规范。

（四）不构成医疗事故的医疗行为

《医疗事故处理条例》第三十三条规定，有下列情形之一，不属于医疗事故：

1. 在紧急情况下为抢救垂危患者生命而采取紧急医学措施造成不良后果的。

采取紧急措施须具备两个条件，一是必须是情况紧急，患者存在生命危险，且危险迫在眉睫，如由于危重疾病发作、严重外伤伤者处于非常危险的状态，或是突发事件、重大事故及疫情大面积暴发流行等情况。二是根据当时的情况和医方自身的能力，采取的紧急医学措施是迫不得已的最佳治疗选择方案。

2. 在医疗活动中由于患者病情异常或者体质特殊而发生医疗意外的，以及在现有医学技术条件下，发生无法预料或者不能防范的不良后果的。

医疗意外是指在医疗过程中患者出现死亡、残疾的不良后果。在医疗活动中，患者发生医疗意外，是由患者自身体质变化或特殊疾病所致，或是医务人员本身和现代医学技术难以预见和避免，而不是医方的医疗过失所导致的医疗意外属于意外事件，由于缺少主观要素，医方不承担法律责任。

3. 无过错输血感染造成不良后果的。

在医疗活动中因输血感染疾病，而医方在输血中不存在过错。如献血者存在某种感染性疾病，但献血者在献血时正处于丙型肝炎的窗口期，血站无法检验出已感染丙型肝炎，故属于无过错输血。

4. 因患方原因延误诊疗导致不良后果的。

医疗活动中，如因患者及家属没有如实反映病情，导致医生不能正确判断病情，而延误诊疗抢救时机，造成不良后果的，其责任就在患方，损害后果应由患者承担。

5. 因不可抗力造成不良后果的。

患者发生了现代医学科学技术能预见，但却不能避免和防范，如地震、火灾、山洪暴发等造成的不良后果和并发症。

（五）强化医疗行为证据意识

执行院前急救任务时，由于角色权益不同、价值观念不同、利益诉求不同等诸多因素，急救人员与患者及家属间可能会发生一些医学伦理的冲突和矛盾，如患者拒绝检查治疗及送院、拒绝使用自费药物、要求转送至指定医院等特殊情况，可能会遇到有关虐待儿童、杀人抢劫、恐怖袭击、肇事逃逸等严重刑事案件，还有吸食毒品、精神病患者、妊娠妇女分娩死亡等特殊案例。面对这些复杂的急救事件，医疗救护员要增加职业敏感性，及时向上级急救医师请示，严格按照诊疗常规沉着冷静、从容应对，注重收集和保留各种医疗行为的客观证据。在急救工作中，一旦发生医疗纠纷，证据在诉讼中是成败的关键，因此，注重保存和收集证据是非常重要的。

1. 收集方式　医疗救护员要将随时收集证据、积累证据养成为一种职业习惯，证据种类和收集方式主要包括：一是书证类，如急救病历、护理记录、行车记录、交接单、处方、知情同意书、病情告知书、诊断证明、死亡证明等；二是物证类，如化验报告单、心电图、超声检查等各种检查结果。对疑似输液、药物等引起不良后果的，可将遗留的药品瓶、液体袋包装等实物进行封存；三是视听资料类，如出车时随身携带的执法记录仪、手机的录音录像功能，120电话录音系统，GPS调度系统平台的信息记录，出车记录的通话时间及内容，救护车GPS历史轨迹纪录查询和行车记录仪的影像资料等；四是言辞类，除了书面和视听的证据以外，有时还需要患者亲属、在急救现场的见证者、车祸事件的目击者、共同出警的警察等证人做出必要的证明和解释。

2. 书面报告　判断诊疗过程中是否存在过错，原始的病历资料是至关重要的证据。《中华人民共和国侵权责任法》中规定，医疗机构如有隐匿或者拒绝提供与纠纷有关的病历资料的，推定医疗机构有过错。患方有权在医疗机构复印或者封存患者本人的病历资料。因此，当遇到敏感问题和特殊情况要随时留心，将整个过程详细记录下来。记录内容主要包括：派车、出车、到达现场、离开现场、到达医院、返回时间，开始诊疗、异常情况发生、放弃治疗等关键的时间节点，各种特殊情况和事件发生的经过及原因，患者特征及病情变化、诊疗经过、用药情况、与医院、相关部门的交接、患者及家属表示的意愿、案发现场情况记录等。

3. 签字意识　患者签字表达意见是急救人员了解患方立场和留下患方意见证据的重要行为，认真履行签字制度是对院前急救行为的有力保障。在签字前，注意要让患方真正了解伤病的真实情况，尽可能使医患双方达成一致；当医疗决定和患者意愿发生冲突时，急救人员应尽量做好说服解释工作，力求取得患者的配合；但若患方仍坚持己见，急救人员应写记录清楚事件详细情况，让患者或家属亲笔签字，并妥善保管相关记录，避免损坏或遗失。签字内容主要包括：患者要求不做检查、治疗及放弃抢救；患者要求不送医院；患者病情较重不适合搬动，途中的各种因素有可能导致病情加重或恶化，但患方执意要求送往医院；病情不适合但患者执意要求送往指定医院；拒绝使用某些特殊、有创、费用高的检查和治疗时。

（六）拒绝心肺复苏术相关问题

心肺复苏术（CPR）是一系列提高心搏骤停后生存机会的救命动作，其主要目的是防止非预期的突发性死亡，而对处于疾病末期且无法恢复的患者发生心搏骤停时，为充分尊重患者对医疗处置决定的权利，减轻因施予急救带来更大的痛苦甚至伤害，节省无效治疗造成的医疗资源及人力浪费，对终末期患者不施行心肺复苏就是合理的，也符合医德基本原则中有利原则的内容要求。拒绝心肺复苏术（Do not resuscitate，DNR）是一种法律文书，病患在平时或在医院时预先签署，表明当他们面临心跳停止或呼吸停止的状况时，不愿意接受心肺复苏术（CPR）或高级心脏救命术（ACLS）来延长生命。DNR指令文件有多种形式，包括保健IC卡、特定专属的手环、签署意愿书、识别腕带或经当地EMS机构预先认可的纸卡片等，患者可随身携带或由家属及代理人出示。急救人员在现场急救时，出现下列情况就可依法不施行CPR，一是实施CPR会对抢救者本人产生严重损伤或致命性风险时；二是患者出现明显的不可逆死亡征象（如断头、土灰色尸斑、尸僵、横断尸或腐尸）；三是事先具备签名和日期不希望复苏声明或DNR指令。目前，在美国、英国、澳大利亚、新西兰、日本等国家，中国台湾省、香港特别行政区，都相继通过了不施行心肺复苏的法律或地方条例，确立了医师签发不施行心肺复苏术医嘱的合法性及免责性，以更好地尊重患者的医疗自主权和医务人员的权益。

拒绝心肺复苏术立法问题在我国内地尚未正式讨论，但也引起了医疗和社会各界的普遍关注，一些医疗组织、社会人士都在积极呼吁DNR能够合法化。可由于伦理道德观念，传统文化理念以及现行一些法律障碍，我国目前还不具备DNR立法的条件。在日常急救工作中，我们也经常会遇到是否开始和何时终止心肺复苏的问题，在现行的法律制度下，医疗救护员要正确认识和合理处置相关情况,一是明确复苏的目的是挽救生命,恢复健康,缓解痛苦,减少残疾,要尊重患者的决定,权利和隐私。在救治需要 CPR 患者时,应充分尊重医疗科学、患者或代理人意愿、法律原则、伦理要求和当地习俗文化。二是开始 CPR 是基于急救处理的默认同意,而不需要医嘱,只要患者没有出现明显不可逆死亡征象或缺乏已知有的不复苏声明时,原则上应立即给予患者施行 CPR;三是对于一些终末期患者出现心搏骤停但患者家属或代理人拒绝实施 CPR,医疗救护员应及时请示上级急救医师,由急救医师依据政策法律,与患者家属或代理人充分沟通后确定是否执行 DNR 指令。

（崔莺莺）

第三节　特殊情况的处理

一、三无人员的处理

三无人员:指由民政部门收养的无生活来源、无劳动能力、无法定扶养义务人的公民。要本着"救死扶伤,治病救人"的原则,在疾病面前秉承"无论职务高低,富贵贫贱,一律一视同仁"的救治流程:

（1）第一时间展开救治,切不可因无家属、无钱延误诊治。

（2）联系属地民警,做好身份确认工作。

（3）如病情允许,民警联系指定医院就诊,最好让民警一同前往（或记录出警人员警号等）及时联系救助管理机构。

（4）如病情危重,遵循就近、就急、就能力原则。

（5）到达接诊医院切记做好交接工作,最好签署医院交接单。

（6）完成任务后,及时上报信息给指挥中心备案。

二、精神类疾病患者的处理

对可疑精神病患者或已明确诊断的患者,可参考以下救治流程:

（1）首先对患者进行危险性评估,确保安全。

（2）及时与家属取得联系并沟通,了解病史及诊疗情况。

（3）联系属地民警,必要时进行行为约束（约束前签署家属同意书）。

（4）进行必要的检查及救治。

（5）送专科医院诊治。

三、非正常死亡患者的处理

非正常死亡:在法医学上指由外部作用导致的死亡,包括火灾、溺水等自然灾难;或工伤、医疗事故、交通事故、自杀、他杀、受伤害等人为事故致死。处理流程如下:

（1）确保自身安全,注意保护现场。

（2）积极进行检查,救治。切不可以保护现场为由拒绝救治。

（3）第一时间报警,配合公安机关调查,如实介绍现场情况。

（4）不能为患者出具医学死亡证明书。

（5）病例中应详细记录环境及体位等信息。

（6）要求亲属或单位法人进行签字，履行病情告知。

四、上访人员的处理

上访也称为信访：指中华人民共和国公民、法人或者其他组织采用书信、电子邮件、传真、电话、走访等形式，向各级政府或者县级以上政府工作部门反映冤情、民意，或对官方（警方）的不足之处，提出建议、意见或者投诉请求等。处理流程如下：

（1）严格按照诊疗流程进行，尽量不对"上访"缘由进行过多了解。

（2）联系属地民警，尽可能联系家属已获得病史。

（3）一般就近送医院诊治，如拒绝应履行病情告知义务并签字。

（4）任务完成上报指挥中心备案。

（王小刚）

下 篇

技 能 操 作

第十一章

生命支持

第一节　生命体征评估

一旦出现心搏骤停，应立即识别，正确判断，快速行动，必须争分夺秒，因此基础生命支持只对环境、意识、呼吸和脉搏进行快速评估即可。

一、环　　境

确保现场环境、患者及施救者的安全。排除现场潜在的各种危险因素，如塌方、交通安全隐患、斗殴现场、雨雪雷电天气、凶猛动物等。撤离危险环境，现场无法进行抢救需要移动患者时须在确保避免导致患者再次受到伤害的基础上撤离，外伤患者尤其注意保护颈椎。

二、意　　识

1. 判断意识水平（AVPU）

Alert：完全清醒，眼睛开合自如，能正常地回答问题，各种反应正常。

Verbat：伤病者对声音有反应，能按指令活动。

Pain：伤病者对声音无反应，对痛觉有反应。

Unresponsive：伤病者对任何刺激都没有反应，眼睛是闭上的。

2. 判断意识方法：施救者位于患者一侧，双手轻拍患者双肩，同时大声呼唤"你怎么了？需要帮忙吗?"。有意识：能睁眼，按指令反应。无意识：不能睁眼，无反应，意味着有呼吸心跳停止的可能。

三、呼　　吸

观察患者有无呼吸运动即有无胸腹起伏，同时注视口鼻有无呼吸迹象。检查时间至少5秒且不大于10秒。此章节只需识别正常呼吸、喘息即非正常呼吸和无呼吸。

四、脉　　搏

1. 检查部位　成人检查颈动脉；婴儿检查肱动脉。

2. 检查方法　施救者位于患者一侧，将两手指并拢找到患者甲状软骨即颈部正中线隆起处，向自身方向平行移动约2.5cm，于胸锁乳突肌内侧可触及。婴儿颈动脉检查困难，可将其一侧上肢举过头顶，在其上臂内侧，肘和肩之间，施救者用两手指即可感觉肱动脉搏动。

3. 检查时间　至少5秒且不大于10秒。

第二节　心肺复苏

一、成人徒手心肺复苏（BLS）

心肺复苏过程应采取 CABD 四步法：C（circulation）胸外按压、A（airway）开放气道、B（breathing）人工通气、D（defibrillation）自动体外除颤（AED）。具体步骤（视频4）：

视频4　成人徒手心肺复苏

（一）评估

1. 确保现场环境、患者及施救者的安全。

2. 拍双肩，两耳分别大声呼唤"你怎么了？需要帮助吗？"。

3. 检查呼吸　若无反应即无意识，快速观察胸腹部及口鼻处的呼吸运动，检查时间至少5秒且不大于10秒。

4. 召援　若无呼吸或非正常呼吸（仅为喘息），立即启动急救反应系统，拨打急救电话120，呼叫专业人员，同时向周围人求救，拿来 AED（AED 到来即可尝试除颤）。心肺复苏术需要坚持不懈，少数人持续抢救很难保证质量，进而降低抢救成功率，因此要动员一切可以动员的人员一同参与抢救。

5. 检查脉搏　若无呼吸或非正常呼吸立即用两手指于甲状软骨旁开 2.5cm 处找到颈动脉搏动点检查脉搏。检查时间至少5秒且不大于10秒，无脉搏即为心跳停止。

6. 体位　调整患者为坚实平面仰卧位。

7. 注意事项

（1）检查患者意识，切忌拍打脸或胸等引发争议的部位。检查时间切忌过长，以免延误抢救时机，影响复苏效果。

（2）调整患者体位时动作小心，轻柔，尤其保护颈椎，保证肩颈、躯干、四肢整体翻转。施救者跪于患者一侧，双膝分开，与肩同宽，近头侧膝盖与患者的肩平行。该姿势有利于交替进行口对口人工呼吸和胸外心脏按压。

（二）胸外按压 C（circulation）

1. 频率　100～120 次/分。

2. 位置　双乳连线的中点。快速寻找法：施救者近四肢侧的手掌五指自然并拢越过患者身体自其髋部向上滑至腋下，平移手掌至患者胸部，手掌根置于胸骨上与其平行，施救者另一只手掌重叠于上。

3. 要领　双手掌重叠，手指交叉，掌根为着力点，双肩与胸骨平行，两臂伸直（不能弯曲），以髋为轴，垂直下压，胸廓充分回弹且掌根不能离开胸壁。

4. 深度　成人 5～6cm。

5. 注意事项：

（1）按压位置正确。否则极易导致并发症如肋骨或剑突损伤引发气胸或内脏破裂等。

（2）保证速度和深度。

（3）保证掌根不离胸壁同时令胸廓充分回弹。若每次按压离开胸壁再次按压时就需重新定位，延误抢救，影响效果。

（4）避免冲击式按压。

（5）按压间断时间不大于 5 秒。

（6）避免一切不必要的按压中断。

（三）开放气道 A（airway）

开放气道的方法：患者平卧，清除口腔异物后行压额提颏法（一只手小鱼际压额，另一只手示指和中指抬起下颌骨性部位，切记压迫软组织甚至气道）。怀疑颈椎损伤应用推举下颌法。

（四）人工呼吸 B（breathing）

1. 口对口

见于基础心肺复苏（BLS），压额的一只手示指、拇指捏住患者双侧鼻孔，施救者用口完全包住患者的口缓慢吹气，同时用眼睛余光观察胸廓起伏，若见胸廓起伏说明人工呼吸有效，持续 1 秒钟，暴露口鼻，1 秒钟后继续下一次人工呼吸。

2. 口对鼻

主要用于不能经患者的口进行通气者，例如患者的口不能张开（牙关紧闭）、口部严重损伤、口服毒物或抢救者做口对口呼吸时不能将患者的口部完全紧密地包住。

3. 简易呼吸器实施面罩加压给氧（可替代口对口人工呼吸），操作方法：

（1）患者平卧，清除口腔中义齿等可视异物。

（2）施救者位于患者头部的后方，压额提颏开放气道。

（3）将面罩紧扣口鼻，用"EC"手势，C 手势固定面罩，E 手势保持呼吸道通畅。

（4）另外一只手挤压球体，将气体送入肺中，潮气量 400～600ml（约球囊的 1/3-1/2）。规律性的挤压球体以提供足够的吸气（有脉搏，成人：10～12 次/分，儿童：14～20 次/分）。

（5）施救者应注重患者是否有如下情形以确认患者处于正常的换气：注视患者胸部上升与下降（是否随着挤压球体而起伏）；经由面罩透明部分观察患者嘴唇与面部颜色的变化；经由透明盖，观察单向阀工作是否正常；在呼气当中，观察面罩内是否呈雾气状。

4. 人工呼吸的注意事项

（1）开放气道前先观察口腔内有无异物，若可视状态下发现异物应先清除异物，方法是施救者用示指沿一侧颊部进入口腔深部至对侧颊部行清理异物，避免盲目入口抠挖异物，有可能导致异物落入更深部位。可视状态下未见异物视为无异物，立即开放气道。

（2）气道开放标准：下颌角和耳垂的连线垂直于地面。开放气道不完全导致通气障碍，怀疑颈椎损伤者过度开放气道会加重损伤。

（3）吹气量切忌过度、速度切忌过快：腹胀→横膈上移→胸内压增加→减少心脏血液回流→减少按压输出→降低脑血流量→降低抢救成功率。

（4）人工呼吸同时必须保证气道开放。

（五）按压通气比例

按压通气比例成人 30∶2。每重复二和三 5 次后评估呼吸、脉搏。时间至少 5 秒且＞10 秒。

（六）判别心肺复苏有效指标和终止指标

1. 判别心肺复苏有效的指标：

（1）自主呼吸和（或）脉搏恢复。

（2）面色（口唇）由发绀或灰白转为红润。

（3）可见眼球活动甚至四肢末端呈现抽动现象。

（4）神志恢复。

2. 终止心肺复苏的指标：

（1）自主呼吸及脉搏恢复。

（2）有医务人员接替复苏抢救。

（3）专业人员到场确定患者死亡。

（4）施救者精疲力竭。

二、儿童及婴儿徒手心肺复苏

儿童及婴儿心肺复苏过程也应采取 CAB 三步法，具体步骤（视频 16）：

（一）评估

1. 确保现场环境、患者及施救者的安全。

2. 拍打患儿足底，同时呼唤："宝宝，醒醒"。

3. 检查呼吸：若无反应即无意识，快速观察胸腹部及口鼻处呼吸运动，检查时间至少 5 秒且不大于 10 秒。

4. 召援：若无呼吸，立即启动急救反应系统，可原地心肺复苏抢救 2 分钟 5 个循环再召援，或者边抢救边召援。

视频 16　婴儿徒手心肺复苏

5. 检查脉搏：婴儿颈动脉检查困难，可将其一侧上肢举过头顶，在其上臂内侧，肘和肩之间，施救者用示指和中指感觉肱动脉搏动。检查时间至少 5 秒且不大于 10 秒，婴儿心率 <60 次/分即视为无脉搏。

6. 体位：立即调整患者为坚实平面仰卧位。

7. 注意事项：检查患者意识切忌拍打脸或胸等引发争议的部位。检查时间切忌过长，以免延误抢救时机，影响复苏效果。

（二）胸外按压 C（circulation）

1. 频率：100～120 次/分。

2. 位置：双乳连线的正下方。

3. 要领：单人抢救，两根手指置于双乳连线正下方，与胸骨平行；双人抢救采取双拇指环绕置于双乳连线正下方。

4. 深度：至少 1/3 身体厚度。

5. 注意事项：

（1）按压位置正确。否则极易导致并发症如肋骨或剑突损伤引发气胸或内脏破裂等。

（2）保证速度和深度。

（3）保证手指不离胸壁同时令胸廓充分回弹。若每次按压离开胸壁再次按压时需重新定位，延误抢救，影响效果。

（4）避免冲击式按压。

（5）按压间断时间不大于 5 秒。

（6）避免一切不必要的按压中断。

（三）开放气道 A（airway）

采用压额提颏法（一只手掌压额，另一只手示指和中指抬起下颌骨性部位，切记压迫软组织甚至气道）。

（四）人工呼吸 B（breathing）

采用口对口鼻：施救者用口完全包住患儿的口鼻缓慢吹气，同时用眼睛余光观察胸廓起伏，若见胸廓起伏说明人工呼吸有效，持续 1 秒钟，暴露口鼻，1 秒钟后继续下一次人工呼吸。

注意事项：

（1）开放气道前先观察口腔内有无异物，若可视状态下发现异物应先清除异物，方法是施救者用小指沿一侧颊部进入口腔深部至对侧颊部行清理异物，避免盲目入口抠挖异物，有可能导致异物落入更深部位。可视状态下未见异物视为无异物，立即开放气道。

（2）吹气量切忌过度、速度切忌过快：腹胀→横膈上移→胸内压增加→减少心脏血液回流→减少按压输出→降低脑血流量→降低抢救成功率。

（3）人工呼吸同时必须保证气道开放。

（五）按压通气比例

儿童心肺复苏按压通气比单人 30∶2，双人 15∶2，新生儿 3∶1。

三、特殊情况下的心肺复苏

（一）妊娠心搏骤停

1. **体位**　妊娠 20 周或以上时须采取左侧卧位。妊娠心搏骤停时，妊娠子宫影响静脉回流和心排出量，限制胸外按压效果。置患者于 15°～30°左侧卧位或推子宫于一侧，妊娠子宫可移出下腔静脉和主动脉。放置这种体位可以用手法支撑也可在右侧或腰骶部垫卷毯或施救者跪地施救时用双侧大腿形成角度支撑。

2. **按压位置**　双乳连线的中点略高处。按压位置上调是由于子宫把横膈和腹腔内容物上推。

3. 潮气量略低于成人，由于母亲横膈抬高，通气量应减少。

（二）创伤性心搏骤停

1. **气道**　如是多系统创伤或涉及头颈部，施救者在做任何心肺复苏抢救的步骤时均应固定脊柱，应使用推举下颌法开放气道，而不是压额提颏法。如气道通畅，通气期间胸廓不能扩张，则应排除张力性气胸或血胸。

2. **循环**　对肉眼可见的出血，应首先直接压迫或用敷料止血，再行胸外心脏按压。

（三）触电与雷击的心搏骤停

施救者首先要确保自身安全（危险已排除）。触电后可使呼吸和（或）心脏立即停止。即使初始检查好像已经死亡，但仍有积极复苏的指征，由于多数触电患者是年轻人、既往无心肺疾患，如能立即重建心肺功能，他们会有很好的存活的机会。如有头或颈部受伤，在解救和治疗期间，应维持颈椎稳定。雷击和电击患者还应脱去有隐火的衣服、鞋子和腰带，防止发生继发性热损伤。

（四）溺水性心搏骤停

溺水导致的心搏骤停的预后取决于沉没时间、水温和实施心肺复苏的迅速程度。应该将患者从水中迅速而安全的救出，不要把自己置于危险的环境中。只有经过特殊训练的施救者才能在水中进行呼吸复苏。溺水分为干性淹溺和湿性淹溺且目前没有证据表明水是具有阻塞作用的异物，因此，不要浪费时间去控水。应立即开始心肺复苏。

第三节　自动体外除颤器

一般情况下，心搏骤停最主要的原因就是心室颤动（简称室颤），而对于室颤而言，常规的心肺复苏术（CPR，人工呼吸＋胸外按压）或药物治疗只能延长室颤的持续时间，暂时维持器官供血，最有效的抢救措施就是尽早除颤。自动体外除颤器（简称 AED）的工作原理就是会自动分析患者心电图，从而判断是否有室颤发生，一旦有室颤发生，便会自动放电进行除颤，还会指示你进行心肺复苏，如此循环，直到患者生命体征恢复或急救车到来为止。一旦 AED 到位，可应用于心肺复苏抢救的任意时段，但须与心肺复苏无缝隙连接。医疗救护员必须熟练掌握 AED 的使用方法，以便随时可以进行早期除颤（视频15）。

视频15　AED

一、AED 的操作步骤

1. 患者平卧位，暴露胸部。

2. 取出 AED，开启 AED。

3. 按照语音提示选择适于患者体积、年龄的电极片（成人型 vs 儿童型）。撕去电极片的背面，将一次性除颤电极分别贴在患者右侧锁骨下、胸骨旁及左下胸乳头左侧。

4. 连接电极，分析心律，在此期间避免接触患者以免干扰分析结果。

5. 建议除颤，确保周围人安全后待 AED 发出声光报警按下除颤按钮，除颤完毕。

6. 立即进行心肺复苏2分钟后再次分析心律；若不建议除颤继续心肺复苏2分钟重复分析心律。

7. 注意事项

（1）服从语音指导。

（2）电极位置准确。

（3）除外分析心律和除颤，应持续进行心脏按压。

（4）对于婴儿，应首选使用手动除颤器而不是 AED 进行除颤。如果没有手动除颤器，则优先使用装有儿科剂量衰减器的 AED。如果二者都没有，可以使用不带儿科剂量衰减器的 AED。

二、特殊情况下 AED 的使用

1. 胸部多毛 如果青少年或成人患者胸部有毛发，AED 电极片可能无法正确粘贴到胸部皮肤。如果发生这种情况，AED 将不能分析患者的心律。这时，AED 将给出"检查电极"或"检查电极片"的信息。如果电极片贴在毛发而不是皮肤上，用力向下按压每个电极片。如果自动体外除颤器（AED）继续提示您"检查电极"或"检查电极片"，迅速扯下电极片。这时需要除去大量毛发，使电极片得以贴在皮肤上。如果您将放置电极片的地方仍有许多毛发，请使用 AED 携带箱中的剃刀剃掉该部位的毛发，放置一组新的电极片。遵循自动体外除颤器（AED）的语音提示。

2. 患者浸入水中，或患者的胸部有很多水 水是良好的导电体，切勿在水中使用自动体外除颤器（AED）。如果患者在水中，请将患者从水中拉出。如果患者躺在水中或胸部有很多水，水可能会传导电流穿过患者胸部的皮肤，这将妨碍对心脏释放足够的电击能量。如果患者的胸部有很多水，请在连接 AED 电极片之前迅速擦拭患者胸部。

3. 植入式除颤器和起搏器 具有高度心搏骤停风险的患者可能植入除颤器/起搏器，它们会自动给予心脏直接电击。您可以迅速确定这些装置，因为这些装置在胸部上方或腹部的皮肤下形成硬块。硬块的大小相当于一副纸牌的一半，上面有一道很小的瘢痕。如果您将 AED 电极片直接放在植入式医疗装置上，该装置可能妨碍对心脏进行电击。如果您确认了一台植入式除颤器/起搏器，如有可能，避免直接将 AED 电极片放在植入装置上。遵循 AED 操作的正常步骤。植入式除颤器和自动体外除颤器（AED）的分析与电击周期偶尔会发生冲突。如果植入式除颤器正在对患者施以电击（患者的肌肉以类似于 AED 电击后所观察到的方式收缩），等待 30 至 60 秒使植入式除颤器完成治疗周期，再使用 AED 施以电击。

（张伟宏）

第十二章

创 伤 救 护

第一节 止 血

一、概 述

血液循环系统是血液在体内流动的通道，一般所说的循环系统指的是心血管系统。血液循环系统由血液、血管、心脏组成。心脏不停地跳动、提供动力推动血液在其中循环流动，为机体的各种细胞提供了赖以生存的物质，包括营养物质和氧气，也带走了细胞代谢的产物二氧化碳，而其中的核心是将血压维持正常水平。血液是维持人体生命的重要物质。由于外界因素易造成血管的断裂出血。成年人血量是占其体重的 7%，而当出血量超过总血容量的 15% 时可导致休克的出现；当出血量超过总血容量的 40% 时，即会出现人事不省甚至死亡。因此一旦遇到外伤引发的出血时，一定要首选有效的止血措施。

根据血管的类型我们将出血分为毛细血管出血：血液从创面或创口四周渗出，出血量少、色红，找不到明显的出血点，危险性小。静脉出血：暗红色的血液，缓慢不断地从伤口流出，其后由于局部血管收缩，血流逐渐减慢，危险性也较小。动脉出血：血液随心脏搏动而喷射涌出，来势较猛，颜色鲜红，出血量多，速度快，危险性大。失血的速度和数量是影响患者健康和生命的重要因素。失血占全身血容量 20%（800ml）以上，可造成轻度休克，脉搏增快，可达每分钟 100 次；失血 20%～40%（800～1600ml）时，可造成中度休克，脉搏每分钟 100～200 次以上；失血 40%（1600ml）以上时，可造成重度休克，脉搏细、弱，摸不清。

失血量较多时，患者症状可为面色苍白、口渴、冷汗淋漓、手足发凉、虚弱无力、呼吸紧迫、心慌气短；检查时，血压下降，脉搏快而弱以致摸不到，表情淡漠甚至神志不清。

根据出血部位的不同分为：

（1）皮下出血：因跌、撞、挤、挫伤，造成皮下软组织出血形成血肿、瘀斑，短期能自愈。

（2）内出血：皮肤没有伤口，因深部组织和内脏损伤，造成血液流入组织内，形成脏器血肿或积血。如患者有面色苍白、呕血、脉搏快、便血、腹痛，说明消化道等重要脏器出血，对生命威胁很大。

（3）外出血：外伤后血管破裂，血液从伤口流出体外。

根据血管损伤程度分为：

（1）小血管损伤出血：小血管和毛细血管破裂出血速度慢，量小，血管回缩快，可自行凝血；例如体表和肢端表浅伤口。

（2）中等血管损伤出血：中等动脉破裂出血呈活动性，量较多，可致休克，甚至危及生命；例如较深、较大的伤口，肌肉断裂、碾挫，长骨干骨折，肢体离段等。

（3）大血管断裂出血：大动脉破裂出血呈喷射状；例如颈动脉、股动脉、腋动脉破裂，肝脾破裂，骨盆骨折，可致休克甚至死亡。

二、外出血止血的方法

（一）止血的目的

控制出血，防止休克，挽救生命。

（二）止血操作要点

1. 尽可能隔离装置包括：手套、口罩、护目镜、隔离衣、隔离鞋等。如无，用敷料、干净布片、塑料袋、餐巾纸为隔离层；

2. 脱去或剪开衣服暴露伤口，检查出血部位；

3. 根据伤口出血部位，采用不同的止血法止血；

4. 不要对嵌有异物或骨折断端外露的伤口直接压迫止血；

5. 不要去除血液浸透的敷料，应在其上另加敷料并保持压力；

6. 肢体出血应将受伤区域抬高到超过心脏的高度；

7. 如必须用裸露的手进行伤口处理，在处理完后，用肥皂清洗手；

8. 止血带在万不得已的情况下方可使用：用于四肢伤大出血，且加压包扎无法止血的情况。

（三）常用止血的方法

1. 徒手止血法 在创伤现场暂不具备医疗物品时，紧急情况下的临时止血方式。

（1）直接压迫止血法：紧急状态下用手直接压在伤口的出血部位上，达到止血目的。广泛压迫止血法可作为外出血的院前急救方法。也可作为内出血的一种院前急救方法。

（2）间接压迫止血法—指压动脉止血法

方法：急救者用手指把出血部位的近心端的动脉血管压在周边的骨骼上，压迫血管阻断血流。此法是一种快速有效的止血方法，较适用于头面部及四肢的出血。

面部浅表皮肤黏膜出血：一手固定伤者头部，另一手拇指在下颌角前上方约1.5cm处与下颌骨交界处的面动脉搏动点，向下颌骨方向垂直压迫，余四指固定头部。

头顶部、前额部、颞部出血：双手指垂直压迫耳屏上方1~2cm处颞浅动脉搏动点。

后枕部出血：双手拇指压迫耳后乳突后下方的枕动脉搏动点。

颈部近头端意外出血（建议非紧急情况下勿用）：拇指在喉结旁开1~1.5cm处胸锁乳突肌内侧颈动脉搏动点，余四指固定颈后部。禁两侧同时压迫。

肩部、腋窝、上肢出血：拇指在锁骨上窝处垂直压迫锁骨下动脉搏动点，余四指固定肩部。

前臂出血：将伤肢抬起外展外旋。另一手拇指向肱骨处压迫肱二头肌内侧肱动脉搏动点。

手部出血：双手拇指分别向桡尺骨方向压迫腕横纹上方两侧的桡尺动脉搏动点。

手指出血：拇指、示指压迫指根处两侧指动脉搏动点。

下肢出血：自救时两拇指叠放于腹股沟中下方股动脉搏动处；互救时一急救者抬高伤肢，一急救者双掌根部压迫股动脉搏动处。

小腿出血：拇指压迫腘窝横纹中点的腘动脉搏动处。

足部出血：一拇指压迫足背中点近踝处足背动脉搏动点，一拇指压迫内踝下凹陷处的胫后动脉搏动点。

2. 器械止血法

常用的止血材料：敷料和止血带。敷料分为：无菌敷料和非无菌敷料；无菌敷料：纱布垫，创可贴，创伤敷料；非无菌敷料：没有无菌敷料可以用干净毛巾，衣服，布，餐巾纸替代；使用敷料的目的：控制出血，吸收血液并引流液体，保护伤口，预防感染。

（1）填塞止血法：本法适用于伤口较大较深或较大动静脉严重出血时。用相对无菌的棉垫、厚纱布填塞在伤口内，再用绷带或三角巾加压包扎。也可用于鼻腔出血时紧急止血法（耳鼻漏禁用）。

（2）止血带止血法：常用止血带有：医用橡皮止血带，气囊止血带，表式止血带。使用止血带目的：一般用于四肢伤大出血，且加压包扎无法止血的情况。（图 12-1）

以橡皮止血带为例：弹性好，易使血管闭塞。肢体中大动静脉血管破裂出血。用持毛笔式手法先贴于手臂处，另一手拉长止血带缠绕两圈，再用持笔式手的示指及中指夹住止血带末端，向下牵拉，打成"倒 A"型。

（3）另外两种止血法：充气止血带止血法（血压表为例）：可将血压表袖带绕于手臂处，充气即可。优点：压迫面积大，受压迫组织损伤小且压力易控制（图 12-2）。

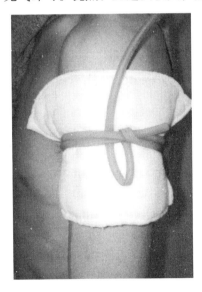

图 12-1　止血带止血法

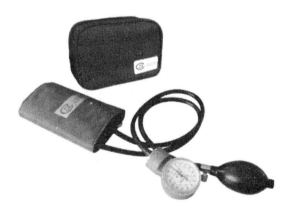

图 12-2　充气止血带止血法

布带绞紧止血法：适用于无止血带时，可就地取材用三角巾、宽布条、领带等做成带状，在手臂处围绕一圈后，打一活结，迅速用短棒、木棒、筷子等硬物插入活结一侧止血带下，旋转绞紧直至出血停止。再将短棒、木棒、筷子等另一端套入活结内，拉紧活结即可（图12-3）。

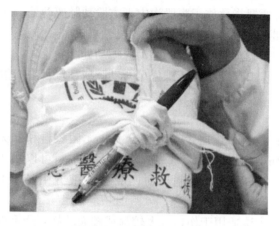

图12-3 布带绞紧止血法

（4）药物止血法：一般应用云南白药等止血药物涂散在伤口上，但现场应用较少。

（5）加压包扎止血法操作要点：

粘贴创可贴止血：将自粘贴的一边先粘贴在伤口的一侧，然后向对侧拉紧粘贴另一侧。

敷料包扎：将敷料、纱布要有足够的厚度，覆盖面积要超过伤口至少3cm，选用不粘伤口、吸收性强的敷料。适应证：小动脉、静脉、毛细血管出血。

直接压迫法操作要点：①伤病员卧位，抬高伤肢；②检查伤口有无异物；③如无异物，用敷料覆盖伤口，敷料要超过伤口至少3cm，如果敷料已被血液浸湿，再加上另一条敷料；④用手施加压力直接压迫；⑤用绷带、三角巾等包扎。

间接压迫法操作要点：①伤病员卧位；②伤口有异物，如扎入身体导致外出血的剪刀、小刀、玻璃片，应保留异物，并在伤口边缘将异物固定，然后用绷带加压包扎。

（6）屈肢加垫止血法：用于无关节损伤的肘膝以下部位的出血。用厚棉垫、厚纱布、毛巾、卫生纸卷成卷，放置肘窝、腘窝处，使关节尽力屈曲，再用带子固定。

（四）止血的注意事项

1. 徒手直接压迫止血法，由于用手直接压迫，易造成伤口感染。然而现场情况较为紧急，故可作为应急下的首选，但不推荐使用。

2. 指压动脉止血法

（1）动脉被压迫后，远端血供中断，可能会造成缺血坏死。

（2）压迫时由于要以周边的骨骼为受力点，故应防止神经损伤及骨折。

（3）指压止血法是一种临时性的止血方法，一般可分为自救和互救两种，建议勿要超过10分钟，避免长时间压迫。应及时根据情况换用其他止血方法。

3. 填塞止血法：明确此法的适应证，对于颅脑开放性损伤、胸部开放性损伤、腹部开放性损伤是禁用的。故此法应用已较少，往往在手术中多见。

4. 止血带止血的7个注意事项

（1）位置：以往有两种提法说明止血带的打扎位置①伤口的近心端②靠近伤口处的健

康部位，这种说法是不准确的。前者可能会损伤桡神经，后者由于前臂和小腿血管走行较浅，止血效果不佳。故建议止血带打在上臂的上 1/3 或下 1/3 处及大腿中上 1/3 处为宜。

（2）方法：①不宜用铁丝、电线等无弹性的细锐物品代替②选定止血带的部位后，应先在该处垫好软垫或毛巾衬垫，再打扎。

（3）效果：理论上讲触摸不到远端动脉搏动即为有效，而对于现场急救情况下我们建议以观察伤口不出血为度。

（4）标记：打扎后应标注上带的时间。

（5）时间：结扎肢体 90 分钟后可出现远端组织坏死，故冬天每隔 40 分钟，夏天每隔 1 小时要放松 1 ~ 2 分钟（视局部出血情况而定），然后再扎起来。3 次后打扎部位要略向上移动。

（6）联合：由于此法适用于较大血管出血，因此应同时应用其他止血法配合，不能仅单一操作。但建议尽可能同时止血。

（7）解除：可于采取其他有效的止血法后进行。但对于不可能挽救的残肢或明显坏死的肢体截肢前勿松。

三、内出血的止血方法

内出血是指流出血管的血液停留在身体内部而不排除体外，常包括脑出血、胸腔出血，腹腔出血等。受伤引起机制常为：暴力作用，外力导致的组织、内脏等血管破裂而出现的出血。其症状和体征应尽早识别：受伤后，伤者皮肤苍白湿冷，表情淡漠，烦躁不安，口渴，血压下降，呼吸急促，心率加快等。现场应及时维持有效血容量，防止休克的发生，及时行静脉补液，如生理盐水或乳酸林格液等，维持收缩压在 90 ~ 100mmHg，吸氧，心电监护。如有脑出血，应维持气道通畅，禁用鼻咽通气道维持，适当的维持血压，颅压增高者可降颅压及过度通气。胸腔出血应向患侧卧位。腹腔出血可局部压迫止血。

第二节 包 扎

一、概 述

1. 包扎的目的　加压止血；保护伤口，避免再次污染；固定敷料和夹板的位置；承托受伤的肢体，使其稳定，减少痛苦。

2. 伤口种类　割伤、瘀伤、刺伤、枪伤、挫裂伤。

3. 伤口识别　仔细检查伤口位置、大小、深浅，污染程度及异物特点。血管损伤：伤口深，出血多。气胸：胸部伤口。内脏损伤：腹部伤口。骨折：肢体畸形。异物可伤及大血管、神经或重要脏器。

4. 包扎操作要点

（1）动作快。

（2）包扎部位准确，严密，不漏伤口。

（3）动作要轻，不要碰触伤口，以免增加疼痛和出血。

（4）牢固，不宜过紧以免妨碍血运及压迫神经。

（5）尽可能戴手套等隔离装置。

（6）充分暴露伤口。

（7）有条件尽可能清创。

5. 包扎的使用材料

（1）医疗绷带：我国的标准一般为长 6m，宽 3、4、4.8、6、8、10cm 六种。

非弹性非自黏性绷带（纱布绷带为例）：良好的吸收及透气性，依靠纱布自身的粘合力为伤口提供更舒适安全的保护。纱布绷带由 100% 全棉纱布经过折叠或未折叠而成。

弹性非自黏性绷带：此绷带作用更加适合于现场外伤出血的急救处理，由于其有弹性，因此对于关节处、弯曲处的出血可随其弹性加压止血。

弹性自黏性绷带：此绷带作用不仅适合于现场外伤出血而且更加适合于现场外伤骨折的夹板固定。由于其有自黏性，因此敷料、夹板的固定更加牢固，同时也有压力。

（2）三角巾

老式三角巾（制式三角巾）：专为中国人设计的尺寸。底边 135cm，斜边 85cm，高度 65cm，顶角带长 45cm。内有一大一小棉垫。

新式三角巾：将一块 1m×1m 的正方形布，斜对角剪开。加大使用面积。

（3）非医疗物品：就地取材，如床单、毛巾、围巾领带等相对洁净的物品均可作为包扎材料。

6. 绷带包扎的注意事项

（1）三点一走行，即绷带的起点、止血、着力点（多在伤处）和行走方向的顺序。先在创口覆盖无菌纱布，然后从伤口低处向上，左右缠绕。包扎时，每圈的压力须均匀，不能包的太紧；但也不要太松，以免脱落。

（2）包扎应从远端缠向近端，开始和终了必须环形固定两圈，绷带圈与圈重叠的宽度以二分之一或者三分之一为宜。

（3）四肢小伤口出血，须用绷带加压包扎时，必须将远端肢体都用绷带缠起，以免血液回流不畅发生肿胀。但必须露出指（趾）端，以便于观察肢体血液循环情况。

（4）固定绷带的方法，可用缚结、安全别针或胶布，但不可将缚结或安全别针固定在伤口处、感染发炎部位、骨隆凸上、四肢的内侧面，或伤员坐卧时容易受压及摩擦的部位。

绷带基本包扎的六种方法：①环形包扎法；②蛇形包扎法；③螺旋形包扎法；④螺旋返折包扎法；⑤"8"字形包扎法；⑥回返包扎法。

二、各部位包扎法（视频 5～8）

1. 头部包扎的种类及方法　分绷带包扎法和三角巾包扎法。

（1）帽式包扎：将三角巾底边折边并齐眉，中点对鼻梁，顶角向后盖住头部，两底角从耳廓上方向后压住顶角，在枕骨粗隆下交叉返折向前，在前额打结，将后面顶角拉平，压迫伤口后，将多余部分整理后塞入交叉处。适用于头顶部出血（图 12-4）。

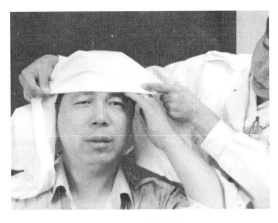

图 12-4　帽式包扎

视频 5　帽式包扎法

（2）头顶风帽式包扎：将三角巾顶角与底边中心线各打一结，顶角置于前额齐眉处，底边于枕后，包住头部，将两底边向面部拉紧，并分别向内折成宽条状在颌部交叉拉至枕部，在底边结上打结。适用于颜面部、下颌部出血。（图 12-5）

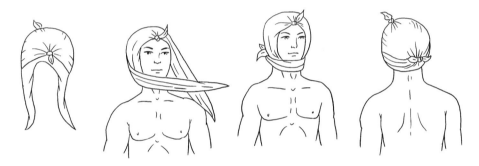

图 12-5　头顶风帽式包扎

（3）面具式包扎：将三角巾顶角打一结，提住两底角，顶角结兜住下颌部，底边拉向枕后两底角拉紧在枕后交叉压住底边，再绕前至前额处打结。用手提起眼、口、鼻处，剪开小洞。用于面部创伤出血（图 12-6）。

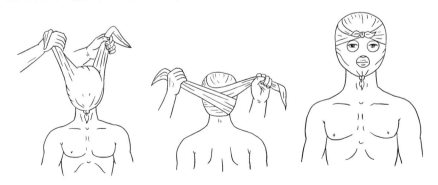

图 12-6　面具式包扎

（4）头部回返包扎：将绷带自前额沿耳上之至枕外隆凸绕头两圈固定，然后在前额中央开始将绷带拉紧返折到枕后，并向左右两侧一次回返包扎，每次盖压前次 1/2，直至头顶全部覆盖，最后环形包扎两圈固定（图 12-7）。

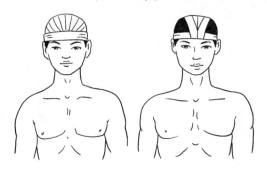

图 12-7 回反包扎

2. 肩部包扎的方法 分肩部三角巾包扎法、肩部燕尾式包扎法、双肩燕尾式包扎法。

单肩包扎：三角巾折成燕尾状（90°）放于肩上，夹角对准颈部，燕尾底边两角包绕上臂上部并打结，再拉紧两燕尾角，分别经胸背拉到对侧腋下打结（图 12-8）。

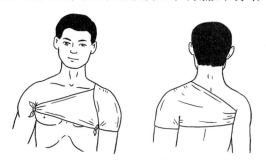

图 12-8 单肩包扎

双肩包扎：三角巾折成燕尾状（120°），夹角对准颈后正中，燕尾分别披在两肩处，燕尾角向前包住肩部至腋下与燕尾底边打结（图 12-9）。

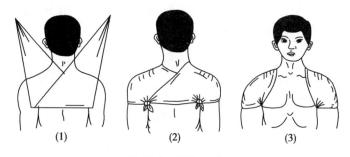

(1)　　　　　(2)　　　　　(3)

图 12-9 双肩包扎

3. 胸背部包扎的方法 分胸部一般包扎法、胸（背）部燕尾式包扎法、侧胸燕尾式包扎法、腋窝三角巾包扎法、胸背部双三角巾包扎法。

胸背部包扎法：三角巾折成燕尾状（100°）夹角对准胸骨上窝，两燕尾角过肩过背后与底边系带围胸在后背打结，将一燕尾角系带拉紧绕横带后上提，与另一燕尾角打结（开放性胸部损伤应先用大于伤口 5cm 的不透气敷料封闭）（图 12-10）。

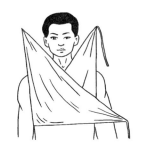
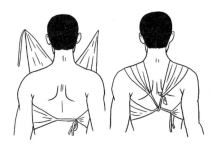
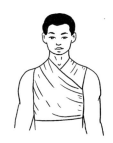

图 12-10　胸背部包扎法

4. 侧胸包扎法　三角巾盖在伤侧胸部，顶角绕过伤侧肩部到背部，底边围胸到背部，两底边角打结，再与顶角打结（图 12-11）。

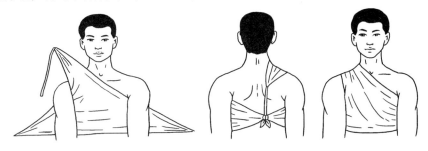

图 12-11　侧胸包扎法

5. 腹部包扎方法　分腹部兜式包扎法、腹部燕尾式包扎法、腹股沟与臀部包扎法。

腹部兜式包扎法：将三角巾底边向上顶角向下，两底角绕到腰后打结，顶角兜住会阴部，由腿间拉向后面与底角结再打一结。用于无内脏脱出的腹部外伤（图 12-12）。

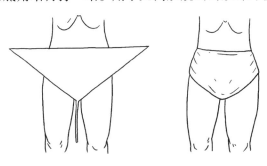

图 12-12　腹部包扎

6. 臀部包扎法　分单侧臀部三角巾包扎法、双侧臀部蝴蝶式包扎法、臀骶部燕尾式包扎法。

单侧臀部三角巾包扎法：燕尾底边包绕至伤侧大腿根部，在腿根部内侧打结，两燕尾角分别通过腰腹部至对侧腰间打结，后片应大于前片并压住（图 12-13）。

7. 四肢包扎方法　分上肢三角巾包扎法、手（足）三角巾包扎法、手（足）"8"字包扎法、膝（肘）部三角巾包扎法、残肢风帽式包扎法、残肢三角巾包扎法。

（1）上肢三角巾包扎法：将三角巾一侧底角打结，套在上肢手上，另一底角通过背部拉至对侧肩部后上方，顶角向上，由外向内用顶角包绕伤肢，并用顶角带系好，再将前臂屈曲，两底角打结（图 12-14）。

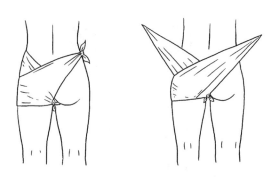

图 12-13 单侧臀部包扎

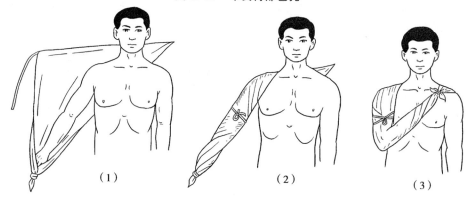

图 12-14 上肢包扎法

（2）手、足包扎：手指（脚趾）平放于三角巾中央，朝向顶角，底边横于腕部，将顶角折回盖手（足）背部，两底角绕到背部交叉，围绕腕部一圈后在背部打结（图 12-15）。

（3）小腿、足部包扎法：足趾朝向底边，把足放在近底角侧，提起顶角与另一底角包绕小腿打结，再将足下底角折至足背，绕脚腕打结固定。

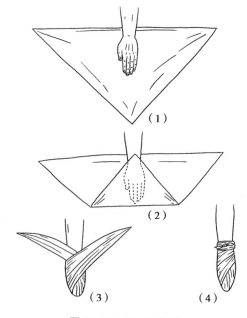

图 12-15 手、足包扎

8. 躯干包扎法 将两条大三角巾的底边顺着身长分别交叉置于左右，平放于躯干前后，用两条三角巾顶角围腰，与各自底边打结，放于躯干上部的左右角绕肩，与对应边打结，躯干下部的左右角分别包绕大腿，与各自底边打结。

9. 上肢悬吊操作要点

（1）大手挂：将伤肢屈曲成角 80°~85°（手略高于肘），三角巾展开于臂胸之间，顶角与肘部方向一致，上端从未受伤的肩部绕过颈部，至对侧腋窝处，另一端拉起在锁骨上窝处打结，挂住手臂。用于手腕、手臂、肘部上肢中间部分的悬吊（图 12-16）。

视频 6 螺旋形包扎法

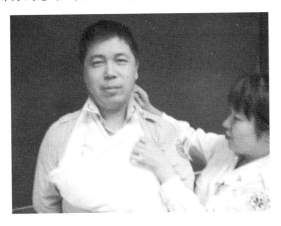

图 12-16 大手挂

视频 7 大手挂

（2）小手挂：将伤肢屈曲成角 30°（手指向肩），三角巾展开于盖住臂胸，顶角与肘部方向一致，先将顶角塞入肘后夹紧，再将底边从手部起塞入臂内，下端绕过背部在健侧锁骨上窝处打结，挂住手臂。用于手及肩部上肢两头部分的悬吊（图 12-17）。

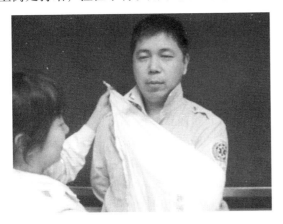

图 12-17 小手挂

视频 8 小手挂

10. 特殊创伤的包扎

（1）开放性颅脑外伤的包扎：颅脑伤有脑组织膨出时，不要随意还纳，以等渗盐水浸润了的大块无菌敷料覆盖后，再扣以无菌换药碗或环形圈，以阻止脑组织进一步脱出，然后再进行包扎固定。同时将伤员取侧卧位，并清除其口腔内的分泌物、黏液或血块，保持呼吸道畅通，如耳鼻处有流血禁止填塞。

（2）开放性和张力性气胸的包扎：在胸部贯通伤、开放性气胸时，应立即以大块无菌敷料覆盖，用不透气的物品三边封闭伤口（吸气时使外界气体无法从伤口进入胸腔，呼气时可使胸腔内的气体排出体外），既帮助止血，更重要的是可将开放性气胸变为闭合性气胸，形成单向活瓣，排出胸腔内的气体。在转送医院的途中，伤员最好取半卧位。张力性气胸可行胸腔穿刺减压。

（3）腹部内脏脱出的包扎：腹部外伤有内脏脱出时，不要还纳，以等渗盐水浸湿大块无菌敷料覆盖后，再扣以无菌碗或环形圈等，以阻止肠管等内脏的进一步脱出，然后再进行包扎固定。肠管脱出因容易造成失温，故应及时保温（图12-18）。

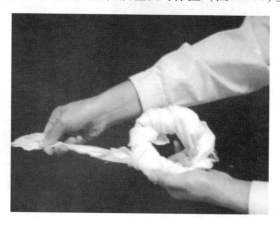

图12-18　腹部内脏脱出或异物刺入包扎法

（4）异物插入包扎：刺入体内的刀或者其他异物，不能立即拔除，以免引起大出血。应将大块敷料支撑异物，然后用绷带固定敷料以控制出血。在转运途中需小心保护，并避免移动。

（5）手指离断伤的包扎要点：立即掐住伤指根部两侧，用回返式绷带包扎断端，或者厚纱布覆盖断端，用剪刀剪下橡胶手套中的一指，套于纱布上止血。离断的手指用洁净物品包好，外套塑料袋或装入小瓶中。将塑料袋或小瓶放入装有冰块、冰棍或冷水的容器中。不要将断肢直接放入水中或冰中，以免影响手指再植成活。

（6）肢体离断伤的包扎要点：止血，一般需要止血带。多数肢体离断伤碾挫伤较重，易形成血栓，出血非喷射性，仅行残端包扎即可。若出血较多呈喷射性，先指压止血法，后上止血带再包扎。用大量纱布压在残肢断端，回返式绷带加压包扎用宽胶布从断端开始向上拉紧粘贴，加强加压止血，防止敷料脱落。离断的肢体用洁净的物体包好，外套塑料袋后放在盛满冰块或冰棍或冷水的塑料袋中保存。离断的肢体尚有部分组织连接，则直接包扎，并按骨折固定法固定。如有大的骨块脱出，应同时包好一同送院。

三、包扎的注意事项

1. 包扎前应充分暴露伤口，正确判断，果断妥善处理伤口。

2. 包扎材料应相对无菌，伤口应全部包裹，以免感染。

3. 包扎松紧度合适，避免影响血液循环或脱落。且包扎完毕后检查手指末端血运情况。尤其是弹性绷带，建议缠绕时第一圈勿太紧，以免后面缠绕影响血液循环。

4. 打结位置应在肢体外侧，避免压迫伤口或压迫内侧血管或神经。

5. 打结后应下衬一衬垫，避免直接至于身体上。

6. 动作要做到"轻、快、准、牢"，避免造成二次损伤。

7. 伤肢包扎后应应用大小手挂悬吊。

第三节　固　　定

一、概　　述

1. 骨折的定义　骨骼受外力的撞击、扭曲、过分的牵拉、机械性的碾伤、肌肉拉力受损、本身疾病（骨结核、骨肿瘤）等原因，直接或间接发生骨骼破裂、折断、粉碎，称骨折。骨折固定的目的：①减轻疼痛；②避免损伤周围组织、血管、神经；③减少出血和肿胀；④防止闭合性骨折转化为开放性骨折；⑤便于搬动患者。在急救现场为了避免骨折的断端对血管、神经、肌肉、皮肤等处损伤，为了能更好的利于搬运，在现场必须予以外固定处理。而现场我们一般较为多用的是四肢和颈椎的骨折处理，而对于其他部位的骨折在现场固定的方法不是很理想的。

2. 骨折的原因

（1）直接暴力：受暴力直接打击所致。

（2）间接暴力：高空坠落足部着地，引起脊柱压缩性骨折等。

（3）肌肉拉力：突然跪倒或投掷不当引发髌骨或肱骨骨折。

3. 骨折的分类

（1）闭合性：骨折处皮肤完整无破裂，骨断端不与外界沟通。

（2）开放性：骨折处皮肤有破损，骨折端与外界或体内空腔脏器相通。

4. 骨折的程度

（1）完全性骨折：骨完全断裂，骨断裂成 3 块以上的碎块称粉碎性骨折。

（2）不完全性骨折：骨未完全断裂。

（3）嵌顿性骨折：断骨两端互相嵌在一起。

5. 骨折的判别　临床表现疼痛、肿胀、畸形、骨擦音或骨擦感、功能障碍，循环、神经损伤。循环检查：上肢损伤检查桡动脉是否搏动，下肢损伤检查足背动脉是否搏动。神经损伤检查：手指或足趾是否自由活动，触压手指或足趾是否有感觉。

6. 骨折固定的原则

（1）首先检查意识、呼吸、脉搏及处理严重出血。

（2）用绷带、三角巾、夹板固定受伤部位。

（3）夹板的长度应能将骨折处的上下关节一同加以固定。

（4）骨断端暴露，不要拉动，不要送回伤口内。

（5）暴露肢体末端以便观察血运。

（6）固定后应抬高伤肢。

（7）现场对生命安全有威胁时要移至安全区再固定。

（8）预防休克。

7. 骨折固定的操作要点

（1）置伤者于适当位置，就地施救。

（2）夹板与皮肤、关节、骨突出部位加以衬垫，固定时操作要轻。

（3）先固定骨折的上端，再固定下端，绑带不要系在骨折处。

（4）前臂、小腿部位的骨折，在损伤部位的两侧放置夹板固定，以防止肢体旋转及避免骨折断端相互接触。

（5）固定后，上肢为屈肘位，下肢呈伸直位。

（6）应露出指（趾）端，便于检查末梢血运。

8. 现场骨折外固定材料

（1）石膏（石膏绷带）：石膏绷带固定是骨科常用的固定方法，适用于骨折、骨科手术后、骨与关节炎症、畸形等，但在院前应用极少。

（2）木制夹板：各种专业用的夹板。

（3）铝制夹板（SAM 板）：采用金属（铝板）与高分子材料复合加工而成，是目前国外广泛使用的先进外固定材料，适用于上、下肢骨折及额部、手指、肩关节脱臼固定使用。特别适用于户外急救使用。特点：可随意弯曲成各种形态，具有 X 线通透性，防水，可水洗清洁后反复使用，体积小，重量轻，便于携带，使用时可随意剪裁。

（4）颈托：不可调性一体颈托（医用颈托）：为高分子泡沫塑料根据人体肩颈的形状设计，颈托四周有透气孔（图 12-19，视频 17）。

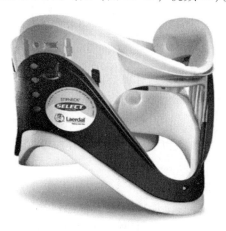

图 12-19　颈托

视频 17　颈托固定

不可调性分体颈托：前后有塑料板加固，有粘扣，可调节大小，主要用于颈椎骨折固定，脱位复位固定等。规格：加大、大、中、小。

可调性颈托（四合一颈托）：根据患者颈部尺寸分别选择 TALL、REGULAR、SHORT、NO- NECK 四种。当用指间法测量颈长后即可使用。

（5）解救套：应用于伤者处于坐姿时的现场急救器械。可将颈部、脊柱固定，利于搬运。

（6）头部固定器：一种头部固定器的两侧固定板可进行多向调节固定头部，可进行 X 线透视，CT 扫描，磁共振检查。适用于陆地上头颈部损伤的现场急救。另一种头部固定器适用于水上头颈部损伤的现场急救。其可与任何木制、铝制、及塑料的长背板和勺状担架搭配使用。

（7）非医疗器材：现场无专业夹板，可用木棍、树枝等固定，伤者躯干或健肢也可当做夹板使用。

二、常用固定的方法

1. 锁骨骨折固定方法　患者取坐位，双肩向后，安放锁骨固定带；T 形夹板固定法：木板两块，制作成 T 字形，夹板加垫，用绷带缠好，放在背部，再用三角巾或绷带固定；三角巾固定法：两条三角巾分别折成 5 横指宽的条带，腋窝加棉垫，用三角巾条带环绕腋部一周，在腋后打结，然后把左右打结的三角巾一角拉紧，在背后打结，使左右肩关节后伸；衣袖固定法：沿衣袖缝剪开，分为上下两片，成带状分别绕肩关节，肩后打结（对侧如此），然后把两侧衣袖带作结后，剩余部分在背后拉紧打结固定，最后两肘屈曲，两腕交叉于前胸，返折衣襟，两襟角打一单结，角尖穿孔，绕在第一纽扣上。

2. 肱骨干骨折固定方法　铝芯塑性夹板固定：按上臂长度将夹板制成 U 形，屈肘位套于上臂，用绷带缠绕固定，前臂用绷带或三角巾悬挂于胸前，指端露出，检查甲床血液循环。

夹板固定：一块木板放于上臂外侧，从肘部到肩部，另一块放于上臂内侧，从肘部到腋下，放衬垫，用绷带或三角巾固定上下端，屈肘位悬挂前臂，指端露出，检查甲床血液循环（视频 18）。

纸板固定：可用纸板或杂志本代替，将纸板或杂志本的上边剪成弧形，将弧形边放于肩部包住上臂，用布带捆绑固定，屈肘位悬挂前臂，指端露出，检查甲床血液循环。

视频 18　夹板固定

躯干固定：用三角巾或宽布带将上臂固定于胸廓，三角巾折叠成宽带或宽布带通过上臂骨折部绕过胸廓在对侧打结固定，屈肘 90°前臂悬吊于胸前。

3. 肱骨髁上骨折固定方法　肱骨髁上骨折位置低，接近肘关节，局部有肱动脉和正中神经，容易损伤，所以直接用三角巾或围巾等固定于胸廓，前臂悬吊于半屈位。

4. 前臂骨折固定方法

充气夹板固定：将充气夹板套于前臂，通过充气孔充气固定。夹板固定：两块木板固定，加垫，分别置于前臂的外侧、内侧，用三角巾或绷带捆绑固定，屈肘位大悬臂吊于胸前，指端露出，检查甲床血液循环。三角巾固定：先用三角巾将伤臂悬吊后，再用一条三角巾条带或一条绷带将伤臂固定于胸前。杂志、书等固定：用书垫于前臂下方，超肘关节和腕关节，用布带捆绑固定，屈肘位大悬臂吊于胸前，指端露出，检查甲床血液循环；衣襟躯干固定：将伤肢的衣襟返折兜起伤臂，衣襟角剪洞，挂在上衣第一个扣上，再用腰带或三角巾经肘关节上方绕一周，拴紧腰带或三角巾打结固定（图 12-20）。

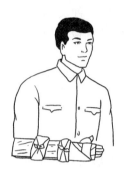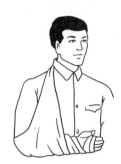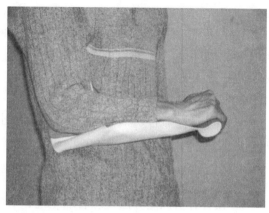

图 12-20　前臂骨折夹板固定与 SAM 固定

5. 股骨干骨折固定方法

夹板固定：两块木板，一块长木板从伤侧腋窝到外踝，一块短木板从大腿根内侧到内踝，在腋下、膝关节、踝关节骨突部放棉垫，空隙处用柔软物品填实，用 7 条宽带固定，先固定骨折上下两端，然后固定膝、踝、腋下和腰部，（只有一块夹板则放于伤腿外侧，从腋下到外踝，固定同上），用 8 字法固定足踝，将宽带置于足底，环绕足背两端交叉，再环绕踝部回反打结固定，趾端露出，检查甲床血液循环；三角巾健肢固定：将两下肢并拢，在两腿间的骨突出部（膝、踝关节）和空隙部位加垫，然后用 5～6 条三角巾条带（绷带、布带等），将伤肢固定在对侧健肢上，踝关节和足作 8 字固定（图 12-21）。

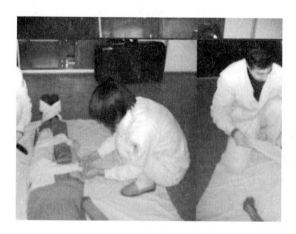

图 12-21　股骨干骨折三角巾健肢固定

6. 小腿骨折固定方法

铝芯塑性夹板固定：按小腿长度将夹板制成 U 形，置于小腿，用绷带或三角巾固定，趾端露出，检查甲床血液循环；充气夹板固定：将充气夹板套于小腿，通过充气孔充气固定，趾端露出，检查甲床血液循环；夹板固定：两块相当于大腿中部到足跟长的木板，分别放在小腿内、外侧（如只有一块木板，放在小腿外侧），骨突出部加垫，用三角巾分别在骨折的上、下端，大腿中部、膝下和踝关节部打结固定，足部用三角巾条带作8字形固定，使足尖与小腿成直角；三角巾固定：用三角巾条带，在骨折上下端、膝关节、踝关节和足部，分别将伤肢与健肢固定在一起。

7. 脊椎损伤固定方法 常规对伤者进行颈托固定和腰椎保护，然后在头或腰的两侧各垫枕头或沙袋，并用绷带适当固定，以免晃动移位。

8. 颈椎骨折固定

脊柱板固定：双手牵引头部恢复颈椎轴线位，上颈托或自制颈套固定，保持伤员身体长轴一致位侧翻，放置脊柱固定板平卧位。将头部固定，双肩、骨盆、双下肢及足部用宽带固定在脊柱板上。夹板固定：用一长、宽与伤员身高、肩宽相仿的木板做固定物，并作为搬运工具。动作要轻柔，保护伤员身体长轴一致侧卧，放置木板。伤员平卧，保持身体平直抬于木板上。头颈部、足踝及腰后空虚处垫实。双肩、骨盆、双下肢及足部用宽带固定于木板上，双手用绷带固定放于腹部。

9. 胸腰椎骨折固定 同颈椎固定。

10. 骨盆骨折固定方法 伤病员为仰卧位，双膝下放置软垫，膝部屈曲以减轻疼痛，用宽布带从臀后向前绕骨盆，捆扎紧，在两腿间或一侧打结固定，两膝之间放衬垫，用宽绷带捆扎固定，两踝间放衬垫，用宽绷带8字捆扎固定。

11. 开放性骨折固定方法 敷料覆盖外露骨及伤口，在伤口周围放置环行衬垫，绷带包扎固定，夹板固定骨折，如出血多需要上止血带，不要将外露的骨质还纳，避免污染伤口深部，造成血管、神经的再损伤。

三、固定的注意事项

1. 遵循先救命，后治伤（或不治伤）的原则，如骨折伴有出血，一定应先止血后固定。

2. 下肢和脊柱骨折应原地固定，禁忌搬动。

3. 现场尽量勿要复位，以防止损伤扩大；但对于下肢骨折可用牵拉法将伤腿并拢在健侧腿旁。

4. 上肢骨折固定顺序为：腕、骨折上端、骨折下端；下肢骨折固定顺序为：踝、膝、骨折上端、骨折下端。

5. 应用固定器材固定时勿要直接与皮肤接触，一定要用软垫等物品衬垫好，尤其是突出部分。

6. 外固定物品选用原则：硬、直、跨关节（上肢骨折跨两关节，下肢骨折跨三个关节，三角巾不要打在骨折处）。

7. 用三角巾将两腿捆绑后，在健侧肢体打结，并结下放软垫。

8. 固定后应检查血液循环情况，防止肢体缺血坏死。同时也要检查足部感觉，脚趾活动能力。

9. 如现场无固定材料，而且为双下肢骨折，原则不能将两伤肢捆绑一起，因此此时只需观察一般情况及生命体征，禁忌盲目固定。

第四节 搬 运

一、概 述

1. 搬运的定义 搬运是院前急救的四项技术之一。伤病员在现场进行初步急救处理后和在随后送往医院的过程中，必须经过搬运这一重要环节。规范、科学的搬运术对伤病员的抢救、治疗和预后都是至关重要的。从整个急救过程看，搬运是急救医疗不可分割的重要组成部分，仅仅将搬运视作简单体力劳动的观念是一种错误的观念。

2. 搬动的目的 使伤病员迅速脱离危险地带，纠正当时影响伤病员的病态体位，以减少痛苦，减少再受伤害，安全迅速地送往理想的医院治疗，以免造成伤员残疾。

3. 搬运护送原则

（1）迅速观察受伤现场和判断伤情。

（2）做好伤病员现场的救护，先救命后救伤。

（3）应先止血、包扎、固定后再搬运。

（4）伤病员体位要适宜。

（5）不要无目的地移动伤病员。

（6）保持脊柱及肢体在一条轴线上，防止损伤加重。

（7）动作要轻巧，迅速，避免不必要的振动。

（8）注意伤情变化，并及时处理。

4. 施行紧急搬运的原因

（1）现场环境有危险。

（2）伤者需要更换卧姿，以便急救。

（3）为避免阻碍对其他伤病者的施救。

5. 搬运护送操作要点

（1）现场救护后，要根据伤病员轻重和特点分别采取搀扶、背运、双人搬运等措施。

（2）疑有脊柱、骨盆、双下肢骨折时不能让伤病员试行站立。

（3）疑有肋骨骨折的伤病员不能采取背运的方法。

（4）伤势较重，有昏迷、内脏损伤、脊柱、骨盆骨折、双下肢骨折的伤病员应采取担架器材搬运方法。疑有脊柱骨折时禁忌一人抬肩、一人抬腿的错误方法。

二、搬运的方法

分为徒手搬运和器械搬运两种。

（一）徒手搬运

适用于紧急抢救或短距离运送，不适用于怀疑脊椎受伤的伤者。

1. 单人搬运法

（1）扶行法：适用于清醒能够行走的伤者（图12-22）。

1）一名急救员站在伤者一旁，一手绕向伤者身后抓住伤者裤带。

2）伤者未受伤的手臂绕过急救人员肩部，急救员紧握伤者手或手腕。

3）行进时两人内侧腿同时前进，落地时急救员手上提伤者裤带，注意步伐协调一致。

（2）背负法：适用于清醒，但不能行走，体重轻的伤者（图12-23）。

1）背向伤者蹲下。

2）伤者双臂环抱急救员胸前，同时握住自己的手腕。

3）急救员双臂绕过伤者大腿，抓紧自己腰带，腰部挺直站起。

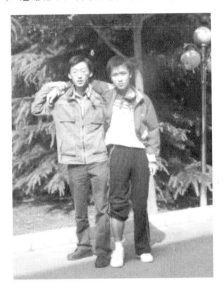

图12-22 扶行法

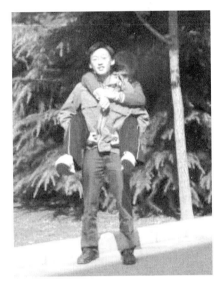

图12-23 背负法

（3）手抱法：适用于体重较轻的伤者（图12-24）。

1）贴近伤者身旁蹲下。

2）一手臂从伤者腋下绕过其肩背，环抱身体。

3）另一只手臂紧抱伤者双腿，抬起。

（4）托运法：适用于急救员无力将伤员搬抬（图12-25）。

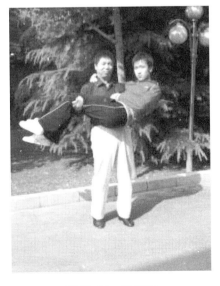

图12-24 手抱法

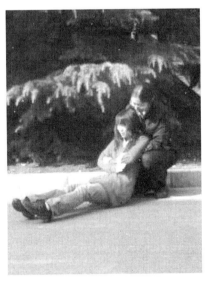

图12-25 托运法

1）伤者双臂交叉放于胸前，急救员蹲在其身后。

2）双手穿过伤者腋下，抓住手腕及前臂，用力向后拖行。

（5）爬行法：适用于矮小通道或浓烟密布的火灾现场（图12-26）。

1）伤者仰位。

2）将伤者两手捆绑一起。

3）急救员面向伤者，跨过其身体，屈双膝跪下。

4）身体前弯将伤者双手置于颈背部。

5）提起伤者头、肩、臂少许，爬行前进。

2. 双人搬运法

（1）双人扶行法：适用于清醒、上肢没有受伤的伤病者（图12-27）。

1）两名急救员站在伤者一旁，手绕向伤者身后抓住伤者裤带。

2）伤者未受伤的手臂绕过急救人员肩部，急救员紧握伤者手或手腕。

3）行进时伤肢落地时急救员手上提伤者裤带，注意步伐协调一致。

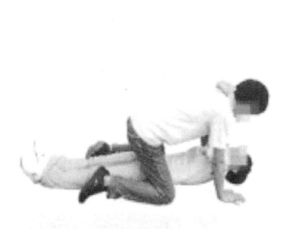

图12-26 爬行法

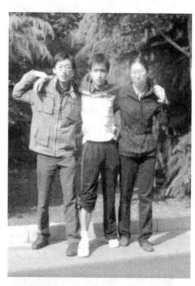

图12-27 双人扶行法

（2）前后扶持法：适用于除手臂或肩部受伤的伤病者（图12-28）。

1）扶伤者坐起，将其手臂交叉胸前。

2）一名急救员在伤者身后蹲下，双臂从腋下穿过，抓住其手腕及前臂，保持腰部挺直。

3）另一名急救员蹲在伤者腿旁将其双脚叠放，并双手抓住足踝部。

4）两人同时慢慢抬起前进。

（3）双手座：适用于清醒、手臂受伤但无力行走的伤病员（图12-29）。

1）两名急救员分别蹲在伤者两旁。

2）各伸一手在伤病者的背后交叉，抓住伤者裤带。

3）其余两只手在伤者大腿下互扣手腕。

4）尽量将身体贴近伤者，保持腰部挺直，慢起一齐步行，外脚先行。

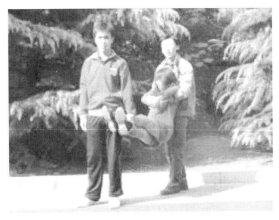

图 12-28　前后扶持法

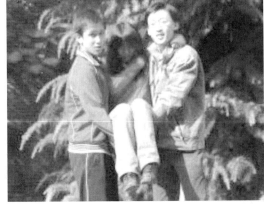

图 12-29　双手座

（4）四手座：适用于清醒但无力行走的伤病员。

1）两名急救员分别蹲在伤者两旁。

2）在伤者背后各自以右手握左手腕，左手握对方右手腕。

3）伤者两手打在急救员肩上，坐在手座上。

4）尽量将身体贴近伤者，保持腰部挺直，慢起一齐步行，外脚先行。

3. 三人平抬法　适用于胸、腰椎骨折的伤者、穿过狭窄的通道、将伤者由地上移至床上或担架车上（图 12-30）。

（1）三名急救员站在伤者一边，分别站在肩、腰、膝旁。

（2）单膝跪下，手心向上，伸入伤者背部。

（3）承托颈、肩、腰、膝、腿下，一同抬起置于腿上。

（4）将伤者抱紧贴于急救者身体，慢起，移动，步幅勿大。

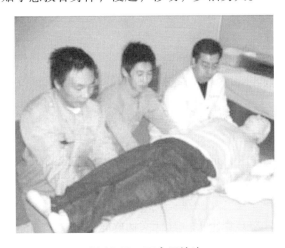

图 12-30　三人平抬法

4. 四人搬运法　适用于胸、腰椎骨折的伤者由地上移至担架车上（图 12-31）。

（1）三名急救员（A、B、C）站在伤者一边，分别单膝跪在肩、腰、膝旁，近头端腿立起，另一人（D）跪在对侧肩腰间。

（2）A一手插入伤者颈下，另一手与D的一手相扣插入伤者胸椎下。

（3）B一手与D的一手相扣插入伤者腰椎下，另一手插入伤者大腿下。

（4）C一手插入伤者膝下，另一手插入伤者小腿下。

（5）同时抬起，放于三人腿上，并环抱住伤者。

（6）D松手，拿脊柱板置于伤者身下。

（7）再同前将伤者平放脊柱板上。

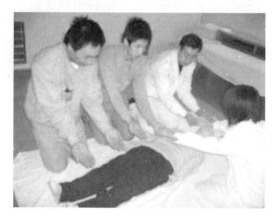
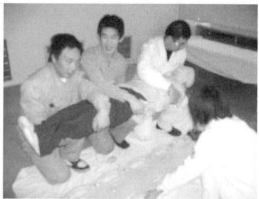
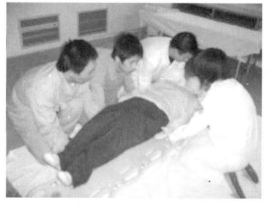

图 12-31　四人搬运法

5. 多人搬运法　（圆木滚动搬运）适用于对脊椎受伤的患者向担架上搬动。

（1）由5～6人一起搬动。

（2）1人负责头部的牵引固定，始终保持与躯干成直线的位置。

（3）3人推，2人拉，协调地将伤者翻滚于担架上，并在头颈部放衣服、毛巾固定。

（二）器械搬运

适用于长距离运送，对意识不清、脊柱受伤或肢体骨折的伤病者尤为重要。

1. 医疗器械

（1）医用轮椅：轮椅是康复的重要工具，一般由轮椅架、车轮、刹车装置及座靠四部分组成。不适合脊柱和下肢骨折、人事不省、除心衰外的心脏病患者。

（2）可折叠楼梯轮椅（Weld、Spencer、Skid 系列）：特别适用于楼梯、山坡、隧道等情况下的病员转运。自动锁装置保证安全地打开或折叠担架椅（图 12-32）。

（3）帆布担架：战时常用。由地面转移到担架上、脊柱损伤者禁用、万不得已尽量勿用。

（4）铲式担架：铲式担架是由左右两片铝合金板组成。搬运伤员时，先将伤员放置在平卧位，固定颈部，然后分别将担架的左右两片从伤员侧面插入背部，担架长度根据患者身长可作随意调节，扣合后再搬运。适用于专业运送骨折及危重患者、不宜翻动的创伤伤者（图12-33）。

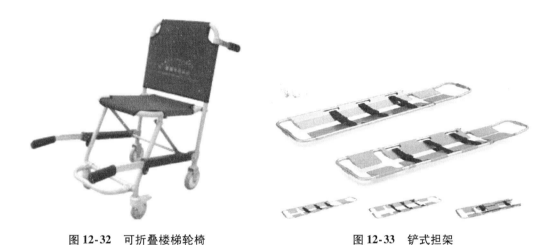

图12-32　可折叠楼梯轮椅　　　　　　　　图12-33　铲式担架

（5）脊柱板：用于脊柱损伤伤病员的现场搬运。6～8kg左右重，最大可承受1100kg重量，能漂浮于水上，可透X-ray、MRI、CT等放射线。配套设备有：颈托、基板、头部固定器、头部约束带、肢体约束带（图12-34）。

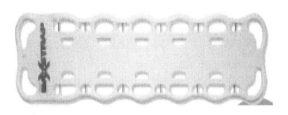

图12-34　脊柱板

（6）急救搬运毯：防止搬运中的二次损伤，最新产品，它体积小，重量只有两公斤。有两罐填充剂，发硬到搬运的过程一般需要十分钟。完全按人型做的。急救员抓住急救搬运毯两边的提手拎起来。可摇晃、颠簸，甚至将伤员竖起来，都不会加重损伤。

（7）负压真空担架：适用于搬运多发骨折及脊柱损伤伤员，可以适当地固定伤员的全身，使用时先将垫充气后铺平，将伤员放在垫内，抽出袋内空气，气垫即可变硬，同时伤员就被牢靠固定在其中。

（8）吊篮担架：（可分开、全功能、有轮、钢制等），在最困难的急救环境下使用，在矿场、高处和水中最理想的拯救工具，吊索固定用的索环是以不锈钢制造，可用直升飞机安全吊挂搬运（图12-35）。

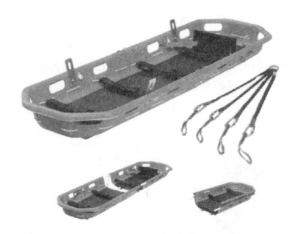

图 12-35 吊篮担架

（9）救护车担架：担架床面可在一定角度范围内调节，适合各类病员救护搬运，担架两侧备有挡体架，确保伤病员救护转送安全。车架两端设有活动把手，便于抬起担架车（需抬起时，随手拉出把手即可）。

（10）医院担架床：常见于医院内使用床面靠可在一定角度范围内调节，适合各类病员院内运送，两侧备有挡体架。

（11）急救车：专业人员长距离转送伤病员的工具，只适用于陆地救援转运。

（12）医用直升飞机：应用于短途运输、医疗救护、救灾救生、紧急营救。

2. 非医疗器械

（1）座椅（有轮、无轮）：用途同轮椅。

（2）自制担架法：常在没有现成的担架而又需要担架搬运伤病员时。

用木棍制担架：用两根长约 7 尺的木棍，或两根长约 6 到 7 尺的竹杆绑成梯子形，中间用绳索来回绑在两长棍之中即成。

用上衣制担架：用上述长的木棍或竹杆两根穿放于两件上衣的袖筒中即成。常在没有绳索的情况下用此法。

用椅子代担架：扶手椅两把对接，用绳索固定对接处即成。

用毛毯制担架：把木棍放在毛毯中央，毛毯对折。用线把两根木棍边的毯子缝合。

（3）毛毯搬运法（搬抬、拖行）：先把毛毯长度卷起一半，滚动伤者至侧卧。把卷起的毛毯置于伤者背后，滚动伤者至另一侧，把毛毯展开。

三、颈椎损伤现场搬运方法

1. 六种徒手头部固定方法（图 12-36）

（1）头背锁：适用于俯卧位时固定头部手法。

（2）头锁：适用于仰卧位时头部牵引手法。

（3）双肩锁：适用于仰卧位时身体上下左右平移手法。

（4）头肩锁：适用于身体翻转手法。

（5）头胸锁：适用于仰卧位时换锁时的过渡手法。

（6）胸背锁：适用于坐位固定头部及侧位时换锁的过渡手法。

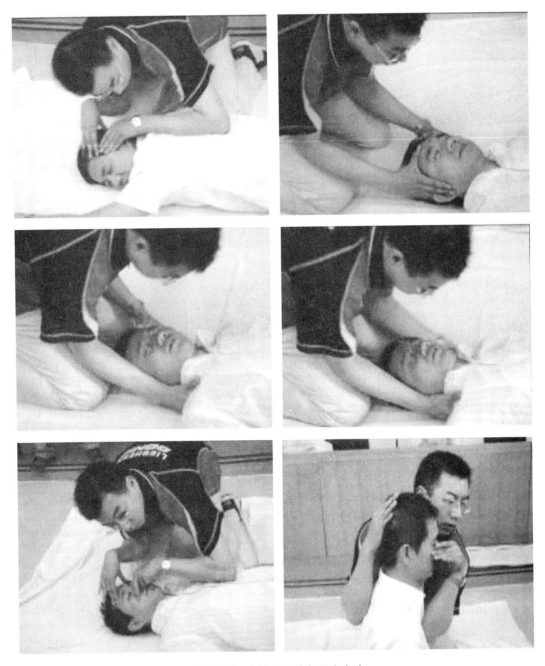

图 12-36　六种徒手头部固定方法

2. 颈椎损伤现场搬运操作流程（图 12-37）

急救人员的位置：甲在伤员者的头部、乙在伤员的肩部、丙在伤员的下肢、丁在对侧（脊柱板侧）。

伤员俯卧位，四肢展开，头偏向一侧。

（1）甲、乙将脊柱板面对伤者面部放置。

（2）甲走到头部，乙到肩部，丙到下肢。

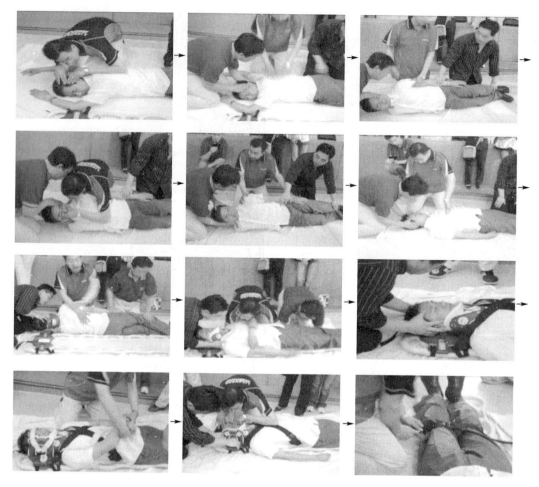

图 12-37 颈椎损伤现场搬运操作流程

（3）乙先做头背锁。

（4）甲做头肩锁，并说固定。

（5）乙放手，询问病情并检查背部情况，将伤者双上肢放置身体两侧，一手抓肩，一手抓髋部。

（6）丙同时检查下肢情况，将双下肢叠放一起，一手抓伤者手腕，一手抓膝部。

（7）甲喊号，乙丙同时用腿做挡板将伤者拉起置于90°（面向外）。

（8）乙胸背锁，固定。

（9）甲倒手行头肩锁，固定。

（10）甲喊号，乙丙后撤，将伤者平放。

（11）乙行头胸锁，固定。

（12）甲行头锁，固定。

（13）乙用远离头端中指摸到喉结，拉到伤者胸骨处立起。

（14）甲牵引头部将伤者鼻尖对准中指，并将眼角与耳廓上缘的连线与地面调至垂直位。

（15）乙用手指比量颈托高低，并安放颈托。甲持续牵引。

（16）乙常规进行头颈胸腹体格检查，丙行下肢检查。

（17）乙行头胸锁，固定。

（18）甲换头肩锁，固定。

（19）乙放手，一手抓肩，一手抓髋部。

（20）丙一手抓伤者手腕，一手抓膝部。

（21）甲喊号，乙丙同时用腿做挡板将伤者拉起置于90°（面向内）。

（22）乙丙拉过或丁协助送脊柱板，耳部对准槽（伤者平卧位时此时可查背部）。

（23）甲喊号，乙丙同时平放至脊柱板上。

（24）乙行头胸锁，固定：丙可将伤者双腿放上脊柱板。

（25）甲行双肩锁，固定。

（26）乙丙双臂叠放（丁稳住脊柱板），甲喊号将伤者平推至脊柱板上。

（27）如头部没在于正确位置（耳部没与槽对齐）行下列方法。甲行双肩锁；乙丁分别一手扶肩，一手插到腋窝下（顶肩推腋法）；甲喊号，上或下移动伤者于正确位置。

（28）乙行头胸锁，固定。

（29）甲行头锁，牵引固定。

（30）乙、丙、丁每人拿一套躯干约束带固定躯体（勿绑手）。

（31）在膝处约束固定下肢（丁可协助）。

（32）乙行头胸锁，固定。

（33）甲丁安放两侧头部固定器。

（34）甲上头部固定器上约束带，乙松头锁。

（35）丁上头部固定器下约束带，乙松胸锁。

（36）甲乙跪于伤者上臂处，丙丁跪于伤者下肢处，准备抬板。

（37）将伤者手用三角巾捆绑。

四、搬运的注意事项

（一）搬运前

搬运前的准备工作应从确定哪些伤员应该被搬运以及搬运后的后勤工作开始。包括：时间、方式、临床准备、特殊急救员、转运设备及目的地设备的需求。

1. 徒手搬运前准备工作　必须先急救，妥善处理后才能搬动。评估伤者的伤势、体重、路程、体力、遇到困难再决定用哪一种搬运方法。在人员、器材未准备完好时，切忌随意搬动。搬运体重过重和神志不清的伤员时，要考虑全面，防止搬运途中发生坠落、摔伤等意外。

2. 救护车转运前准备工作　转运前要认真的快而稳地边抢救边检查患者携带的各种治疗管道连接是否紧密，静脉用药有无渗漏，途中是否够用，留置气管插管者要标明深度的刻数，必要时记录，防止移位等，保持长度适宜，防止途中扭曲拉紧影响治疗效果，确保安全转运。同时依据不同的病种备用不同的急救药品和设备以及转运工具，保持功能良好。转运人员要熟悉途中所进行的治疗护理措施，认真核对转送患者药品和物品，了解患者的心理状态，与接收医院密切合作联系，做好接收准备，使患者安全的转送到接收科室，顺利地接受治疗。

3. 直升飞机转运前准备工作 足够的氧气、机械通气气囊的压力、积极排空伤者的残留气体、应用加温装置预防低温、减少污染等。

（二）搬运中

1. 搬运时如没把握切勿尝试，保持平衡，腰部挺直，切忌忍着呼吸，尽量动员人手，确定所有人员明白搬运步骤。弯腰提取和搬运重物时，极易造成腰骶部扭伤，而且直膝弯腰搬提重物，物体重心离躯干轴线远，必然也会加重腰背肌肉、韧带的负担，造成腰骶部肌肉、韧带的损伤。正确的姿势是先将身体向重物尽量靠拢，然后屈膝、屈髋，再用双手持物，伸膝伸髋，重物即可被搬起。

2. 搬运伤病员时，要根据伤病员的具体情况，选择合适的搬运方法、搬运工作。应该十分明确并强调的，凡是创伤伤员最好应用硬直的担架，建议不可用帆布、软性担架！如对腰部、骨盆处骨折的伤员就要选择平整的硬担架，在抬送中，尽量减少振动，以免增加伤员的痛苦。

3. 为了能做到动作协调一致，可根据数数的办法让所有搬运人员明白每个步骤（以担架为例）。

"一"——站：要求搬运人员（4人）同时站在担架的四个角处，方向要求脚在前，头在后（上楼梯时、头位妊娠妇女下楼梯时除外）。

"二"——跪：要求搬运人员（4人）同时单膝（近担架腿）跪下，腰部挺直，手拿担架。

"三"——起：要求两头端的搬运人员先略抬起一点，再发口令，4人同时抬起担架。

"四"——迈：要求搬运人员（4人）同时先迈近担架腿。

"五"——走：要求搬运人员（4人）同时迈远离担架的腿前行。

搬运时应注意前面的要放低，后面的人要抬高，以使患者保持在水平状态，下台阶时相反。

4. 加强途中急救监护，维持生命体征平稳 当确定转运患者时，搬运要求动作准确，并做到轻、稳、快，避免振动。

5. 转运过程中医护人员始终守护在患者上身靠近头端位置，随时观察伤员的病情变化，重点观察神志、呼吸、体温、出血、面色变化等情况，注意患者姿势，给患者保暖。但不要将头面部包盖太严，以免影响呼吸。一旦在途中发生紧急情况，如窒息、呼吸停止、抽搐时，应停止搬运，立即进行急救处理。昏迷躁动的患者要用约束带防止坠伤，酌情盖好被服以免着凉或过热。途中应做的治疗护理措施不漏掉，保持各种治疗措施有效。

6. 特殊情况的搬运

（1）驾驶室搬出的方法

1）一人双手掌固定伤病员头部两侧，轴向牵引颈部，上颈托。

2）一人双手轻轻轴向牵引患者的双踝部，使双下肢伸直。

3）一人双手分别置于伤病员肩背部及胸部，夹住躯体，保持脊柱为一条直线。

4）三人同时转动伤者，平稳将伤病员搬出。

（2）倒塌物下搬出的方法

1）输液后（防止失压后进一步出血）应迅速清除压在伤病员身上的泥土、砖块、水泥板等倒塌物。

2）清除伤病员口腔、鼻腔中的泥土及脱落的牙齿，保持呼吸道通畅。

3）一人双手固定伤患者头部两侧牵引颈部。

4）一人双手牵引伤患者双踝，使双下肢伸直。

5）两人双手平托伤病员肩背部和腰臀部。

6）四人同时用力，保持脊柱轴位，平稳将伤病员移出现场。

（3）狭窄坑道伤患者搬出的方法

1）一人双手固定伤病员头部两侧牵引颈部。

2）一人双手牵引伤病员双踝。

3）两人双手平托伤病员肩背部和腰臀部，将伤病员托出坑道，交于坑道外人员将伤病员搬出。

（刘　扬　张如云）

第十三章

院前常用急救技术

第一节 测 体 温

体温通常是指人体内部的温度，机体深部的平均温度。在生物学上是指细胞外液的温度，一般为37℃，正常人腋下温度为 36～37℃，测量方法有口测法、腋测法及肛测法。口腔温度比腋下高 0.2～0.4℃，直肠温度又比口腔温度高 0.3～0.5℃（视频9）。

【操作方法】

体温测量前，首先应检查体温计是否完好，水银柱是否在35℃以下。备好体温计携至床边，确认患者，给予解释，以取得合作。根据患者病情选择合适的测量体温方法。

1. 口腔测温法

（1）将口表水银端斜放于舌下热窝，即舌系带两侧。

（2）嘱患者紧闭口唇含住口表，用鼻呼吸，勿用牙咬，不要说话。

视频9 测体温

（3）测量 3~5 分钟。

2. 腋下测温法

（1）协助患者取舒适卧位并露出腋下，擦干腋窝汗液，将体温计水银端放于腋窝深处，使之紧贴皮肤。

（2）嘱患者屈臂过胸夹紧体温计，不能合作的患者应协助夹紧手臂。

（3）8～10 分钟后取出。

3. 直肠测温法

（1）协助患者侧卧、俯卧或屈膝仰卧位，露出臀部。

（2）润滑肛表水银端，将其轻轻插入肛门 3～4cm。

（3）3 分钟后取出。

（4）用卫生纸擦净肛门处。体温计取出后，用消毒纱布擦净，准确读数，将体温计甩至35℃以下，放到消毒液容器内消毒，记录体温值。

【注意事项】

1. 测量体温前、后，应清点体温计总数。手甩体温计时要用腕部力量，勿触及他物，以防撞碎。切忌把体温计放入热水中清洗或放在沸水中煮，以防爆裂。

2. 根据患者病情选择合适的测量体温的方法：①凡婴幼儿、精神异常、昏迷、口鼻腔手术以及呼吸困难、不能合作的患者，不宜测口腔温度。②凡消瘦不能夹紧体温计、腋下出汗较多者，以及腋下有炎症、创伤或手术的患者不宜使用腋下测温法。③凡直肠或肛门手术、腹泻，以及心肌梗死的患者不宜使用直肠测温法。

3. 患者进食、饮水，或进行蒸汽吸入、面颊冷热敷等，须隔 30 分钟后测口腔温度。腋窝局部冷热敷应隔 30 分钟再测量腋温。灌肠、坐浴后须隔 30 分钟，方可经直肠测温。

4. 测口温时，当患者不慎咬破体温计时，应立即清除玻璃碎屑，以免损伤唇、舌、口腔、食管及胃肠道的黏膜。口服牛奶或蛋清以延缓汞的吸收。在病情允许的情况下，可服大量粗纤维食物（如韭菜等），以加速汞的排出。

5. 凡给婴幼儿、昏迷、危重患者及精神异常者测体温时，应有专人看护，以免发生意外。

6. 如发现体温与病情不相符合，应守在患者身旁重新测量，必要时可同时测口温和肛温作对照。

第二节　测　脉　搏

脉搏是体表可触摸到的动脉搏动。临床上有许多疾病，特别是心脏病可使脉搏发生变化。因此，测量脉搏对患者来讲是一个不可缺少的检查项目（视频 10）。

【操作方法】触诊法，以桡动脉为例。

1. 测脉搏前，患者应情绪稳定，测量前 30 分钟无过度活动，无紧张、恐惧等。

2. 患者取坐位或卧位，手臂舒适，手腕伸展。

3. 将示指、中指、环指并拢，指端轻按于桡动脉处，按压的力量大小以能清楚触到搏动为宜。

4. 正常脉搏计数半分钟，并将所测得数值乘 2，即为脉率。如脉搏异常或危重患者应测 1 分钟。若脉搏细弱而触不清时，应用听诊器听心率 1 分钟代替触诊。

视频 10　测脉搏

【注意事项】

1. 诊脉前，患者有剧烈活动或情绪激动时，应休息 20 ~ 30 分钟后再测。

2. 不可用拇指诊脉，以防拇指小动脉搏动与患者脉搏相混淆。

3. 为偏瘫患者测脉搏，应选择健侧肢体。

第三节　测　呼　吸

呼吸是指机体与外界环境之间气体交换的过程，包括呼气和吸气（视频 11）。

【操作方法】观察患者胸、腹起伏状况。以一起一伏为 1 次呼吸，计数 30 秒，结果乘 2 即得呼吸频率。同时观察呼吸的节律、性质、声音、形式、深浅、有无特殊气味，呼吸运动是否对称等。

视频 11　测呼吸

【注意事项】

1. 呼吸的速率会受到意识的影响，测量时不必告诉患者。

2. 如患者有紧张、剧烈运动、哭闹等，需稳定后测量。

3. 呼吸不规律的患者及婴儿应当测量 1 分钟。

第四节　测　血　压

正常的血压是血液循环流动的前提，血压在多种因素调节下保持正常，从而提供各组织器官以足够的血量，以维持正常的新陈代谢。血压过低过高（低血压、高血压）都会造成严重后果，血压消失是死亡的前兆，这都说明血压有极其重要的临床意义（视频 12）。

视频 12　测血压

【操作方法】以水银血压计测肱动脉血压为例。

1. 患者取坐位或仰卧位，所测部位的手臂位置（肱动脉）与心脏在同一水平线上。坐位平第四肋，卧位平腋中线。被测肢体的肘臂伸直、掌心向上。

2. 平放血压计于上臂旁，驱尽袖带内的空气，将袖带平整地缠于上臂中部。

3. 将听诊器胸件放在肱动脉搏动最明显的地方，以一手稍加固定。

4. 打开水银槽开关，戴上听诊器，关闭输气球气门。

5. 打气至肱动脉搏动音消失，再升高 20~30mmHg，以每秒 4mmHg 左右速度缓慢放气听肱动脉搏动、视线与汞柱的弯月面同一水平。

6. 在听诊器中听到的第一声搏动，汞柱所指刻度即为收缩压。当搏动音突然变弱或消失时，汞柱所指刻度即为舒张压。

7. 驱尽袖带内的空气、解开袖带，安置患者与舒适卧位，右倾 45°关闭水银槽开关，卷平袖带放入血压计盒内，关闭血压计盒盖。

【注意事项】

1. 测血压前，要求安静休息 20~30 分钟。运动、情绪激动、吸烟、进食等可导致血压偏高。

2. 常用的测压部位有上肢肱动脉、下肢动脉，偏瘫患者测健侧。

3. 坐位时，肱动脉平第 4 肋软骨。卧位时，肱动脉平腋中线。如手臂低于心脏水平，血压会偏高。如手臂高于心脏水平，血压会偏低。如测腘动脉血压，患者取俯卧位或仰卧位，腘动脉与心脏同一水平。

4. 袖带的松紧以能放入一指为宜，过松使血压偏高，过紧使血压偏低。袖带的下缘距肘窝 2~3cm，如测腘动脉血压，袖带的下缘距腘窝 3~5cm，胸件勿塞入袖带内，胸件的整个膜面都要和皮肤紧密接触，注意不可压得太重。

5. 打气不可过快、过猛，放气太慢使测得的血压偏高，放气太快使血压偏低，视线低于汞柱的弯月面，血压偏高。高于汞柱的弯月面，血压偏低。

第五节　吸　　氧

吸氧是通过供给患者氧气，提高动脉血氧分压和动脉血氧饱和度，增加动脉血氧含量，纠正各种原因造成的缺氧状态，维持机体生命活力。

【适应证】各种原因引起的缺氧、低氧血症，或通过吸氧可以改善症状。

【操作方法】

1. 先开氧气总开关后，再开小开关。

2. 清洁鼻孔。

3. 连接鼻导管，调节氧流量。

4. 停用供氧时拔出鼻导管，再关氧气。

【注意事项】

1. 严格遵守操作规程，注意用氧安全，做到防震、防火、防油、防热。

2. 使用氧气时，应先调节流量而后应用。停氧时应先拔出导管，再关闭氧气开关，以免一旦关错开关，大量氧气突然冲入呼吸道而损伤肺组织。

3. 对于一些由于慢性阻塞性肺疾病缺氧的患者，要保持低流量吸氧，否则会影响呼吸。

4. 经常观察缺氧状况有无改善，以及气道是否通畅等。

5. 氧气桶内氧气不可用尽，压力表上指针降至 $5kg/cm$ 时，即不可再用。

第六节　吸　　痰

吸痰是将上呼吸道积聚的分泌物抽出，保持呼吸道通畅。

【适应证】用于危重、年老、昏迷等患者因咳嗽、无力、咳嗽反应迟钝，不能将痰咳出，导致呼吸困难、发绀，甚至窒息。

【操作方法】

1. 打开并调节好吸引装置。

2. 撕开一次性吸痰管。

3. 戴无菌手套，严格无菌操作。

4. 将吸痰管正压进入气道直到支气管（大约比气管插管长 $3\sim5cm$）后，负压边旋转边吸引而出。动作要轻柔、置管要够深、正压进、负压出。

5. 吸痰后，在给予高浓度吸氧 $1\sim2$ 分钟，待 SaO_2 升至正常水平（$>94\%$）再将吸入氧浓度或流量调至原来水平。

6. 吸口腔和鼻腔分泌物。

【注意事项】

1. 压力为 $40.0\sim50.0kPa$。

2. 每次吸痰时间不超过 15 秒。

3. 每次吸痰动作要轻柔，当患者出现剧烈咳嗽时要休息片刻。

第七节　心电图检查

心电图检查是利用心电图机将心脏的电活动记录下来，结合临床资料进行分析，用来诊断疾病的一种检查方法。

【适应证】年龄 50 岁以上，昏迷，有胸、腹部症状，呼吸困难等系统急症。

【操作方法】

1. 正确连接肢导联和胸部导联。

常规 12 导联心电图包括 3 个肢导联（Ⅰ、Ⅱ和Ⅲ导联）、3 个加压肢导联（aVR、aVL 和 aVF 导联）和 6 个心前区导联（V1～V6 导联）。按照国际统一标准，安放常规 12 导联电极。

电极安放位置：标准肢导联（Ⅰ、Ⅱ、Ⅲ）和加压肢导联（aVR、aVL、aVF），将肢导联 4 个夹子分别以"红黄绿黑"顺序依次夹在右上肢、左上肢、左下肢、右下肢，使金属片置于肢体内侧。心前区导联（V1～V6）：V1 导联是把探查电极放在胸骨右缘第四肋间；V2 导联放在胸骨左缘第四肋间；V4 导联放在左锁骨中线第五肋间；V3 导联放在 V2 与 V4 两点连线的中点；V5 导联放在左腋前线第五肋间；V6 导联放在左腋中线第五肋间。

2. 打开心电图机。

3. 使心电图各导联顺出。

4. 移去导线。

5. 整理导线，整齐置于盒中。

【注意事项】

1. 消除患者紧张情绪，取得患者合作。

2. 冬季注意保暖。

3. 增加良好接触性，避免干扰波形。

4. 怀疑 ACS 者做 18 导联心电图。

5. 心电图上标明日期，时间，患者姓名、年龄等。

6. 将心电图贴于病历上。

第八节　环甲膜穿刺/切开

环甲膜穿刺/切开术是对无法立即清除上气道梗阻的患者紧急开放气道的临时急救措施之一，而非一种常规的复苏手段，亦可经环甲膜穿刺达到治疗、用药之目的。

【适应证】

1. 各种原因引起的上呼吸道完全或不完全阻塞。

2. 牙关紧闭，经口、鼻插管失败。

3. 喉头水肿及颈部和颌面部外伤所致气道阻塞需立即通气急救者。

4. 3 岁以下小孩不易做气管切开者。

5. 注射表面麻醉药，为喉、气管内其他操作做准备。

6. 注射治疗药物。

7. 引导支气管留置给药管。

【禁忌证】有出血倾向者。

一、环甲膜穿刺

【操作方法】

1. 患者取仰卧位，去掉枕头，肩部垫起，头部尽可能后仰。

2. 在环状软骨与甲状软骨之间正中处可触及一凹陷，即环甲膜。

3. 局部常规消毒后，以 1% 普鲁卡因 1ml 局麻。

4. 确定环甲膜的位置，术者以消毒的左手食、中指固定甲环膜两侧，右手持注射器自环甲膜垂直刺入，达到喉腔有落空感，回抽注射器有空气抽出，患者可出现咳嗽反射。

5. 注射器固定于垂直位置可注入少量表面麻醉剂，如丁卡因等。然后在根据穿刺目的进行其他操作。若以紧急开通气道为目的的，则需 20～22 号大头针刺入，以解除气道阻塞造成的通气障碍等。

6. 拔出注射器，穿刺点用消毒干棉球压迫片刻。

7. 若导入气管留置给药管，则在针头退出后用纱布包裹并固定。

8. 如发生皮下气肿或少量出血予对症处理。

【注意事项】

1. 环甲膜穿刺仅仅是呼吸复苏的一种急救措施，不是常规手段。因此在初期复苏成功后，应改作正规气管切开或立即作消除病因的处理。

2. 穿刺时进针不要过深，避免损伤后喉壁黏膜。

3. 必须回抽有空气，确定针头在喉腔内才能给药。

4. 如穿刺点皮肤出血，干棉球压迫时间可适当延长。

5. 术后如患者咳出带血分泌物，嘱患者勿紧张，一般均可在 1～2 天内消失。

二、环甲膜切开术

【操作方法】

1. 患者仰卧位，头后仰，保持正中位，充分显露颈部，病情允许时可两肩垫高 20～30cm。

2. 颈部皮肤消毒后，术者戴手套，铺无菌巾。紧急时，操作均可从简。

3. 于喉结节下方 2～3cm 处扪及环甲凹陷。一手固定该处皮肤，另一手持刀在膜部上方做一横切口，约 2～3cm 长，分离其下组织露出环甲膜部，用小刀横形切开该膜 1cm，并迅速将刀前旋。

4. 转 90° 或用血管钳撑开切口，插入橡胶管或气管套管，建立通气道。

【注意事项】

1. 进刀时，用力不可过猛，以免损伤气管后壁结构。

2. 切记勿损伤环状软骨，以免造成喉狭窄、发声困难等严重的喉功能障碍。

3. 切口的部位应接近环状软骨的上缘，以免损伤环甲动脉吻合支。

4. 环甲膜切开术只是应急的手术，可能会引起喉水肿、声带损伤，远期造成声门狭窄等严重后遗症，而且橡胶管容易引起肉芽肿，因此最好在 48 小时内排除梗阻原因或改行气管切开术。

第九节 导 尿

导尿是在严格无菌操作下，用无菌导尿管自尿道插入膀胱引出尿液的方法。

【适应证】院前急救的适应证就是解除尿潴留。

【禁忌证】

1. 存在尿道狭窄无法插管。

2. 严重凝血障碍。

3. 急性尿路感染未控制时。

4. 月经期。

5. 尿道完全断裂。

【操作方法】

1. 患者仰卧，两腿屈膝外展，臀下垫油布或中单。患者先用肥皂液清洗外阴，男患者翻开包皮清洗。

2. 以 0.1% 苯扎溴铵或 0.1% 氯己定溶液由内向外环形消毒尿道口及外阴部。而后外阴部盖无菌洞巾，男性则用消毒巾裹住阴茎，露出尿道口。

3. 术者带无菌手套站于患者右侧，以两指（左手拇、示指或者中指、环指）夹持阴茎，女性则分开小阴唇露出尿道口，右手将涂有无菌润滑油之导尿管慢慢插入尿道，导尿管外端用止血钳夹闭，将其开口置于消毒弯盘中。男性约 15～20cm，女性约进入 6～8cm，松开止血钳，尿液即可流出。

4. 需作细菌培养者，留取中段尿于无菌试管中送检。

5. 术后将导尿管夹闭后再徐徐拔出，以免管内尿液流出污染衣服。如需留置导尿管时，则向气囊内注入 20ml 生理盐水，以防脱出，接上留尿无菌塑料袋，挂于床侧。

【注意事项】

1. 严格无菌操作，预防尿路感染。

2. 膀胱过度充盈的患者，导尿时尿液放出速度不能过快，否则可能产生休克或膀胱出血。此时应缓慢而分次地放出尿液，每次 150～200ml，反复多次，逐渐将膀胱放空。

3. 留置导尿管应注意尿道口护理，定期更换导尿管（5～7 天更换一次，curity 乳胶导尿管可留置 1 个月左右）。

第十节 肌内注射

肌内注射是一种常用的药物注射治疗方法，指将药液通过注射器注入肌肉组织内，达到治病的目的。

【适应证】肌内注射主要适用于不宜或不能做静脉注射，要求比皮下注射更迅速发生疗效时，以及注射刺激性较强或药量较大的药物时。

【操作方法】

1. 卧位　臀部肌内注射时，为使局部肌肉放松，减轻疼痛与不适，可采以下姿势：侧卧位：上腿伸直，放松，下腿稍弯曲。俯卧位：足尖相对，足跟分垂，头偏向一侧。仰卧位：常用于危重患者及不能翻身的患者，采用臀中肌、臀小肌注射法较为方便。

2. 坐位　为门诊患者接受注射时常用体位。可供上臂三角肌头，如注射用药为油剂或混悬液，需备较粗的针头。按医嘱备药液。

3. 备齐物品携至患者身边，核对，向患者解释，以取得合作。

4. 选取注射部位。肌内注射最常用的注射部分为臀大肌，其次为臀中肌、臀小肌、股外侧肌及三角肌。肌内注射很重要的是对注射部分的精确定位。臀大肌注射定位：

（1）十字法：从臀裂顶点向左或右划一水平线，从髂嵴最高点向下做一垂直平分线，将臀部分为四个象限，其中外上象限避开内角为注射区。

（2）连线法：从髂前上棘到尾骨连线的外三分之一为注射部位。

5. 帮助患者取适当体位，用2%碘酊和70%乙醇或单独用3%碘伏消毒皮肤，待干。

6. 排尽抽取药物之注射器内空气。

7. 用左手拇指和示指分开皮肤，右手持针如握笔姿势，以中指固定针栓。针头和注射部位成直角，快速刺入肌肉内，一般进针约2.5～3cm（针头的2/3，消瘦者及病儿酌减）。

8. 松开左手，抽动活塞，如无回血，固定针头，注入药物。注射毕，以干棉签按压进针处，同时快速拔针。

9. 帮助患者卧于舒适体位。清理用物。

【注意事项】

1. 需要两种药液同时注射，应注意配伍禁忌。

2. 回抽无回血时，方可注入药物。

3. 注射部位适合于个体。2岁以下婴幼儿不宜选用臀大肌注射，应选用臀中肌、臀小肌注射。因幼儿在未能独自走路前，其臀部肌肉一般发育不好，臀大肌注射有损伤坐骨神经的危险。

4. 定位准确，尤其是臀大肌注射应避免损伤坐骨神经。

5. 切勿将针头全部刺入，以防针头从衔接处折断。一旦针头折断，保持局部及肢体不动，迅速用血管钳夹住断端拔出。如断端全部进入肌肉，则行手术取出。

6. 需要长期肌注的患者，注射部位要经常更换，以防局部形成硬结，若出现硬结，则可采取热水袋或热湿敷、理疗等处理。

第十一节　静脉穿刺

【操作方法】以四肢静脉操作为例

1. 在欲穿刺部位的上方6cm以束带，以使静脉充盈，便于穿刺。

2. 针尖斜面向上，与皮肤角度呈15°～30°，在静脉表面或旁侧刺入皮下，再沿静脉近心方向潜行然后刺入静脉，见回血后再顺静脉进针少许，将针头放平并固定，进行抽血或注入药物。

3. 穿刺时要固定好静脉，尤其是老年患者，血管弹性较差，易于滑动。不可用力过猛，以免穿透静脉。

【注意事项】

1. 不可用力过猛，以免穿透静脉。需长期静脉给药者，穿刺部位应先从小静脉开始，逐渐向上选择穿刺部位，以增加血管的使用次数。

2. 如果为一次性抽血检查，则可选择易穿刺的肘正中静脉。穿刺部位应尽可能避开关节，以利于针头固定。

3. 四肢浅静脉瓣膜较多，穿刺部位应避开瓣膜。

第十二节　气道异物梗阻清除术

气道异物阻塞发病突然，病情危重，由于现场条件往往缺乏必要的抢救器械，徒手抢救法就成为现场抢救的主要措施。现场抢救的时间、方法及程序正确与否，是挽救患者生命的关键。因异物大小、性质、阻塞部位不同，其症状亦不同，主要症状为剧烈呛咳、憋气、喘鸣、面唇发绀、呼吸困难，严重者可在数分钟内死亡。因而，早期诊断、现场急救非常重要。气道异物不完全性阻塞时，患者有强烈的刺激性咳嗽，神志可保持清醒，咳嗽的间隙出现喘息。异物完全性阻塞时，患者不能说话、呼吸、咳嗽，并用拇指和示指抓压颈部，很快面色、口唇青紫，意识丧失。小儿不能哭出声（视频13）。

视频13　气道异物梗阻的清除

【适应证】 异物部分阻塞气道，患者清醒换气尚好时。

【禁忌证】

1. 严重低氧血症。

2. 急性心肌梗死患者。

3. 严重心功能不全、严重心律失常、高血压未控制者。

4. 主动脉瘤患者。

5. 患者一般情况极差，不能耐受者。

6. 不能合作者。

【操作方法】

1. 腹部冲击法（Heimlich法）　腹部冲击法的原理是在上腹部猛推，以抬高膈肌而使得空气由肺内压出，如此产生人工咳嗽，将阻塞气道的异物排出。为了清除气道内的异物，必要时多次重复这个推动的动作。

（1）腹部冲击法：救助者的手应放在上腹部，中线剑突与脐之中点，不可过高或过低，以免损伤内脏。

1）患者立位或坐位时的腹部冲击法，适应于患者神志清醒。

操作步骤：

A. 救助者站在患者的背后，用双臂围抱患者的腰部。

B. 准备好一只手并握拳；

C. 拳头的拇指一侧对着患者的上腹部，即剑突与脐之中点的位置；

D. 另一只手抓住拳头，突然向上快速猛推，压入患者上腹部；

E. 重复连续推击，直到异物从气道排出或患者意识丧失。

F. 注意：实施每一个新的猛推动作，应是不连贯的、顿击的动作，试图以此使异物排出来。

2）患者卧位时的腹部冲击法，适应于患者神志已丧失，或救助者因手臂短而围不住清醒患者的腰时也可采用此法。

操作步骤：

A. 患者仰卧位，面朝上；

B. 救助者跨骑在患者的大腿部，一只手的掌根部置于患者的上腹部正中，另一只手直接放在前一只手上面；

C. 突然向前向下快速猛推，压入患者上腹部；

D. 救助者可利用自身的体重来完成猛推手法。

2. 胸部冲击法　对肥胖患者，救护员不能围抱腹部，应使用胸部推击。如哽噎者是妊娠后期，救护员应用胸部推击代替腹部推击。

（1）患者立位或坐位的胸部猛推法。

操作步骤：

1）救助者站在患者后方，双臂由腋下抱胸；

2）一只手握拳并将拇指侧置于患者胸骨中部，注意避开剑突肋骨缘；

3）另一只手抓住拳头，向后猛推，直到把异物排出或患者神志丧失为止。

（2）患者卧位时的胸部冲击法，适用于神志不清的妊娠后期、明显肥胖的患者。

操作步骤：

1）患者仰卧位，救助者贴近患者侧面并跪下；

2）手的位置与心肺复苏时的胸外心脏按压的位置相同，即：成人手掌根部置于胸部下部的一半；

3）注意：每一次猛推应慢而有节奏地进行，以保证将气道内的异物排出。

3. 小儿气道异物阻塞的急救手法　对儿童推荐使用减小的腹部冲击法，对婴儿完全性气道异物阻塞推荐使用胸部推击法和背部拍击法。

操作步骤：

（1）打开气道，掏取异物，取出可见的异物。

（2）背部拍击法

1）婴儿俯身弯腰，面朝上，救助人员的左大腿上，救助者左前臂托起婴儿中下腹部，使头低于躯干，救助者前臂支在大腿上，以支持婴儿。

2）用手掌根部在婴儿在双肩之间拍击背部5次。

（3）胸部推击法

1）婴儿仰卧位或在拍背后，仔细地托住婴儿头颈部，旋转成仰卧位，放在救助者大腿上，头部低于身体。

2）在两个乳头连线、胸部下部一半的位置或在剑突上大约一指的地方，进行5次快速胸部推压。

（4）打开口腔，检查被排出的异物，并用手指掏取出来。

【注意事项】

1. 解除气道梗阻时密切注意患者的意识、面色、瞳孔等变化，如有好转可继续做。

2. 如患者意识由清楚转为昏迷或面色发绀、颈动脉搏动消失、心跳呼吸停止，应停止排除异物，而迅速做心肺复苏。

3. 腹部冲击法注意力度，避免腹腔内脏及大血管的损伤，避免肋骨骨折。此方法不推荐给 <1 岁婴儿，因推击可以致伤。

（秦晓兵　彭宏伟）

附录一

院前常用药物

一、抗心律失常药物

1. 去乙酰毛花苷（毛花苷丙）

【药代动力】静脉注射可迅速分布到各组织，10~30分钟起效，1~3小时作用达高峰，持续时间2~5小时。蛋白结合率低，为25%。半衰期为33~36小时。3~6日作用完全消失在体内转化为地高辛，经肾脏排泄。由于排泄较快，蓄积性较小。

【适应证】急性心功能不全或慢性心功能不全急性加重。亦可用于控制伴快速心室率的房颤、房扑。

【用法用量】成人0.4~0.6mg，稀释后缓慢静注，以后每2~4小时可再给0.2~0.4mg，总量1~1.6mg。儿童22~25ug/（kg·d），分2~3次静注或肌注。获得满意疗效后，可改用地高辛维持量（注意：对于平时长期口服强心苷类药物的患者给药剂量应酌减）。

【禁忌证】强心苷中毒；室性心动过速、室颤；梗阻性肥厚型心肌病（若伴收缩功能不全或房颤仍可考虑）；预激综合征伴房颤或房扑患者禁用；禁止与钙注射剂合用。

【注意事项】低钾血症、不完全性房室传到阻滞、高钙血症、甲状腺功能低下、缺血性心脏病、急性心肌梗死早期、心肌炎活动期、肾功能损害患者慎用，本品可通过胎盘，故妊娠后期母体用量可能适当增加，亦可排入乳汁，哺乳期妇女应用须权衡利弊。本品应遮光，密闭保存。

【不良反应】新出现的心律失常（最常见者为室性期前收缩，约占心脏反应的33%），胃肠道反应，无力、软弱。少见视力模糊或"黄视"（中毒症状）、中枢神经系统反应如精神抑郁或错乱。罕见嗜睡、头疼，过敏反应。

【规格】0.4mg/2ml。

2. 胺碘酮（可达龙）

【药代动力】属Ⅲ类抗心律失常药，主要在肝内代谢消除，代谢产物为去乙基胺碘酮。静注后5~10分钟起效，停药可持续20分钟~4小时。血液透析不能清除该品。

【适应证】适用于利多卡因无效的室性心动过速和急诊控制房颤、房扑的心室率，心室颤动。

【用法用量】静脉滴注：负荷量按体重5mg/kg，用葡萄糖溶液稀释后静注，时间应大于20分钟。维持量（通常600~800mg/d）静脉滴注胺碘酮最好不超过3~4天。抢救心搏骤停时如有顽固性室颤时首剂量快速静推 300mg，如无效隔 3～5 分钟可给予第二剂 150mg。

【禁忌证】严重窦房结功能异常者；Ⅱ 或 Ⅲ 度房室传导阻滞、双束支传导阻滞（除非已有起搏器）者；心动过缓引起晕厥者；各种原因引起弥漫性肺间质纤维化者；对该品过敏者；甲亢及严重低血压、3 岁以下儿童禁用。

【注意事项】对碘过敏者对本品可能过敏。服药期间应避免接触阳光。严重充血性心衰者慎用。本品在静脉滴注时要溶于葡萄糖溶液中。

【不良反应】心动过缓；甲状腺功能亢进或低下；胃肠道反应和便秘。

【规格】150mg/3ml

3. 普罗帕酮（心律平）

【药代动力】该药半衰期为 3.5～4 小时。本品经肾脏排泄，主要为代谢产物，小部分（<1%）为原形物，不能经过透析排出。

【适应证】用于阵发性室性心动过速、阵发性室上性心动过速及预激综合征伴室上性心动过速、心房扑动或心房颤动的预防；也可用于各种期前收缩的治疗。

【用法用量】静脉注射：成人常用量 1～1.5mg/kg 或以 70mg 加 5% 葡萄糖液稀释，于 10 分钟内缓慢注射，必要时 10～20 分钟重复一次，总量不超过 210mg。

【禁忌证】无起搏器保护的窦房结功能障碍、严重房室传导阻滞、双束支传导阻滞患者，严重充血性心力衰竭、心源性休克、严重低血压及对该药过敏者禁用。

【注意事项】心肌严重损害者慎用；严重心动过缓，肝、肾功能不全，明显低血压患者慎用。

【不良反应】头痛，头晕，可出现胃肠道障碍如恶心、呕吐、便秘等。

【规格】35mg/10ml。

4. 利多卡因

【药代动力】静注后立即起效，持续 10～20 分钟。由肾脏排泄。

【适应证】急性室性心律失常的二线用药。

【用法用量】静脉注射，按体重 1mg/kg 作为首次负荷量静注 2～3 分钟，必要时每 5 分钟后再重复注射 1～2 次，一小时内最大量不超过 300mg；静脉滴注，用负荷量后可继续以每分钟 1～4mg 速度静滴维持。

【禁忌证】阿斯综合征；严重心脏阻滞，包括 Ⅱ 或 Ⅲ 度房室传导阻滞、双束支阻滞；严重窦房结功能障碍禁用。

【注意事项】用药期间应随时检查血压、心电图及血清电解质。长期用药时应监测血药浓度。妊娠妇女、乳母慎用。

【不良反应】大剂量可产生严重窦性心动过缓、心脏停搏、室颤、严重房室传导阻滞，必要时用阿托品、异丙肾上腺素或起搏器治疗。有皮疹及水肿等表现应停药。

【规格】0.2g/10ml。

二、呼吸兴奋药

1. 洛贝林

【适应证】本品主要用于各种原因引起的中枢性呼吸抑制。临床上常用于新生儿窒息，一氧化碳、阿片中毒等。

【用法用量】静脉注射常用量：成人一次 3mg；极量：一次 6mg，一日 20mg。小儿一次 0.3~3mg，必要时每隔 30 分钟可重复使用；新生儿窒息可注入脐静脉 3mg。皮下或肌内注射常用量：成人一次 10mg；极量：一次 20mg，一日 50mg。小儿一次 1~3mg。

【注意事项】剂量较大时，能引起心动过速、传导阻滞、呼吸抑制甚至惊厥。

【不良反应】恶心、呕吐、呛咳、头痛、心悸。

【规格】3mg/1ml

2. 尼克刹米（尼可刹米）

【药代动力】直接兴奋延髓呼吸中枢，反射性兴奋呼吸中枢，提高呼吸中枢对二氧化碳的敏感性。吸收好，起效快，作用时间短暂，一次静脉注射只能维持作用 5~10 分钟。

【适应证】用于解救药物中毒或疾病所致的呼吸抑制，或加速麻醉物的苏醒，也可解救一氧化碳中毒、溺水等。

【用法用量】皮下注射、肌内注射、静脉注射成人常用量一次 0.25~0.5g，必要时 1~2 小时重复用药，极量一次 1.25g。小儿常用量 6 个月以下一次 75mg，1 岁一次 0.125g，4~7 岁一次 0.175g。

【禁忌证】抽搐及惊厥患者。

【注意事项】作用时间短暂，应视病情间隔给药。

【不良反应】大剂量时可出现血压升高、心悸、出汗、面部潮红、呕吐、震颤、心律失常、惊厥，甚至昏迷。

【规格】0.375g/1.5ml

三、抗休克药物

1. 肾上腺素

【适应证】主要适用于因支气管痉挛所致严重呼吸困难，可迅速缓解药物等引起的过敏性休克，亦可用于延长浸润麻醉用药的作用时间。各种原因引起的心搏骤停进行心肺复苏的主要抢救用药。

【用法用量】皮下注射 0.25~1mg/次，或肌注 0.5~1mg/次，或缓慢静滴 0.1~0.5mg/次，如疗效不好可改用静滴 4~8mg/次。抢救心搏骤停患者时静推 1mg/次，弹丸式给药（给药后快速静推 20ml 生理盐水），隔 3~5 分钟一次。鼻黏膜和齿龈出血：将浸有 1:20000~1:1000 溶液的纱布填塞出血处。

【禁忌证】高血压、器质性心脏病、冠状动脉疾病、糖尿病、甲状腺功能亢进、洋地黄中毒、外伤性及出血性休克、心源性哮喘等患者禁用。

【注意事项】下列情况慎用：器质性脑病、心血管病、青光眼、帕金森病、精神神经疾病。用量过大或皮下注射时误入血管后，可引起血压突然上升而导致脑出血。每次局麻使用剂量不可超过300μg，否则可引起心悸、头痛、血压升高等。可透过胎盘。抗过敏休克时，须补充血容量。

【不良反应】心悸、头痛、血压升高、震颤、无力、眩晕、呕吐、四肢发凉。有时可有心律失常，严重者可由于心室颤动而致死。用药局部可有水肿、充血、炎症。

【规格】1mg/1ml。

2. 间羟胺（阿拉明）

【药代动力】静脉注射1~2分钟起效，作用持续20分钟。主要在肝内代谢，代谢物大多数经胆汁和尿液排出，尿液酸化可增加以原形自肾排泄。

【适应证】抗休克，升压作用可靠，维持时间较持久（1.5~4小时）。

【用法用量】肌内及皮下注射2~10mg/次，静脉注射5~10mg/次，静脉滴注，将间羟胺15~100mg加入氯化钠注射液或5%葡萄糖注射液500ml内，调节滴速以维持理想的血压。

【禁忌证】糖尿病、甲亢、器质性心脏病及高血压病患者禁用。

【不良反应】静注时药液外溢，可引起局部血管严重收缩，导致组织坏死腐烂或红肿硬结形成脓肿；升压反应过快可致急性肺水肿、心律失常；长期使用骤然停药时可能发生低血压。

【规格】10mg/1ml。

3. 多巴胺

【药代动力】口服无效，静脉滴入后在体内分布广泛，静注5分钟内起效，持续5~10分钟，作用时间的长短与用量不相关。

【适应证】适用于心肌梗死、创伤、内毒素败血症、心脏手术、肾衰竭、充血性心力衰竭等引起的休克综合征；补充血容量后休克仍不能纠正者，尤其有少尿及周围血管阻力正常或较低的休克。

【用法用量】静脉注射，开始时每分钟按体重1~5μg/kg，10分钟内以每分钟1~4ug/kg速度递增，以达到最大疗效。

【注意事项】下列情况应慎用：嗜铬细胞瘤；闭塞性血管病（或有既往史者），包括动脉栓塞、动脉粥样硬化、血栓闭塞性脉管炎、冻伤、雷诺病等慎用；对肢端循环不良的患者，注意坏死及坏疽的可能性；频繁的室性心律失常时应用本品也须谨慎。

【不良反应】常见的有胸痛、呼吸困难、心悸、心律失常（尤其用大剂量）、全身软弱无力感；心跳缓慢、头痛、恶心呕吐者少见。

【规格】20mg/2ml

4. 去甲肾上腺素

【药代动力】临床上一般采用静脉滴注。静脉给药后起效迅速，停止滴注后作用时效维持1~2分钟。主要在肝内代谢，经肾排泄，极大部分为代谢产物，仅微量以原形排泄。

【适应证】用于治疗急性心肌梗死、体外循环、嗜铬细胞瘤切除等引起的低血压；对血容量不足所致的休克或低血压，本品作为急救时补充血容量的辅助治疗，以使血压回升暂时维持脑与冠状动脉灌注；直到补足血容量治疗发挥作用；也可用于治疗椎管内阻滞时的低血压及心跳骤停复苏后血压维持。

【用法用量】静滴：临用前稀释，每分钟滴入 4~10μg，根据病情调整用量。可用 1~2mg 加入生理盐水或 5% 葡萄糖 100ml 内静滴，根据情况掌握滴注速度，待血压升至所需水平后，减慢滴速，以维持血压于正常范围。对危急病例可用 1~2mg 稀释到 10~20ml，缓慢静推。紧急治疗上消化道出血，将本品 1~3mg 加入适量冷盐水服下。

【禁忌证】可卡因中毒及心动过速患者禁用。

【注意事项】缺氧、高血压、动脉硬化、甲亢、糖尿病、闭塞性血管炎、血栓病患者慎用。用药过程必须监测动脉压、尿量、心电图。

【不良反应】药液外漏可引起局部组织坏死，最好建立套管针应用。应重视的反应包括静脉输注时沿静脉径路皮肤变白，注射局部皮肤脱落，皮肤发绀，皮肤发红，严重眩晕，上列反应虽属少见，但后果严重。在缺氧、电解质平衡失调、器质性心脏病患者中或逾量时，可出现心律失常；血压升高后可出现反射性心率减慢。

【规格】1mg/1ml

5. 异丙肾上腺素

【药代动力】雾化吸入吸收完全，吸入 2~5 分钟即起效，作用可维持 0.5~2 小时。静注作用维持不到 1 小时；舌下给药 15~30 分钟起效，作用维持 1~2 小时。静注后作用于 β1 肾上腺素受体，半衰期仅 1 分钟，半衰期 α 为 4 分钟。主要在肝内代谢，通过肾脏排泄。

【适应证】支气管哮喘，常气雾吸入给药，作用快而强，但持续时间短；心搏骤停；房室传导阻滞；抗休克，可用于心源性休克和感染性休克。

【用法用量】支气管哮喘：气雾剂吸入，常用量，1 次 0.1~0.4mg；极量，1 次 0.4mg，1 日 2.4mg。重复使用的间隔时间不应少于 2 小时。房室传导阻滞：心率低于 40 次/分时，可用 0.5~1mg 溶于 5% 葡萄糖溶液 200~300ml 缓慢静滴。以 0.5~1mg 加于 5% 葡萄糖溶液 200ml 中静滴，滴速 0.5~2μg/分，根据心率调整滴速。

【禁忌证】心绞痛、心肌梗死、甲状腺功能亢进、嗜铬细胞瘤患者禁用。禁与环丙烷、氟烷等卤烷类麻醉药同用，否则可致严重心律失常。

【注意事项】本品口服无效。舌下含药，可从舌下静脉丛迅速吸收。气雾吸入迅速吸收，其生物利用度约为 80%~100%。

【不良反应】常见的不良反应有：口咽发干、心悸。

【规格】1mg/2ml

四、血管扩张药（降压药）

1. 硝酸甘油

【药代动力】静脉滴注即刻起作用。主要在肝脏代谢，迅速而近乎完全，代谢后经肾脏排出。

【适应证】用于冠心病心绞痛的治疗及预防，也可用于降低血压或治疗充血性心力衰竭。

【用法用量】舌下途径：含服片剂（0.5mg/片）1片/次，按5分钟间隔重复，最多应用3次。喷雾剂：按5分钟间隔喷1~2次，每次0.5~1秒，（每个计量提供约0.5mg）15分钟内最多喷3次。静脉开始剂量为5μg/min，最好用输液泵输入。用于降低血压或治疗心力衰竭，可每3~5分钟增加5μg/min，如在20μg/min时无效可以10μg/min递增，以后可20μg/min。患者对本药的个体差异很大，静脉滴注无固定适合剂量，应根据个体的血压、心率和其他血流动力学参数来调整用量。

【禁忌证】禁用于心肌梗死早期（有严重低血压及心动过速时）、严重贫血、青光眼、颅内压增高和已知对硝酸甘油过敏者。还禁用于使用枸橼酸西地那非（万艾可）的患者，后者增强硝酸甘油的降压作用。

【注意事项】应慎用于血容量不足或收缩压低的患者。发生低血压时可合并心动过缓，加重心绞痛。加重肥厚梗阻型心肌病引起的心绞痛。如果出现视力模糊或口干，应停药。静脉使用本品时须采用避光措施。

【不良反应】头痛；偶可发生眩晕、虚弱、心悸和其他体位性低血压的表现。

【规格】5mg/1ml，片剂0.5mg/片。

2. 硝普钠

【药代动力】本品给药后几乎立即起作用并达到作用高峰，静滴停止后维持1~10分钟。肾功能正常者半衰期为7天。

【适应证】用于高血压危象；高血压脑病；嗜铬细胞瘤；心衰等。

【用法用量】静脉滴注，开始每分钟按体重0.3μg/kg。根据治疗反应以每分钟0.5μg/kg递增，逐渐调整剂量，常用剂量为每分钟按体重0.3g/kg。极量为每分钟按体重10μg/kg。

【禁忌证】代偿性高血压如动静脉分流或主动脉缩窄禁用。

【注意事项】治疗液应现配现输，注意避光输注；停药应逐渐减量，以免出现"反跳"。

【不良反应】血压降低过快过剧，出现眩晕、大汗、头痛、神经紧张或焦虑，烦躁、胃痛、反射性心动过速或心律不齐；硫氰酸盐中毒或逾量时，可出现运动失调、视力模糊、谵妄、眩晕、头痛、呕吐、意识丧失。

【规格】50mg/支

3. 25%硫酸镁

【药代动力】肌内注射后20分钟起效，静脉注射几乎立即起作用。作用持续30分钟，药物均由肾脏排出，排出的速度与血镁浓度和肾小球滤过率相关。

【适应证】可作为抗惊厥药；常用于妊娠高血压；治疗先兆子痫和子痫，也用于治疗早产。

【用法用量】治疗中重度妊娠高血压征、先兆子痫和子痫首次剂量为2.5~4g，用25%葡萄糖注射液20ml稀释后，5分钟内缓慢静脉注射，以后每小时1~2g静脉滴注维持。24小时总量为30g

【禁忌证】禁与硫酸多黏菌素B、硫酸链霉素、葡萄糖酸钙、盐酸多巴酚丁胺、盐酸普鲁卡因合用。

【注意事项】应用前须查肾功能，如肾功能不全应慎用，用药量应减少；有心肌损害、心脏传导阻滞时应慎用；每次用药前和用药过程中，定时做膝腱反射检查，测定呼吸次数，观察排尿量，抽血查血镁浓度，出现膝腱反射明显减弱或消失，或呼吸次数每分钟少于 14～16 次，每小时尿量少于 25～30ml 或 24 小时少于 600ml，应及时停药。如出现急性镁中毒现象，常用的为 10% 葡萄糖酸钙注射液 10ml 缓慢注射。

【不良反应】常引起潮红、出汗、口干等症状；快速静脉注射时可引起恶心、呕吐、心慌、头晕，个别出现眼球震颤

【规格】2.5g/10ml

4. 盐酸乌拉地尔

【药代动力】本品静脉半衰期为 2.7 小时，在肝内广泛代谢，大部分代谢产物和 10%～20% 原药通过肾脏排泄，余下的通过粪便排出。

【适应证】高血压危象（如血压急聚升高）；重度和极重度高血压；难治性高血压；控制围术期高血压。

【用法用量】静脉注射：缓慢静注 10～50mg 乌拉地尔，监测血压变化，降压效果应在 5 分钟内即可显示。若效果不够满意，可重复用药。持续静脉点滴或使用输液泵：通常将 250mg 乌拉地尔加入静脉输液中持续静滴。如使用输液泵，可将 100mg 本药稀释到 50ml，（静脉输液的最大药物浓度为每毫升 4mg 乌拉地尔），输入速度根据患者的血压酌情调整，疗程一般不超过 7 天。

【禁忌证】对本品成分过敏、主动脉狭部狭窄或动静脉分流患者（血流动力学无效的透析分流除外）；哺乳期妇女禁用。

【注意事项】如果联合其他降压药使用本品前，应间隔一定的时间，必要时调整本药的剂量。机械功能障碍引起的心衰（如大动脉或二尖瓣狭窄，肺栓塞或由于心包疾病引起的心功能损害）；肝功能障碍；中度到重度肾功能不全；儿童或老年患者、妊娠妇女慎用。同时应用西咪替丁可使本品的血药浓度上升。不推荐本品与 ACEI 合用。

【不良反应】血压下降太快可出现头痛、头晕、恶心、呕吐、出汗、烦躁、乏力、心悸、心律失常、上面部压迫感或呼吸困难等症状，其原因多为血压降得太快所致，通常在数分钟内即可消失，患者不需要停药。血压过度降低，可抬高下肢，补充血容量即可改善。

【规格】25mg/5ml。

五、肾上腺皮质激素类

1. 甲泼尼龙（甲泼尼龙）

【药代动力】半衰期约 30 分钟。

【适应证】主要用于某些风湿性疾病、皮肤疾病、哮喘等呼吸道疾病，过敏状态，器官移植排斥反应、免疫综合征，（抑制免疫作用），亦可用于急性肾上腺皮质功能不全、手术休克等。目前临床上主要用于脏器移植。

【用法用量】静注：每日 40～80mg，每日 1 次，重症患者每千克体重可用 30mg。器

官移植排斥反应（特别肾移植）可在24~48小时静脉给药0.5~2g，并继续治疗，直至病情稳定，一般不超过48~72小时。

【禁忌证】全身性霉菌感染；结核病、胃溃疡、高血压、糖尿病、精神病、动脉硬化、心力衰竭、较重的骨质疏松患者禁用。对肾上腺皮质激素类过敏者禁用。

【注意事项】在某些急症治疗中，通常采用肌内注射或静脉给药，以期快速起效。急性脊髓损伤的治疗应在创伤后8小时内开始。因甲泼尼龙半衰期很短，故治疗严重休克时，应于4小时后重复给药。注射剂在紫外线和荧光下易分解破坏。妊娠及哺乳期妇女慎用。

【不良反应】体重增加，医源性库欣综合征，痤疮，高血压，多毛，血糖升高，低钾血症，水钠潴留，水肿，骨质疏松，精神症状，月经紊乱，伤口愈合不良，并可诱发消化性溃疡，诱发感染等。

【规格】粉针剂：40mg/支，500mg/支。

2. 地塞米松

【药代动力】肌注醋酸地塞米松后于8小时达血药浓度峰值。

【适应证】主要用于过敏性与自身免疫性炎症性疾病。

【用法用量】肌注：一次1~8mg，一日一次；静脉注射一般2~20mg

【禁忌证】对本品及肾上腺皮质激素类药物有过敏史患者禁用。

【注意事项】结核病、急性细菌性或病毒性感染患者慎用；长期服药后，停药前应逐渐减量；糖尿病、骨质疏松症、肝硬化、肾功能不良、甲状腺功能低下患者慎用。

【不良反应】较大剂量易引起糖尿病、消化道溃疡和类库欣综合征症状，并发感染为主要的不良反应。

【规格】5mg/1ml。

六、平 喘 药

1. 氨茶碱

【药代动力】在体内氨茶碱释放出茶碱，后者的蛋白结合率为60%。半衰期成人（不吸烟并无哮喘者）8.7小时±2.2小时，吸烟者（一日吸1~2包）4~5小时。代谢产物形式通过肾排出，10%以原形排出。

【适应证】本品适用于支气管哮喘、慢性喘息性支气管炎、慢性阻塞性肺病等缓解喘息症状；也可用于心功能不全和心源性哮喘。

【用法用量】静脉注射，每次0.125~0.25g，用5%或10%葡萄糖注射液稀释至20~40ml，注射时间不得短于10分钟；静脉滴注，一次0.25~0.5g，一日0.5~1g，以5%~10%葡萄糖注射液稀释后缓慢滴注。小儿静脉注射，按体重2~4mg/kg，以5%~25%葡萄糖注射液稀释后缓慢注射。

【禁忌证】对本品过敏的患者，活动性消化溃疡和未经控制的惊厥性疾病患者禁用。

【注意事项】高血压或者非活动性消化道溃疡病史的患者慎用本品。患者心率和（或）节律的任何改变均应进行监测。妊娠妇女、产妇及哺乳期妇女慎用。

【不良反应】早期多见的有恶心、呕吐、易激动、失眠、心动过速、心律失常等，严重的甚至引起呼吸、心跳停止致死。

【规格】0.25g/2ml。

2. 二羟丙茶碱（喘定）

【药代动力】同氨茶碱。

【适应证】适用于支气管哮喘、喘息型支气管炎、阻塞性肺气肿等以缓解喘息症状。也用于心源性肺水肿引起的哮喘。

【用法用量】静脉滴注，一次 0.25～0.75g，以 5% 或 10% 葡萄糖注射液稀释。

【禁忌证】心肌梗死急性期、低血压、冠状动脉硬化等禁用。

【注意事项】哮喘急性严重发作患者不首选本品；高血压或消化道溃疡病史的患者慎用；本药扩张支气管的作用约为氨茶碱的 1/10。

【不良反应】剂量过大时可出现恶心、呕吐、易激动、失眠、心动过速、心律失常。甚至可发生发热、脱水、惊厥等症状，严重的甚至呼吸、心搏骤停。

【规格】0.25g/2ml。

3. 沙丁胺醇气雾剂

【药代动力】吸入本品 200μg，血药浓度峰值为 2.95 和 3.57mmol/L，吸入 400μg 则为 1.41 和 5.69mmol/L。峰浓度出现于吸入后的 3～4 小时，平均半衰期为 4.6 小时，48 小时从尿排出 77.5%～96.8%，代谢物和原形物各半。

【适应证】用于预防和治疗支气管哮喘或喘息型支气管炎等伴有支气管痉挛（喘鸣）的呼吸道疾病。

【用法用量】喷雾吸入，每次吸入 100～200μg（1～2 喷），必要时可每隔 4～8 小时吸入一次，但 24 小时内最多不宜超过 8 喷。

【禁忌证】对其他 B_2 激动剂、酒精和氟利昂过敏者禁用。

【注意事项】高血压、冠心病、糖尿病、甲状腺功能亢进者慎用。

【不良反应】少数病例可见肌肉震颤，心率加快，头痛。

【规格】100ug/揿，200 揿/盒。

七、镇痛、镇静、抗惊厥药物

1. 地西泮（安定）

【药代动力】肌注吸收慢而不规则，亦不完全，急需发挥疗效时应静脉注射。肌注 20 分钟内、静注 1～3 分钟起效，半衰期为 20～70 小时，血浆蛋白结合率高达 99%。本品主要在肝脏代谢。以代谢物的游离或结合形式经肾排泄。

【适应证】可用于抗癫痫和抗惊厥；静脉注射为治疗癫痫持续状态的首选药，对破伤风轻度阵发性惊厥也有效；静注可用于全麻的诱导和麻醉前给药。

【用法用量】癫痫持续状态和严重频发性癫痫，开始静注 10mg，每隔 10～15 分钟可按需增加甚至达最大限用量。24 小时总量以 40～50mg 为限。破伤风可能需要较大剂量。静注宜缓慢，每分钟 2～5mg。小儿静注宜缓慢，3 分钟内按体重不超过 0.25mg/kg，间隔 15～30 分钟可重复。

【禁忌证】妊娠妇女、6 个月以下婴儿禁用或慎用。

【注意事项】肝肾功能损害、严重急性乙醇中毒、严重抑郁者慎用。哺乳期妇女用药期间应停止哺乳。

【不良反应】嗜睡，头昏、乏力等，大剂量可有共济失调、震颤。罕见有皮疹，白细胞减少。

【规格】10mg/2ml

2. 10%葡萄糖酸钙

【药代动力】钙主要自粪便排出（约80%），部分（约20%~30%）自尿排出。维生素 D 可促进钙的吸收。

【适应证】治疗钙缺乏，急性血钙过低、碱中毒及甲状旁腺功能低下所致的手足搐溺症；过敏性疾患；镁、氟中毒时的解救；心脏复苏时应用（如高钾血症或低钙血症，或钙通道阻滞引起的心功能异常的解救）。

【用法用量】1g/次，稀释后缓慢注射，每分钟不超过 5ml。

【禁忌证】应用强心苷期间禁止静注本品。

【注意事项】静脉注射时如漏出血管外，可致皮肤发红、皮疹和疼痛，并可随后出现脱皮和组织坏死。不宜用于肾功能不全患者与呼吸性酸中毒患者。

【不良反应】静脉注射可有全身发热，静注过快可产生心律失常甚至心跳停止、呕吐、恶心。

【规格】1g/10ml。

3. 哌替啶

【药代动力】口服或肌内注射后 1~2 小时可达血药峰值，半衰期为 3.2 小时。主要在肝内代谢。能透过胎盘屏障，并可随乳汁排出。镇静、麻醉作用较小，仅相当于吗啡的 1/10~1/8。

【适应证】各种剧痛的止痛，如创伤、烧伤、烫伤、术后疼痛等；心源性哮喘；麻醉前给药；内脏剧烈绞痛（胆绞痛、肾绞痛需与阿托品合用）。

【用法用量】皮下注射或肌注：每次 25~100mg，极量：每次 150mg，每日 600mg。2 次用药间隔不宜少于 4 小时。

【禁忌证】室上性心动过速，颅脑损伤，颅内占位性病变，慢性阻塞性肺病，支气管哮喘，严重肺功能不全。

【注意事项】本药为国家特殊管理的毒麻药，需严格管理，处方留存 2 年备查。静脉注射后可出现外周血管扩张、血压下降；婴幼儿慎用。

【不良反应】常发生头晕、头痛、恶心、呕吐、出汗、口干和面红；静脉注射可能引起心率增快；呼吸抑制和惊厥可能致命。

【规格】50mg/1ml，100mg/2ml。

4. 吗啡

【药代动力】本品皮下和肌内注射吸收迅速，皮下注射 30 分钟后即可吸收 60%，可通过胎盘到达胎儿体内，一次给药镇痛作用维持 4 ~ 6 小时。本品主要在肝脏代谢，主要经肾脏排出。

【适应证】本品为强效镇痛药，适用于其他镇痛药无效的急性锐痛，如严重创伤、战伤、烧伤、晚期癌症等疼痛。心肌梗死而血压尚正常者，应用本品可使患者镇静，并减轻心脏负担。应用于心源性哮喘可使肺水肿症状暂时有所缓解。

【用法用量】皮下注射成人常用量：一次 5 ~ 15mg，一日 15 ~ 40mg；极量：一次 20mg，一日 60mg。静脉注射：5 ~ 10mg/次。

【禁忌证】呼吸抑制已显示发绀、颅内压增高和颅脑损伤、支气管哮喘、肺源性心脏病失代偿、前列腺肥大及严重肝功能不全、休克尚未纠正控制前、炎性肠梗等患者禁用。

【注意事项】本品避光保存，遇光易变质。本药为国家特殊管理的毒麻药，需严格管理，处方留存 2 年备查。本品能对抗缩宫素对子宫的兴奋作用而延长产程，故禁用于临盆产妇。

【不良反应】连用 3 ~ 5 天即产生耐药性，1 周以上可成瘾，需慎用。可出现恶心、呕吐、呼吸抑制、嗜睡、眩晕、便秘、排尿困难、胆绞痛等。本品中毒的主要症状为昏迷，呼吸深度抑制、瞳孔极度缩小，抢救静脉注射拮抗剂纳洛酮 0.4mg/次，必要时可重复。

【规格】10mg/1ml。

八、解毒、促醒药物

1. 氯解磷定

【药代动力】氯解磷定经肾排泄较快，半衰期约 1.5 小时。

【适应证】对轻度有机磷中毒，可单独应用本品或阿托品以控制症状；中度、重度中毒时则必须合并应用阿托品，因对体内已蓄积的乙酰胆碱几无作用。

【用法用量】轻度中毒：肌注 0.25 ~ 0.5g，必要时 2 小时后重复 1 次。中度中毒：肌注 0.5 ~ 0.75g。重度中毒：静注 1g。

【注意事项】中、重度中毒必须合用阿托品。

【不良反应】在碱性溶液中易水解为氰化物，故忌与碱性药物配伍。有时可引起咽痛及腮腺肿大，注射过速可引起眩晕、视力模糊、恶心、呕吐、心动过缓，严重者可发生阵挛性抽搐，甚至抑制呼吸中枢，引起呼吸衰竭。

【规格】0.25g/2ml。

2. 醒脑静

【适应证】清热泻火，凉血解毒，开窍醒脑。用于流行性乙型脑炎、肝性脑病，热入营血，内陷心包，高热烦躁，神昏谵语，舌绛脉数。

【用法用量】静脉滴注一次 10 ~ 20ml，用 5% ~ 10% 葡萄糖注射液或氯化钠注射液 250 ~ 500ml 稀释后滴注，或遵医嘱。

【禁忌证】妊娠妇女忌用。

【注意事项】用药期间，忌食生冷、辛辣、油腻之品，忌烟酒、浓茶。本品一般不宜与其他药物同时滴注，以免发生不良反应。

【不良反应】偶见过敏反应，表现为皮肤瘙痒、皮疹、药物热；胸闷，憋气，呼吸、心跳加快等。

【规格】10ml/支。

3. 纳洛酮

【药代动力】本品口服无效，均须注射给药。静注后 1 ~ 3 分钟即产生最大效应，持续 45 分钟。半衰期为 30 ~ 78 分钟，主要在肝内生物转化，产物随尿排出。

【适应证】解救麻醉性镇痛药急性中毒；解救急性乙醇中毒；有促醒作用。

【用法用量】静注：每次 0.4 ~ 0.8mg。

【注意事项】心功能不全和高血压患者慎用。

【不良反应】本品不良反应少见，偶可见嗜睡、恶心、呕吐、心动过速、高血压和烦躁不安。

【规格】0.4mg/1ml。0.8mg/支。

4. 亚甲蓝

【药代动力】亚甲蓝静注后作用迅速，基本不经过代谢即随尿排出。

【适应证】本品对化学物亚硝酸盐、硝酸盐、三硝基甲苯等和含有或产生芳香胺的药物（对乙酰氨基酚、非那西丁等）引起的高铁血红蛋白血症有效；对急性氰化物中毒、能暂时延迟其毒性。

【用法用量】亚硝酸盐中毒，一次按体重 1 ~ 2mg/kg，氰化物中毒，一次按体重 5 ~ 10mg/kg，最大剂量为 20mg/kg。

【注意事项】本品不能皮下、肌肉或鞘内注射，前者引起坏死，后者引起瘫痪；肾功能不全患者应慎用。

【不良反应】本品静脉注射过速，可引起头晕、恶心、呕吐、胸闷、腹痛；剂量过大出现头痛、血压降低、心率增快伴心律失常、大汗淋漓和意识障碍。用药后尿呈蓝色，排尿时可有尿道口刺痛。

【规格】100mg/10ml；50mg/5ml。

九、利尿、脱水药物

1. 20% 甘露醇

【药代动力】利尿作用于静注后 1 小时出现，维持 3 小时。降低眼内压和颅内压作用于静注后 15 分钟内出现，达峰时间为 30 ~ 60 分钟，维持 3 ~ 8 小时。半衰期为 100 分钟。

【适应证】组织脱水药；降颅压；降低眼内压；渗透性利尿药。

【用法用量】治疗脑水肿、颅内高压和青光眼。按体重 0.25 ~ 2g/kg，配制为 15% ~ 25% 浓度于 30 ~ 60 分钟内静脉滴注。当患者衰弱时，剂量应减小至 0.5g/kg。严密随访肾功能。

【禁忌证】已确诊为急性肾小管坏死的无尿患者；严重失水者；颅内活动性出血者，因扩容加重出血，但颅内手术时除外；急性肺水肿，或严重肺淤血。

【注意事项】甘露醇遇冷易结晶，应用前如有结晶，可置热水中或用力振荡待结晶完全溶解后再使用。本药能透过胎盘屏障。

【不良反应】水和电解质紊乱最为常见；快速大量静注可致心力衰竭，还可引起中枢神经系统症状；甘露醇外渗可致组织水肿、皮肤坏死。

【规格】50g/250ml。

2. 呋塞米（速尿）

【药代动力】本药能通过胎盘屏障，并可泌入乳汁中。88%以原形经肾脏排泄，12%经肝脏代谢由胆汁排泄。肾功能受损者经肝脏代谢增多。本药不被透析清除。静脉应用后5分钟起作用，作用持续2小时。半衰期存在较大的个体差异，正常人为30~60分钟，无尿患者延长至75~155分钟，肝肾功能同时严重受损者延长至11~20小时。

【适应证】水肿性疾病，包括充血性心衰、肝硬化、肾脏疾病、急性肺水肿和急性脑水肿；高血压病；预防急性肾衰；高钾血症及高钙血症。稀释性低钠血症；抗利尿激素分泌过多症；急性药物毒物中毒。

【用法用量】静脉注射，开始20~40mg，必要时每2小时追加剂量，直至出现满意疗效。治疗急性左心衰竭时，起始40mg静脉注射，必要时每小时追加80mg，直至出现满意疗效。治疗急性肾衰竭时，可用200~400mg加于氯化钠注射液100ml内静脉滴注，滴注速度每分钟不超过4mg。每日总剂量不超过600mg。治疗慢性肾功能不全时，一般每日剂量40~120mg。

【注意事项】对磺胺药和噻嗪类利尿药过敏者对本药可能亦过敏。下列情况慎用：严重肾功能损害，糖尿病，高尿酸血症或有痛风病史，严重肝功能损害，急性心肌梗死，胰腺炎，有低钾血症倾向，红斑狼疮，前列腺肥大；少尿或无尿患者应用最大剂量后24小时仍无效时应停药；妊娠妇女避免应用；哺乳期妇女慎用。

【不良反应】常见者与水、电解质紊乱有关、尤其是大剂量或长期应用时，如体位性低血压、休克、低钾血症、低氯血症、低氯性碱中毒、低钠血症、低钙血症以及与此有关的口渴、乏力、肌肉酸痛、心律失常等；耳鸣、听力障碍多见于大剂量静脉快速注射时（每分钟剂量大于4~15mg），多为暂时性，少数为不可逆性，尤其当与其他有耳毒性的药物同时应用时。在高钙血症时，可引起肾结石。

【规格】20mg/2ml。

十、解 痉 药

1. 山莨菪碱（654-2）

【药代动力】静脉注射后1~2分钟起效，很快自肾排出，半衰期约40分钟；长期应用无蓄积作用。

【适应证】抗M胆碱药，主要用于解除平滑肌痉挛，胃肠绞痛、胆道痉挛以及急性微循环障碍及有机磷中毒等。

【用法用量】成人每次肌注5~10mg，小儿0.1~0.2mg/kg，每日1~2次；抗休克及有机磷中毒：静注，成人每次10~40mg，小儿每次0.3~2mg/kg，必要时每隔10~30分钟重复给药，也可增加剂量。

【禁忌证】颅内压增高、脑出血急性期、青光眼、幽门梗阻、肠梗阻及前列腺肥大者禁用。

【注意事项】急腹症诊断未明确时，不宜轻易使用。静滴过程中若出现排尿困难，对于成人可肌注新斯的明 0.5～1.0mg，以解除症状。

【不良反应】常见的有：口干、面红、视物模糊等。

【规格】10mg/1ml。

2. 阿托品

【药代动力】半衰期为 3.7～4.3 小时。主要通过肝细胞酶的水解代谢，约有 13%～50% 在 12 小时内以原形随尿排出。

【适应证】各种内脏绞痛；迷走神经过度兴奋所致的窦房阻滞、房室阻滞等缓慢型心失常；抗休克；解救有机磷酸酯类中毒。

【用法用量】成人内脏绞痛 0.3～0.5mg/次，心律失常 0.5～1mg/次，有机磷中毒肌注或静注 1～2mg/次，严重时可加大 10 倍，直至"阿托品化"，抗休克改善循环 0.02～0.05mg/kg 静滴。

【禁忌证】青光眼、前列腺肥大、高热者禁用。

【注意事项】对其他颠茄生物碱不耐受者，对本品也不耐受。妊娠妇女静脉注射阿托品可使胎儿心动过速。

【不良反应】口干及少汗，心率加速，瞳孔扩大等。

【规格】0.5mg/1ml，5mg/1ml。

十一、其他药物

1. 阿司匹林

【适应证】降低急性心肌梗死疑似者的发病风险；预防心肌梗死复发；卒中的二级预防，降低短暂脑缺血及其继发脑卒中的风险；降低心绞痛患者发病风险；预防大手术后深静脉血栓和肺栓塞。

【用法用量】预防量每日 100～200mg，饭前服用。疑似心肌梗死者立即嚼服 300mg。

【禁忌证】对阿司匹林和含水杨酸的物质过敏；胃十二指肠溃疡；出血体质者；妊娠的最后 3 个月禁用。

【注意事项】该药不宜用作止痛剂。严重肝功能障碍，以及儿童和青少年、妊娠妇女慎用。服药时不要饮酒。

【不良反应】胃肠道反应，如腹痛和胃肠道轻微出血；过敏反应极少见。

【规格】片剂：100mg/片。

2. 生脉

【适应证】益气养阴，复脉固脱；用于气阴两亏，脉虚欲脱的心悸、气短、四肢厥冷、汗出、脉欲绝及心肌梗死、心源性休克、感染性休克等具有上述证候者。

【用法用量】肌内注射：一次 2～4ml，一日 1～2 次。静脉滴注；一次 20～60ml，用 5% 葡萄糖注射液 250～500ml 稀释后使用。

【禁忌证】禁忌与其他药品混合配合使用。对使用该药品曾发生过不良反应的患者、过敏体质的患者禁用。

【注意事项】严格控制滴速，一般控制在 40～50 滴/分，耐受者方可逐步提高滴速，不宜超过 60 滴/分。本品应单独使用。

【不良反应】过敏性皮疹；腰背疼痛。

【规格】10ml/支。

3. 注射用蛇毒血凝酶（巴曲亭）

【药代动力】注射 1 单位后 20 分钟，健康正常成年人的出血时间测定会缩短至 1/2 或 1/3，注射用蛇毒凝血酶仅有止血功能，并不影响血液的凝血酶原数目，使用本品无血栓形成危险。

【适应证】用于出血及出血性疾病。

【用法用量】成人 1～2 单位。

【禁忌证】虽无关于血栓报道，为安全计，有血栓病史者禁用；对本品或同类药品过敏者禁用。

【注意事项】播散性血管内凝血（DIC）及血液病所致的出血不宜使用本品，使用期间还应注意观察患者的出、凝血时间。

【不良反应】发生率较低，偶见过敏样反应。

【规格】1 单位/支。

4. 50％葡萄糖

【药代动力】静脉注射葡萄糖直接进入血液循环，产生能量。正常人体每分钟利用葡萄糖的能力为 6mg/kg。

【适应证】补充能量和体液，低糖血症，高钾血症，高渗溶液用作组织脱水剂。

【用法用量】院前常用在低血糖的纠正上，重者给予 20～40ml 静脉注射。

【禁忌证】糖尿病酮症酸中毒未控制者；高血糖非酮症性高渗状态。

【注意事项】分娩时注射过多葡萄糖刺激胎儿胰岛素分泌，发生产后婴儿低血糖；周期性瘫痪、低钾血症患者；严重心、肾功能不全慎用。

【不良反应】静脉炎；注射时如发生外渗可致局部肿痛。

【规格】10g/20ml。

（王小刚）

附录二

相关法律法规

《院前医疗急救管理办法》

第一章 总 则

第一条 为加强院前医疗急救管理,规范院前医疗急救行为,提高院前医疗急救服务水平,促进院前医疗急救事业发展,根据《执业医师法》、《医疗机构管理条例》、《护士条例》等法律法规,制定本办法。

第二条 本办法适用于从事院前医疗急救工作的医疗机构和人员。

本办法所称院前医疗急救,是指由急救中心(站)和承担院前医疗急救任务的网络医院(以下简称急救网络医院)按照统一指挥调度,在患者送达医疗机构救治前,在医疗机构外开展的以现场抢救、转运途中紧急救治以及监护为主的医疗活动。

第三条 院前医疗急救是政府举办的公益性事业,鼓励、支持社会力量参与。卫生计生行政部门按照"统筹规划、整合资源、合理配置、提高效能"的原则,统一组织、管理、实施。

卫生计生行政部门应当建立稳定的经费保障机制,保证院前医疗急救与当地社会、经济发展和医疗服务需求相适应。

第四条 国家卫生计生委负责规划和指导全国院前医疗急救体系建设,监督管理全国院前医疗急救工作。

县级以上地方卫生计生行政部门负责规划和实施本辖区院前医疗急救体系建设,监督管理本辖区院前医疗急救工作。

第二章 机构设置

第五条 院前医疗急救以急救中心(站)为主体,与急救网络医院组成院前医疗急救网络共同实施。

第六条 县级以上地方卫生计生行政部门应当将院前医疗急救网络纳入当地医疗机构设置规划,按照就近、安全、迅速、有效的原则设立,统一规划、统一设置、统一管理。

第七条 急救中心(站)由卫生计生行政部门按照《医疗机构管理条例》设置、审批和登记。

第八条 设区的市设立一个急救中心。因地域或者交通原因,设区的市院前医疗急救网络未覆盖的县（县级市），可以依托县级医院或者独立设置一个县级急救中心（站）。

设区的市级急救中心统一指挥调度县级急救中心（站）并提供业务指导。

第九条 急救中心（站）应当符合医疗机构基本标准。县级以上地方卫生计生行政部门根据院前医疗急救网络布局、医院专科情况等指定急救网络医院，并将急救网络医院名单向社会公告。急救网络医院按照其承担任务达到急救中心（站）基本要求。

未经卫生计生行政部门批准，任何单位及其内设机构、个人不得使用急救中心（站）的名称开展院前医疗急救工作。

第十条 急救中心（站）负责院前医疗急救工作的指挥和调度，按照院前医疗急救需求配备通讯系统、救护车和医务人员，开展现场抢救和转运途中救治、监护。急救网络医院按照急救中心（站）指挥和调度开展院前医疗急救工作。

第十一条 县级以上地方卫生计生行政部门根据区域服务人口、服务半径、地理环境、交通状况等因素，合理配置救护车。

救护车应当符合救护车卫生行业标准，标志图案、标志灯具和警报器应当符合国家、行业标准和有关规定。

第十二条 急救中心（站）、急救网络医院救护车以及院前医疗急救人员的着装应当统一标识，统一标注急救中心（站）名称和院前医疗急救呼叫号码。

第十三条 全国院前医疗急救呼叫号码为"120"。

急救中心（站）设置"120"呼叫受理系统和指挥中心，其他单位和个人不得设置"120"呼叫号码或者其他任何形式的院前医疗急救呼叫电话。

第十四条 急救中心（站）通讯系统应当具备系统集成、救护车定位追踪、呼叫号码和位置显示、计算机辅助指挥、移动数据传输、无线集群语音通讯等功能。

第十五条 县级以上地方卫生计生行政部门应当加强对院前医疗急救专业人员的培训，定期组织急救中心（站）和急救网络医院开展演练，推广新知识和先进技术，提高院前医疗急救和突发事件紧急医疗救援能力与水平。

第十六条 县级以上地方卫生计生行政部门应当按照有关规定，根据行政区域内人口数量、地域范围、经济条件等因素，加强急救中心（站）的应急储备工作。

第三章 执业管理

第十七条 急救中心（站）和急救网络医院开展院前医疗急救工作应当遵守医疗卫生管理法律、法规、规章和技术操作规范、诊疗指南。

第十八条 急救中心（站）应当制定院前医疗急救工作规章制度及人员岗位职责，保证院前医疗急救工作的医疗质量、医疗安全、规范服务和迅速处置。

第十九条 从事院前医疗急救的专业人员包括医师、护士和医疗救护员。

医师和护士应当按照有关法律法规规定取得相应执业资格证书。

医疗救护员应当按照国家有关规定经培训考试合格取得国家职业资格证书；上岗前，应当经设区的市级急救中心培训考核合格。

在专业技术职务评审、考核、聘任等方面应当对上述人员给予倾斜。

第二十条 医疗救护员可以从事的相关辅助医疗救护工作包括：

（一）对常见急症进行现场初步处理；

（二）对患者进行通气、止血、包扎、骨折固定等初步救治；

（三）搬运、护送患者；

（四）现场心肺复苏；

（五）在现场指导群众自救、互救。

第二十一条　急救中心（站）应当配备专人每天 24 小时受理"120"院前医疗急救呼叫。"120"院前医疗急救呼叫受理人员应当经设区的市级急救中心培训合格。

第二十二条　急救中心（站）应当在接到"120"院前医疗急救呼叫后，根据院前医疗急救需要迅速派出或者从急救网络医院派出救护车和院前医疗急救专业人员。不得因指挥调度原因拒绝、推诿或者延误院前医疗急救服务。

第二十三条　急救中心（站）和急救网络医院应当按照就近、就急、满足专业需要、兼顾患者意愿的原则，将患者转运至医疗机构救治。

第二十四条　急救中心（站）和急救网络医院应当做好"120"院前医疗急救呼叫受理、指挥调度等记录及保管工作，并按照医疗机构病历管理相关规定，做好现场抢救、监护运送、途中救治和医院接收等记录及保管工作。

第二十五条　急救中心（站）和急救网络医院按照国家有关规定收取院前医疗急救服务费用，不得因费用问题拒绝或者延误院前医疗急救服务。

第二十六条　急救中心（站）应当按照有关规定做好突发事件紧急医疗救援的现场救援和信息报告工作。

第二十七条　急救中心（站）和急救网络医院不得将救护车用于非院前医疗急救服务。

除急救中心（站）和急救网络医院外，任何单位和个人不得使用救护车开展院前医疗急救工作。

第二十八条　急救中心（站）应当按照相关规定作好应急储备物资管理等相关工作。

第二十九条　急救中心（站）和急救网络医院应当向公众提供急救知识和技能的科普宣传和培训，提高公众急救意识和能力。

第四章　监督管理

第三十条　县级以上地方卫生计生行政部门应当加强对院前医疗急救工作的监督与管理。

第三十一条　县级以上地方卫生计生行政部门应当加强急救中心（站）和急救网络医院的设置管理工作，对其执业活动进行检查指导。

第三十二条　县级以上地方卫生计生行政部门发现本辖区任何单位及其内设机构、个人未经批准使用急救中心（站）的名称或救护车开展院前医疗急救工作的，应当依法依规严肃处理，并向同级公安机关通报情况。

第三十三条　上级卫生计生行政部门应当加强对下级卫生计生行政部门的监督检查，发现下级卫生计生行政部门未履行职责的，应当责令其纠正或者直接予以纠正。

第三十四条　急救中心（站）和急救网络医院应当对本机构从业人员的业务水平、工作成绩和职业道德等情况进行管理、培训和考核，并依法依规给予相应的表彰、奖励、处理等。

第五章　法律责任

第三十五条　任何单位或者个人未经卫生计生行政部门批准擅自开展院前医疗急救服务的，由县级以上地方卫生计生行政部门按照《医疗机构管理条例》等有关规定予以处理。

第三十六条　急救中心（站）和急救网络医院使用非卫生专业技术人员从事院前医疗急救服务的，由县级以上地方卫生计生行政部门按照《执业医师法》、《医疗机构管理条例》和《护士条例》等有关法律法规的规定予以处理。

第三十七条　医疗机构有下列情形之一的，由县级以上地方卫生计生行政部门责令改正、通报批评、给予警告；对直接负责的主管人员和其他直接责任人员，根据情节轻重，依法给予警告、记过、降低岗位等级、撤职、开除等处分：

（一）未经批准擅自使用"120"院前医疗急救呼叫号码或者其他带有院前医疗急救呼叫性质号码的；

（二）未经批准擅自使用救护车开展院前医疗急救服务的；

（三）急救中心（站）因指挥调度或者费用等因素拒绝、推诿或者延误院前医疗急救服务的；

（四）违反本办法其他规定的。

第六章　附　　则

第三十八条　本办法所称医疗救护员，是指人力资源社会保障部第四批新职业情况说明所定义，运用救护知识和技能，对各种急症、意外事故、创伤和突发公共卫生事件施行现场初步紧急救护的人员。

第三十九条　本办法所称救护车，是指符合救护车卫生行业标准、用于院前医疗急救的特种车辆。

第四十条　在突发事件中，公民、法人和其他单位开展的卫生救护不适用于本办法。

第四十一条　本办法自 2014 年 2 月 1 日起施行。

《中华人民共和国医务人员医德规范及实施办法》

第一条　为加强卫生系统社会主义精神文明建设，提高医务人员的职业道德素质，改善和提高医疗服务质量，全心全意为人民服务，特制定医德规范及实施办法（以下简称"规范"）。

第二条　医德，即医务人员的职业道德，是医务人员应具备的思想品质，是医务人员与病人、社会以及医务人员之间关系的总和。医德规范是指导医务人员进行医疗活动的思想和行为的准则。

第三条　医德规范如下：

（一）救死扶伤，实行社会主义的人道主义。时刻为病人着想，千方百计为病人解除病痛。

（二）尊重病人的人格与权利，对待病人，不分民族、性别、职业、地位、财产状况，都应一视同仁。

　　（三）文明礼貌服务。举止端庄，语言文明，态度和蔼，同情、关心和体贴病人。

　　（四）廉洁奉公。自觉遵纪守法，不以医谋私。

　　（五）为病人保守医密，实行保护性医疗，不泄露病人隐私与秘密。

　　（六）互学互尊，团结协作。正确处理同行同事间的关系。

　　（七）严谨求实，奋发进取，钻研医术，精益求精。不断更新知识，提高技术水平。

　　第四条　为使本规范切实得到贯彻落实，必须坚持进行医德教育，加强医德医风建设，认真进行医德考核与评价。

　　第五条　各医疗单位都必须把医德教育和医德医风建设作为目标管理的重要内容，作为衡量和评价一个单位工作好坏的重要标准。

　　第六条　医德教育应以正面教育为主，理论联系实际，注重实效，长期坚持不懈。要实行医院新成员的上岗前教育，使之形成制度。未经上岗前培训不得上岗。

　　第七条　各医疗单位都应建立医德考核与评价制度，制定医德考核标准与考核办法，定期或者随时进行考核，并建立医德考核档案。

　　第八条　医德考核与评价方法可分为自我评价、社会评价、科室考核和上级考核。特别要注意社会评价，经常听取患者和社会各界的意见，接受人民群众的监督。

　　第九条　对医务人员医德考核结果，要作为应聘、提薪、晋升以及评选先进工作者的首要条件。

　　第十条　实行奖优罚劣。对严格遵守医德规范、医德高尚的个人，应予表彰和奖励。对于不认真遵守医德规范者，应进行批评教育。对于严重违反医德规范，经教育不改者，应分别情况给予处分。

　　第十一条　本规范适用于全国各类医院、诊所的医务人员，包括医生、护士、医技科室人员，管理人员和工勤人员也要参照本规范的精神执行。

　　第十二条　各省、自治区、直辖市卫生厅局和各医疗单位可遵照本规范精神和要求，制定医德规范实施细则及具体办法。

　　第十三条　本规范自公布之日起施行。

《医疗事故处理条例》

第一章　总　　则

　　第一条　为了正确处理医疗事故，保护患者和医疗机构及其医务人员的合法权益，维护医疗秩序，保障医疗安全，促进医学科学的发展，制定本条例。

　　第二条　本条例所称医疗事故，是指医疗机构及其医务人员在医疗活动中，违反医疗卫生管理法律、行政法规、部门规章和诊疗护理规范、常规，过失造成患者人身损害的事故。

　　第三条　处理医疗事故，应当遵循公开、公平、公正、及时、便民的原则，坚持实事求是的科学态度，做到事实清楚、定性准确、责任明确、处理恰当。

　　第四条　根据对患者人身造成的损害程度，医疗事故分为四级：

一级医疗事故：造成患者死亡、重度残疾的；

二级医疗事故：造成患者中度残疾、器官组织损伤导致严重功能障碍的；

三级医疗事故：造成患者轻度残疾、器官组织损伤导致一般功能障碍的；

四级医疗事故：造成患者明显人身损害的其他后果的。

具体分级标准由国务院卫生行政部门制定。

第二章　医疗事故的预防与处置

第五条　医疗机构及其医务人员在医疗活动中，必须严格遵守医疗卫生管理法律、行政法规、部门规章和诊疗护理规范、常规，恪守医疗服务职业道德。

第六条　医疗机构应当对其医务人员进行医疗卫生管理法律、行政法规、部门规章和诊疗护理规范、常规的培训和医疗服务职业道德教育。

第七条　医疗机构应当设置医疗服务质量监控部门或者配备专（兼）职人员，具体负责监督本医疗机构的医务人员的医疗服务工作，检查医务人员执业情况，接受患者对医疗服务的投诉，向其提供咨询服务。

第八条　医疗机构应当按照国务院卫生行政部门规定的要求，书写并妥善保管病历资料。

因抢救急危患者，未能及时书写病历的，有关医务人员应当在抢救结束后6小时内据实补记，并加以注明。

第九条　严禁涂改、伪造、隐匿、销毁或者抢夺病历资料。

第十条　患者有权复印或者复制其门诊病历、住院志、体温单、医嘱单、化验单（检验报告）、医学影像检查资料、特殊检查同意书、手术同意书、手术及麻醉记录单、病理资料、护理记录以及国务院卫生行政部门规定的其他病历资料。

患者依照前款规定要求复印或者复制病历资料的，医疗机构应当提供复印或者复制服务并在复印或者复制的病历资料上加盖证明印记。复印或者复制病历资料时，应当有患者在场。

医疗机构应患者的要求，为其复印或者复制病历资料，可以按照规定收取工本费。具体收费标准由省、自治区、直辖市人民政府价格主管部门会同同级卫生行政部门规定。

第十一条　在医疗活动中，医疗机构及其医务人员应当将患者的病情、医疗措施、医疗风险等如实告知患者，及时解答其咨询；但是，应当避免对患者产生不利后果。

第十二条　医疗机构应当制定防范、处理医疗事故的预案，预防医疗事故的发生，减轻医疗事故的损害。

第十三条　医务人员在医疗活动中发生或者发现医疗事故、可能引起医疗事故的医疗过失行为或者发生医疗事故争议的，应当立即向所在科室负责人报告，科室负责人应当及时向本医疗机构负责医疗服务质量监控的部门或者专（兼）职人员报告；负责医疗服务质量监控的部门或者专（兼）职人员接到报告后，应当立即进行调查、核实，将有关情况如实向本医疗机构的负责人报告，并向患者通报、解释。

第十四条　发生医疗事故的，医疗机构应当按照规定向所在地卫生行政部门报告。

发生下列重大医疗过失行为的，医疗机构应当在12小时内向所在地卫生行政部门报告：

（一）导致患者死亡或者可能为二级以上的医疗事故；

（二）导致 3 人以上人身损害后果；

（三）国务院卫生行政部门和省、自治区、直辖市人民政府卫生行政部门规定的其他情形。

第十五条 发生或者发现医疗过失行为，医疗机构及其医务人员应当立即采取有效措施，避免或者减轻对患者身体健康的损害，防止损害扩大。

第十六条 发生医疗事故争议时，死亡病例讨论记录、疑难病例讨论记录、上级医师查房记录、会诊意见、病程记录应当在医患双方在场的情况下封存和启封。封存的病历资料可以是复印件，由医疗机构保管。

第十七条 疑似输液、输血、注射、药物等引起不良后果的，医患双方应当共同对现场实物进行封存和启封，封存的现场实物由医疗机构保管；需要检验的，应当由双方共同指定的、依法具有检验资格的检验机构进行检验；双方无法共同指定时，由卫生行政部门指定。

疑似输血引起不良后果，需要对血液进行封存保留的，医疗机构应当通知提供该血液的采供血机构派员到场。

第十八条 患者死亡，医患双方当事人不能确定死因或者对死因有异议的，应当在患者死亡后48小时内进行尸检；具备尸体冻存条件的，可以延长至7日。尸检应当经死者近亲属同意并签字。

尸检应当由按照国家有关规定取得相应资格的机构和病理解剖专业技术人员进行。承担尸检任务的机构和病理解剖专业技术人员有进行尸检的义务。

医疗事故争议双方当事人可以请法医病理学人员参加尸检，也可以委派代表观察尸检过程。拒绝或者拖延尸检，超过规定时间，影响对死因判定的，由拒绝或者拖延的一方承担责任。

第十九条 患者在医疗机构内死亡的，尸体应当立即移放太平间。死者尸体存放时间一般不得超过2周。逾期不处理的尸体，经医疗机构所在地卫生行政部门批准，并报经同级公安部门备案后，由医疗机构按照规定进行处理。

第三章 医疗事故的技术鉴定

第二十条 卫生行政部门接到医疗机构关于重大医疗过失行为的报告或者医疗事故争议当事人要求处理医疗事故争议的申请后，对需要进行医疗事故技术鉴定的，应当交由负责医疗事故技术鉴定工作的医学会组织鉴定；医患双方协商解决医疗事故争议，需要进行医疗事故技术鉴定的，由双方当事人共同委托负责医疗事故技术鉴定工作的医学会组织鉴定。

第二十一条 设区的市级地方医学会和省、自治区、直辖市直接管辖的县（市）地方医学会负责组织首次医疗事故技术鉴定工作。省、自治区、直辖市地方医学会负责组织再次鉴定工作。

必要时，中华医学会可以组织疑难、复杂并在全国有重大影响的医疗事故争议的技术鉴定工作。

第二十二条 当事人对首次医疗事故技术鉴定结论不服的，可以自收到首次鉴定结论之日起 15 日内向医疗机构所在地卫生行政部门提出再次鉴定的申请。

第二十三条　负责组织医疗事故技术鉴定工作的医学会应当建立专家库。

专家库由具备下列条件的医疗卫生专业技术人员组成：

（一）有良好的业务素质和执业品德；

（二）受聘于医疗卫生机构或者医学教学、科研机构并担任相应专业高级技术职务 3 年以上。

符合前款第（一）项规定条件并具备高级技术任职资格的法医可以受聘进入专家库。

负责组织医疗事故技术鉴定工作的医学会依照本条例规定聘请医疗卫生专业技术人员和法医进入专家库，可以不受行政区域的限制。

第二十四条　医疗事故技术鉴定，由负责组织医疗事故技术鉴定工作的医学会组织专家鉴定组进行。

参加医疗事故技术鉴定的相关专业的专家，由医患双方在医学会主持下从专家库中随机抽取。在特殊情况下，医学会根据医疗事故技术鉴定工作的需要，可以组织医患双方在其他医学会建立的专家库中随机抽取相关专业的专家参加鉴定或者函件咨询。

符合本条例第二十三条规定条件的医疗卫生专业技术人员和法医有义务受聘进入专家库，并承担医疗事故技术鉴定工作。

第二十五条　专家鉴定组进行医疗事故技术鉴定，实行合议制。专家鉴定组人数为单数，涉及的主要学科的专家一般不得少于鉴定组成员的二分之一；涉及死因、伤残等级鉴定的，并应当从专家库中随机抽取法医参加专家鉴定组。

第二十六条　专家鉴定组成员有下列情形之一的，应当回避，当事人也可以以口头或者书面的方式申请其回避：

（一）是医疗事故争议当事人或者当事人的近亲属的；

（二）与医疗事故争议有利害关系的；

（三）与医疗事故争议当事人有其他关系，可能影响公正鉴定的。

第二十七条　专家鉴定组依照医疗卫生管理法律、行政法规、部门规章和诊疗护理规范、常规，运用医学科学原理和专业知识，独立进行医疗事故技术鉴定，对医疗事故进行鉴别和判定，为处理医疗事故争议提供医学依据。

任何单位或者个人不得干扰医疗事故技术鉴定工作，不得威胁、利诱、辱骂、殴打专家鉴定组成员。

专家鉴定组成员不得接受双方当事人的财物或者其他利益。

第二十八条　负责组织医疗事故技术鉴定工作的医学会应当自受理医疗事故技术鉴定之日起 5 日内通知医疗事故争议双方当事人提交进行医疗事故技术鉴定所需的材料。

当事人应当自收到医学会的通知之日起 10 日内提交有关医疗事故技术鉴定的材料、书面陈述及答辩。医疗机构提交的有关医疗事故技术鉴定的材料应当包括下列内容：

（一）住院患者的病程记录、死亡病例讨论记录、疑难病例讨论记录、会诊意见、上级医师查房记录等病历资料原件；

（二）住院患者的住院志、体温单、医嘱单、化验单（检验报告）、医学影像检查资料、特殊检查同意书、手术同意书、手术及麻醉记录单、病理资料、护理记录等病历资料原件；

（三）抢救急危患者，在规定时间内补记的病历资料原件；

（四）封存保留的输液、注射用物品和血液、药物等实物，或者依法具有检验资格的检验机构对这些物品、实物作出的检验报告；

（五）与医疗事故技术鉴定有关的其他材料。

在医疗机构建有病历档案的门诊、急诊患者，其病历资料由医疗机构提供；没有在医疗机构建立病历档案的，由患者提供。

医患双方应当依照本条例的规定提交相关材料。医疗机构无正当理由未依照本条例的规定如实提供相关材料，导致医疗事故技术鉴定不能进行的，应当承担责任。

第二十九条　负责组织医疗事故技术鉴定工作的医学会应当自接到当事人提交的有关医疗事故技术鉴定的材料、书面陈述及答辩之日起 45 日内组织鉴定并出具医疗事故技术鉴定书。

负责组织医疗事故技术鉴定工作的医学会可以向双方当事人调查取证。

第三十条　专家鉴定组应当认真审查双方当事人提交的材料，听取双方当事人的陈述及答辩并进行核实。

双方当事人应当按照本条例的规定如实提交进行医疗事故技术鉴定所需要的材料，并积极配合调查。当事人任何一方不予配合，影响医疗事故技术鉴定的，由不予配合的一方承担责任。

第三十一条　专家鉴定组应当在事实清楚、证据确凿的基础上，综合分析患者的病情和个体差异，作出鉴定结论，并制作医疗事故技术鉴定书。鉴定结论以专家鉴定组成员的过半数通过。鉴定过程应当如实记载。

医疗事故技术鉴定书应当包括下列主要内容：

（一）双方当事人的基本情况及要求；

（二）当事人提交的材料和负责组织医疗事故技术鉴定工作的医学会的调查材料；

（三）对鉴定过程的说明；

（四）医疗行为是否违反医疗卫生管理法律、行政法规、部门规章和诊疗护理规范、常规；

（五）医疗过失行为与人身损害后果之间是否存在因果关系；

（六）医疗过失行为在医疗事故损害后果中的责任程度；

（七）医疗事故等级；

（八）对医疗事故患者的医疗护理医学建议。

第三十二条　医疗事故技术鉴定办法由国务院卫生行政部门制定。

第三十三条　有下列情形之一的，不属于医疗事故：

（一）在紧急情况下为抢救垂危患者生命而采取紧急医学措施造成不良后果的；

（二）在医疗活动中由于患者病情异常或者患者体质特殊而发生医疗意外的；

（三）在现有医学科学技术条件下，发生无法预料或者不能防范的不良后果的；

（四）无过错输血感染造成不良后果的；

（五）因患方原因延误诊疗导致不良后果的；

（六）因不可抗力造成不良后果的。

第三十四条　医疗事故技术鉴定，可以收取鉴定费用。经鉴定，属于医疗事故的，鉴定费用由医疗机构支付；不属于医疗事故的，鉴定费用由提出医疗事故处理申请的一方支付。鉴定费用标准由省、自治区、直辖市人民政府价格主管部门会同同级财政部门、卫生行政部门规定。

第四章　医疗事故的行政处理与监督

第三十五条　卫生行政部门应当依照本条例和有关法律、行政法规、部门规章的规定，对发生医疗事故的医疗机构和医务人员作出行政处理。

第三十六条　卫生行政部门接到医疗机构关于重大医疗过失行为的报告后，除责令医疗机构及时采取必要的医疗救治措施，防止损害后果扩大外，应当组织调查，判定是否属于医疗事故；对不能判定是否属于医疗事故的，应当依照本条例的有关规定交由负责医疗事故技术鉴定工作的医学会组织鉴定。

第三十七条　发生医疗事故争议，当事人申请卫生行政部门处理的，应当提出书面申请。申请书应当载明申请人的基本情况、有关事实、具体请求及理由等。

当事人自知道或者应当知道其身体健康受到损害之日起 1 年内，可以向卫生行政部门提出医疗事故争议处理申请。

第三十八条　发生医疗事故争议，当事人申请卫生行政部门处理的，由医疗机构所在地的县级人民政府卫生行政部门受理。医疗机构所在地是直辖市的，由医疗机构所在地的区、县人民政府卫生行政部门受理。

有下列情形之一的，县级人民政府卫生行政部门应当自接到医疗机构的报告或者当事人提出医疗事故争议处理申请之日起 7 日内移送上一级人民政府卫生行政部门处理：

（一）患者死亡；

（二）可能为二级以上的医疗事故；

（三）国务院卫生行政部门和省、自治区、直辖市人民政府卫生行政部门规定的其他情形。

第三十九条　卫生行政部门应当自收到医疗事故争议处理申请之日起 10 日内进行审查，作出是否受理的决定。对符合本条例规定，予以受理，需要进行医疗事故技术鉴定的，应当自作出受理决定之日起 5 日内将有关材料交由负责医疗事故技术鉴定工作的医学会组织鉴定并书面通知申请人；对不符合本条例规定，不予受理的，应当书面通知申请人并说明理由。

当事人对首次医疗事故技术鉴定结论有异议，申请再次鉴定的，卫生行政部门应当自收到申请之日起 7 日内交由省、自治区、直辖市地方医学会组织再次鉴定。

第四十条　当事人既向卫生行政部门提出医疗事故争议处理申请，又向人民法院提起诉讼的，卫生行政部门不予受理；卫生行政部门已经受理的，应当终止处理。

第四十一条　卫生行政部门收到负责组织医疗事故技术鉴定工作的医学会出具的医疗事故技术鉴定书后，应当对参加鉴定的人员资格和专业类别、鉴定程序进行审核；必要时，可以组织调查，听取医疗事故争议双方当事人的意见。

第四十二条　卫生行政部门经审核，对符合本条例规定作出的医疗事故技术鉴定结论，应当做为对发生医疗事故的医疗机构和医务人员作出行政处理以及进行医疗事故赔偿调解的依据；经审核，发现医疗事故技术鉴定不符合本条例规定的，应当要求重新鉴定。

第四十三条　医疗事故争议由双方当事人自行协商解决的，医疗机构应当自协商解决之日起7日内向所在地卫生行政部门作出书面报告，并附具协议书。

第四十四条　医疗事故争议经人民法院调解或者判决解决的，医疗机构应当自收到生效的人民法院的调解书或者判决书之日起7日内向所在地卫生行政部门作出书面报告，并附具调解书或者判决书。

第四十五条　县级以上地方人民政府卫生行政部门应当按照规定逐级将当地发生的医疗事故以及依法对发生医疗事故的医疗机构和医务人员作出行政处理的情况，上报国务院卫生行政部门。

第五章　医疗事故的赔偿

第四十六条　发生医疗事故的赔偿等民事责任争议，医患双方可以协商解决；不愿意协商或者协商不成的，当事人可以向卫生行政部门提出调解申请，也可以直接向人民法院提起民事诉讼。

第四十七条　双方当事人协商解决医疗事故的赔偿等民事责任争议的，应当制作协议书。协议书应当载明双方当事人的基本情况和医疗事故的原因、双方当事人共同认定的医疗事故等级以及协商确定的赔偿数额等，并由双方当事人在协议书上签名。

第四十八条　已确定为医疗事故的，卫生行政部门应医疗事故争议双方当事人请求，可以进行医疗事故赔偿调解。调解时，应当遵循当事人双方自愿原则，并应当依据本条例的规定计算赔偿数额。

经调解，双方当事人就赔偿数额达成协议的，制作调解书，双方当事人应当履行；调解不成或者经调解达成协议后一方反悔的，卫生行政部门不再调解。

第四十九条　医疗事故赔偿，应当考虑下列因素，确定具体赔偿数额：

（一）医疗事故等级；

（二）医疗过失行为在医疗事故损害后果中的责任程度；

（三）医疗事故损害后果与患者原有疾病状况之间的关系。

不属于医疗事故的，医疗机构不承担赔偿责任。

第五十条　医疗事故赔偿，按照下列项目和标准计算：

（一）医疗费：按照医疗事故对患者造成的人身损害进行治疗所发生的医疗费用计算，凭据支付，但不包括原发病医疗费用。结案后确实需要继续治疗的，按照基本医疗费用支付。

（二）误工费：患者有固定收入的，按照本人因误工减少的固定收入计算，对收入高于医疗事故发生地上一年度职工年平均工资3倍以上的，按照3倍计算；无固定收入的，按照医疗事故发生地上一年度职工年平均工资计算。

（三）住院伙食补助费：按照医疗事故发生地国家机关一般工作人员的出差伙食补助标准计算。

（四）陪护费：患者住院期间需要专人陪护的，按照医疗事故发生地上一年度职工年平均工资计算。

（五）残疾生活补助费：根据伤残等级，按照医疗事故发生地居民年平均生活费计算，自定残之月起最长赔偿30年；但是，60周岁以上的，不超过15年；70周岁以上的，不超过 5 年。

（六）残疾用具费：因残疾需要配置补偿功能器具的，凭医疗机构证明，按照普及型器具的费用计算。

（七）丧葬费：按照医疗事故发生地规定的丧葬费补助标准计算。

（八）被扶养人生活费：以死者生前或者残疾者丧失劳动能力前实际扶养且没有劳动能力的人为限，按照其户籍所在地或者居所地居民最低生活保障标准计算。对不满 16 周岁的，扶养到 16 周岁。对年满 16 周岁但无劳动能力的，扶养 20 年；但是，60 周岁以上的，不超过 15 年；70 周岁以上的，不超过 5 年。

（九）交通费：按照患者实际必需的交通费用计算，凭据支付。

（十）住宿费：按照医疗事故发生地国家机关一般工作人员的出差住宿补助标准计算，凭据支付。

（十一）精神损害抚慰金：按照医疗事故发生地居民年平均生活费计算。造成患者死亡的，赔偿年限最长不超过 6 年；造成患者残疾的，赔偿年限最长不超过 3 年。

第五十一条　参加医疗事故处理的患者近亲属所需交通费、误工费、住宿费，参照本条例第五十条的有关规定计算，计算费用的人数不超过 2 人。

医疗事故造成患者死亡的，参加丧葬活动的患者的配偶和直系亲属所需交通费、误工费、住宿费，参照本条例第五十条的有关规定计算，计算费用的人数不超过 2 人。

第五十二条　医疗事故赔偿费用，实行一次性结算，由承担医疗事故责任的医疗机构支付。

第六章　罚　　则

第五十三条　卫生行政部门的工作人员在处理医疗事故过程中违反本条例的规定，利用职务上的便利收受他人财物或者其他利益，滥用职权，玩忽职守，或者发现违法行为不予查处，造成严重后果的，依照刑法关于受贿罪、滥用职权罪、玩忽职守罪或者其他有关罪的规定，依法追究刑事责任；尚不够刑事处罚的，依法给予降级或者撤职的行政处分。

第五十四条　卫生行政部门违反本条例的规定，有下列情形之一的，由上级卫生行政部门给予警告并责令限期改正；情节严重的，对负有责任的主管人员和其他直接责任人员依法给予行政处分：

（一）接到医疗机构关于重大医疗过失行为的报告后，未及时组织调查的；

（二）接到医疗事故争议处理申请后，未在规定时间内审查或者移送上一级人民政府卫生行政部门处理的；

（三）未将应当进行医疗事故技术鉴定的重大医疗过失行为或者医疗事故争议移交医学会组织鉴定的；

（四）未按照规定逐级将当地发生的医疗事故以及依法对发生医疗事故的医疗机构和医务人员的行政处理情况上报的；

（五）未依照本条例规定审核医疗事故技术鉴定书的。

第五十五条　医疗机构发生医疗事故的，由卫生行政部门根据医疗事故等级和情节，给予警告；情节严重的，责令限期停业整顿直至由原发证部门吊销执业许可证，对负有责任的医务人员依照刑法关于医疗事故罪的规定，依法追究刑事责任；尚不够刑事处罚的，依法给予行政处分或者纪律处分。

对发生医疗事故的有关医务人员，除依照前款处罚外，卫生行政部门并可以责令暂停6个月以上1年以下执业活动；情节严重的，吊销其执业证书。

第五十六条　医疗机构违反本条例的规定，有下列情形之一的，由卫生行政部门责令改正；情节严重的，对负有责任的主管人员和其他直接责任人员依法给予行政处分或者纪律处分：

（一）未如实告知患者病情、医疗措施和医疗风险的；

（二）没有正当理由，拒绝为患者提供复印或者复制病历资料服务的；

（三）未按照国务院卫生行政部门规定的要求书写和妥善保管病历资料的；

（四）未在规定时间内补记抢救工作病历内容的；

（五）未按照本条例的规定封存、保管和启封病历资料和实物的；

（六）未设置医疗服务质量监控部门或者配备专（兼）职人员的；

（七）未制定有关医疗事故防范和处理预案的；

（八）未在规定时间内向卫生行政部门报告重大医疗过失行为的；

（九）未按照本条例的规定向卫生行政部门报告医疗事故的；

（十）未按照规定进行尸检和保存、处理尸体的。

第五十七条　参加医疗事故技术鉴定工作的人员违反本条例的规定，接受申请鉴定双方或者一方当事人的财物或者其他利益，出具虚假医疗事故技术鉴定书，造成严重后果的，依照刑法关于受贿罪的规定，依法追究刑事责任；尚不够刑事处罚的，由原发证部门吊销其执业证书或者资格证书。

第五十八条　医疗机构或者其他有关机构违反本条例的规定，有下列情形之一的，由卫生行政部门责令改正，给予警告；对负有责任的主管人员和其他直接责任人员依法给予行政处分或者纪律处分；情节严重的，由原发证部门吊销其执业证书或者资格证书：

（一）承担尸检任务的机构没有正当理由，拒绝进行尸检的；

（二）涂改、伪造、隐匿、销毁病历资料的。

第五十九条　以医疗事故为由，寻衅滋事、抢夺病历资料，扰乱医疗机构正常医疗秩序和医疗事故技术鉴定工作，依照刑法关于扰乱社会秩序罪的规定，依法追究刑事责任；尚不够刑事处罚的，依法给予治安管理处罚。

第七章　附　　则

第六十条　本条例所称医疗机构，是指依照《医疗机构管理条例》的规定取得《医疗机构执业许可证》的机构。

县级以上城市从事计划生育技术服务的机构依照《计划生育技术服务管理条例》的规定开展与计划生育有关的临床医疗服务，发生的计划生育技术服务事故，依照本条例的有关规定处理；但是，其中不属于医疗机构的县级以上城市从事计划生育技术服务的机构发生的计划生育技术服务事故，由计划生育行政部门行使依照本条例有关规定由卫生行政部门承担的受理、交由负责医疗事故技术鉴定工作的医学会组织鉴定和赔偿调解的职能；对发生计划生育技术服务事故的该机构及其有关责任人员，依法进行处理。

第六十一条　非法行医，造成患者人身损害，不属于医疗事故，触犯刑律的，依法追究刑事责任；有关赔偿，由受害人直接向人民法院提起诉讼。

第六十二条　军队医疗机构的医疗事故处理办法，由中国人民解放军卫生主管部门会同国务院卫生行政部门依据本条例制定。

第六十三条　本条例自 2002 年 9 月 1 日起施行。1987 年 6 月 29 日国务院发布的《医疗事故处理办法》同时废止。本条例施行前已经处理结案的医疗事故争议，不再重新处理。

国家突发公共事件医疗卫生救援应急预案

1　总则

1.1　编制目的

保障自然灾害、事故灾难、公共卫生、社会安全事件等突发公共事件（以下简称突发公共事件）发生后，各项医疗卫生救援工作迅速、高效、有序地进行，提高卫生部门应对各类突发公共事件的应急反应能力和医疗卫生救援水平，最大程度地减少人员伤亡和健康危害，保障人民群众身体健康和生命安全，维护社会稳定。

1.2　编制依据

依据《中华人民共和国传染病防治法》、《中华人民共和国食品卫生法》、《中华人民共和国职业病防治法》、《中华人民共和国放射性污染防治法》、《中华人民共和国安全生产法》以及《突发公共卫生事件应急条例》、《医疗机构管理条例》、《核电厂核事故应急管理条例》和《国家突发公共事件总体应急预案》，制定本预案。

1.3　适用范围

本预案适用于突发公共事件所导致的人员伤亡、健康危害的医疗卫生救援工作。突发公共卫生事件应急工作按照《国家突发公共卫生事件应急预案》的有关规定执行。

1.4　工作原则

统一领导、分级负责；属地管理、明确职责；依靠科学、依法规范；反应及时、措施果断；整合资源、信息共享；平战结合、常备不懈；加强协作、公众参与。

2　医疗卫生救援的事件分级

根据突发公共事件导致人员伤亡和健康危害情况将医疗卫生救援事件分为特别重大（Ⅰ级）、重大（Ⅱ级）、较大（Ⅲ级）和一般（Ⅳ级）四级。

2.1　特别重大事件（Ⅰ级）

（1）一次事件出现特别重大人员伤亡，且危重人员多，或者核事故和突发放射事件、化学品泄漏事故导致大量人员伤亡，事件发生地省级人民政府或有关部门请求国家在医疗卫生救援工作上给予支持的突发公共事件。

（2）跨省（区、市）的有特别严重人员伤亡的突发公共事件。

（3）国务院及其有关部门确定的其他需要开展医疗卫生救援工作的特别重大突发公共事件。

2.2　重大事件（Ⅱ级）

（1）一次事件出现重大人员伤亡，其中，死亡和危重病例超过5例的突发公共事件。

（2）跨市（地）的有严重人员伤亡的突发公共事件。

（3）省级人民政府及其有关部门确定的其他需要开展医疗卫生救援工作的重大突发公共事件。

2.3　较大事件（Ⅲ级）

（1）一次事件出现较大人员伤亡，其中，死亡和危重病例超过3例的突发公共事件。

（2）市（地）级人民政府及其有关部门确定的其他需要开展医疗卫生救援工作的较大突发公共事件。

2.4　一般事件（Ⅳ级）

（1）一次事件出现一定数量人员伤亡，其中，死亡和危重病例超过1例的突发公共事件。

（2）县级人民政府及其有关部门确定的其他需要开展医疗卫生救援工作的一般突发公共事件。

3　医疗卫生救援组织体系

各级卫生行政部门要在同级人民政府或突发公共事件应急指挥机构的统一领导、指挥下，与有关部门密切配合、协调一致，共同应对突发公共事件，做好突发公共事件的医疗卫生救援工作。

医疗卫生救援组织机构包括：各级卫生行政部门成立的医疗卫生救援领导小组、专家组和医疗卫生救援机构〔指各级各类医疗机构，包括医疗急救中心（站）、综合医院、专科医院、化学中毒和核辐射事故应急医疗救治专业机构、疾病预防控制机构和卫生监督机构〕、现场医疗卫生救援指挥部。

3.1　医疗卫生救援领导小组

国务院卫生行政部门成立突发公共事件医疗卫生救援领导小组，领导、组织、协调、部署特别重大突发公共事件的医疗卫生救援工作。国务院卫生行政部门卫生应急办公室负责日常工作。

省、市（地）、县级卫生行政部门成立相应的突发公共事件医疗卫生救援领导小组，领导本行政区域内突发公共事件医疗卫生救援工作，承担各类突发公共事件医疗卫生救援的组织、协调任务，并指定机构负责日常工作。

3.2　专家组

各级卫生行政部门应组建专家组，对突发公共事件医疗卫生救援工作提供咨询建议、技术指导和支持。

3.3　医疗卫生救援机构

各级各类医疗机构承担突发公共事件的医疗卫生救援任务。其中，各级医疗急救中心（站）、化学中毒和核辐射事故应急医疗救治专业机构承担突发公共事件现场医疗卫生救援和伤员转送；各级疾病预防控制机构和卫生监督机构根据各自职能做好突发公共事件中的疾病预防控制和卫生监督工作。

3.4　现场医疗卫生救援指挥部

各级卫生行政部门根据实际工作需要在突发公共事件现场设立现场医疗卫生救援指挥部，统一指挥、协调现场医疗卫生救援工作。

4 医疗卫生救援应急响应和终止

4.1 医疗卫生救援应急分级响应

4.1.1 Ⅰ级响应

（1）Ⅰ级响应的启动

符合下列条件之一者，启动医疗卫生救援应急的Ⅰ级响应：

a. 发生特别重大突发公共事件，国务院启动国家突发公共事件总体应急预案。

b. 发生特别重大突发公共事件，国务院有关部门启动国家突发公共事件专项应急预案。

c. 其他符合医疗卫生救援特别重大事件（Ⅰ级）级别的突发公共事件。

（2）Ⅰ级响应行动

国务院卫生行政部门接到关于医疗卫生救援特别重大事件的有关指示、通报或报告后，应立即启动医疗卫生救援领导小组工作，组织专家对伤病员及救治情况进行综合评估，组织和协调医疗卫生救援机构开展现场医疗卫生救援，指导和协调落实医疗救治等措施，并根据需要及时派出专家和专业队伍支援地方，及时向国务院和国家相关突发公共事件应急指挥机构报告和反馈有关处理情况。凡属启动国家总体应急预案和专项应急预案的响应，医疗卫生救援领导小组按相关规定启动工作。

事件发生地的省（区、市）人民政府卫生行政部门在国务院卫生行政部门的指挥下，结合本行政区域的实际情况，组织、协调开展突发公共事件的医疗卫生救援。

4.1.2 Ⅱ级响应

（1）Ⅱ级响应的启动

符合下列条件之一者，启动医疗卫生救援应急的Ⅱ级响应：

a. 发生重大突发公共事件，省级人民政府启动省级突发公共事件应急预案。

b. 发生重大突发公共事件，省级有关部门启动省级突发公共事件专项应急预案。

c. 其他符合医疗卫生救援重大事件（Ⅱ级）级别的突发公共事件。

（2）Ⅱ级响应行动

省级卫生行政部门接到关于医疗卫生救援重大事件的有关指示、通报或报告后，应立即启动医疗卫生救援领导小组工作，组织专家对伤病员及救治情况进行综合评估。同时，迅速组织医疗卫生救援应急队伍和有关人员到达突发公共事件现场，组织开展医疗救治，并分析突发公共事件的发展趋势，提出应急处理工作建议，及时向本级人民政府和突发公共事件应急指挥机构报告有关处理情况。凡属启动省级应急预案和省级专项应急预案的响应，医疗卫生救援领导小组按相关规定启动工作。

国务院卫生行政部门对省级卫生行政部门负责的突发公共事件医疗卫生救援工作进行督导，根据需要和事件发生地省级人民政府和有关部门的请求，组织国家医疗卫生救援应急队伍和有关专家进行支援，并及时向有关省份通报情况。

4.1.3 Ⅲ级响应

（1）Ⅲ级响应的启动

符合下列条件之一者，启动医疗卫生救援应急的Ⅲ级响应：

a. 发生较大突发公共事件，市（地）级人民政府启动市（地）级突发公共事件应急预案。

b. 其他符合医疗卫生救援较大事件（Ⅲ级）级别的突发公共事件。

（2）Ⅲ级响应行动

市（地）级卫生行政部门接到关于医疗卫生救援较大事件的有关指示、通报或报告后，应立即启动医疗卫生救援领导小组工作，组织专家对伤病员及救治情况进行综合评估。同时，迅速组织开展现场医疗卫生救援工作，并及时向本级人民政府和突发公共事件应急指挥机构报告有关处理情况。凡属启动市（地）级应急预案的响应，医疗卫生救援领导小组按相关规定启动工作。

省级卫生行政部门接到医疗卫生救援较大事件报告后，要对事件发生地突发公共事件医疗卫生救援工作进行督导，必要时组织专家提供技术指导和支持，并适时向本省（区、市）有关地区发出通报。

4.1.4　Ⅳ级响应

（1）Ⅳ级响应的启动

符合下列条件之一者，启动医疗卫生救援应急的Ⅳ级响应：

a. 发生一般突发公共事件，县级人民政府启动县级突发公共事件应急预案。

b. 其他符合医疗卫生救援一般事件（Ⅳ级）级别的突发公共事件。

（2）Ⅳ级响应行动

县级卫生行政部门接到关于医疗卫生救援一般事件的有关指示、通报或报告后，应立即启动医疗卫生救援领导小组工作，组织医疗卫生救援机构开展突发公共事件的现场处理工作，组织专家对伤病员及救治情况进行调查、确认和评估，同时向本级人民政府和突发公共事件应急指挥机构报告有关处理情况。凡属启动县级应急预案的响应，医疗卫生救援领导小组按相关规定启动工作。

市（地）级卫生行政部门在必要时应当快速组织专家对突发公共事件医疗卫生救援进行技术指导。

4.2　现场医疗卫生救援及指挥

医疗卫生救援应急队伍在接到救援指令后要及时赶赴现场，并根据现场情况全力开展医疗卫生救援工作。在实施医疗卫生救援的过程中，既要积极开展救治，又要注重自我防护，确保安全。

为了及时准确掌握现场情况，做好现场医疗卫生救援指挥工作，使医疗卫生救援工作紧张有序地进行，有关卫生行政部门应在事发现场设置现场医疗卫生救援指挥部，主要或分管领导同志要亲临现场，靠前指挥，减少中间环节，提高决策效率，加快抢救进程。现场医疗卫生救援指挥部要接受突发公共事件现场处置指挥机构的领导，加强与现场各救援部门的沟通与协调。

4.2.1　现场抢救

到达现场的医疗卫生救援应急队伍，要迅速将伤员转送出危险区，本着"先救命后治伤、先救重后救轻"的原则开展工作，按照国际统一的标准对伤病员进行检伤分类，分别用蓝、黄、红、黑四种颜色，对轻、重、危重伤病员和死亡人员作出标志（分类标记用塑料材料制成腕带），扣系在伤病员或死亡人员的手腕或脚踝部位，以便后续救治辨认或采取相应的措施。

4.2.2 转送伤员

当现场环境处于危险或在伤病员情况允许时，要尽快将伤病员转送并做好以下工作：

（1）对已经检伤分类待送的伤病员进行复检。对有活动性大出血或转运途中有生命危险的急危重症者，应就地先予抢救、治疗，做必要的处理后再进行监护下转运。

（2）认真填写转运卡提交接纳的医疗机构，并报现场医疗卫生救援指挥部汇总。

（3）在转运中，医护人员必须在医疗仓内密切观察伤病员病情变化，并确保治疗持续进行。

（4）在转运过程中要科学搬运，避免造成二次损伤。

（5）合理分流伤病员或按现场医疗卫生救援指挥部指定的地点转送，任何医疗机构不得以任何理由拒诊、拒收伤病员。

4.3 疾病预防控制和卫生监督工作

突发公共事件发生后，有关卫生行政部门要根据情况组织疾病预防控制和卫生监督等有关专业机构和人员，开展卫生学调查和评价、卫生执法监督，采取有效的预防控制措施，防止各类突发公共事件造成的次生或衍生突发公共卫生事件的发生，确保大灾之后无大疫。

4.4 信息报告和发布

医疗急救中心（站）和其他医疗机构接到突发公共事件的报告后，在迅速开展应急医疗卫生救援工作的同时，立即将人员伤亡、抢救等情况报告现场医疗卫生救援指挥部或当地卫生行政部门。

现场医疗卫生救援指挥部、承担医疗卫生救援任务的医疗机构要每日向上级卫生行政部门报告伤病员情况、医疗救治进展等，重要情况要随时报告。有关卫生行政部门要及时向本级人民政府和突发公共事件应急指挥机构报告有关情况。

各级卫生行政部门要认真做好突发公共事件医疗卫生救援信息发布工作。

4.5 医疗卫生救援应急响应的终止

突发公共事件现场医疗卫生救援工作完成，伤病员在医疗机构得到救治，经本级人民政府或同级突发公共事件应急指挥机构批准，或经同级卫生行政部门批准，医疗卫生救援领导小组可宣布医疗卫生救援应急响应终止，并将医疗卫生救援应急响应终止的信息报告上级卫生行政部门。

5 医疗卫生救援的保障

突发公共事件应急医疗卫生救援机构和队伍的建设，是国家突发公共卫生事件预防控制体系建设的重要组成部分，各级卫生行政部门应遵循"平战结合、常备不懈"的原则，加强突发公共事件医疗卫生救援工作的组织和队伍建设，组建医疗卫生救援应急队伍，制订各种医疗卫生救援应急技术方案，保证突发公共事件医疗卫生救援工作的顺利开展。

5.1 信息系统

在充分利用现有资源的基础上建设医疗救治信息网络，实现医疗机构与卫生行政部门之间，以及卫生行政部门与相关部门间的信息共享。

5.2 急救机构

各直辖市、省会城市可根据服务人口和医疗救治的需求，建立一个相应规模的医疗急救中心（站），并完善急救网络。每个市（地）、县（市）可依托综合力量较强的医疗机构建立急救机构。

5.3　化学中毒与核辐射医疗救治机构

按照"平战结合"的原则，依托专业防治机构或综合医院建立化学中毒医疗救治和核辐射应急医疗救治专业机构，依托实力较强的综合医院建立化学中毒、核辐射应急医疗救治专业科室。

5.4　医疗卫生救援应急队伍

各级卫生行政部门组建综合性医疗卫生救援应急队伍，并根据需要建立特殊专业医疗卫生救援应急队伍。

各级卫生行政部门要保证医疗卫生救援工作队伍的稳定，严格管理，定期开展培训和演练，提高应急救治能力。

医疗卫生救援演练需要公众参与的，必须报经本级人民政府同意。

5.5　物资储备

卫生行政部门提出医疗卫生救援应急药品、医疗器械、设备、快速检测器材和试剂、卫生防护用品等物资的储备计划建议。发展改革部门负责组织应急物资的生产、储备和调运，保证供应，维护市场秩序，保持物价稳定。应急储备物资使用后要及时补充。

5.6　医疗卫生救援经费

财政部门负责安排应由政府承担的突发公共事件医疗卫生救援所必需的经费，并做好经费使用情况监督工作。

自然灾害导致的人员伤亡，各级财政按照有关规定承担医疗救治费用或给予补助。

安全生产事故引起的人员伤亡，事故发生单位应向医疗急救中心（站）或相关医疗机构支付医疗卫生救援过程中发生的费用，有关部门应负责督促落实。

社会安全突发事件中发生的人员伤亡，由有关部门确定的责任单位或责任人承担医疗救治费用，有关部门应负责督促落实。各级财政可根据有关政策规定或本级人民政府的决定对医疗救治费用给予补助。

各类保险机构要按照有关规定对参加人身、医疗、健康等保险的伤亡人员，做好理赔工作。

5.7　医疗卫生救援的交通运输保障

各级医疗卫生救援应急队伍要根据实际工作需要配备救护车辆、交通工具和通讯设备。

铁路、交通、民航、公安（交通管理）等有关部门，要保证医疗卫生救援人员和物资运输的优先安排、优先调度、优先放行，确保运输安全畅通。情况特别紧急时，对现场及相关通道实行交通管制，开设应急救援"绿色通道"，保证医疗卫生救援工作的顺利开展。

5.8　其他保障

公安机关负责维护突发公共事件现场治安秩序，保证现场医疗卫生救援工作的顺利进行。

科技部门制定突发公共事件医疗卫生救援应急技术研究方案，组织科研力量开展医疗卫生救援应急技术科研攻关，统一协调、解决检测技术及药物研发和应用中的科技问题。

海关负责突发公共事件医疗卫生救援急需进口特殊药品、试剂、器材的优先通关验放工作。

食品药品监管部门负责突发公共事件医疗卫生救援药品、医疗器械和设备的监督管理，参与组织特殊药品的研发和生产，并组织对特殊药品进口的审批。

红十字会按照《中国红十字会总会自然灾害与突发公共事件应急预案》，负责组织群众开展现场自救和互救，做好相关工作。并根据突发公共事件的具体情况，向国内外发出呼吁，依法接受国内外组织和个人的捐赠，提供急需的人道主义援助。

总后卫生部负责组织军队有关医疗卫生技术人员和力量，支持和配合突发公共事件医疗卫生救援工作。

6　医疗卫生救援的公众参与

各级卫生行政部门要做好突发公共事件医疗卫生救援知识普及的组织工作；中央和地方广播、电视、报刊、互联网等媒体要扩大对社会公众的宣传教育；各部门、企事业单位、社会团体要加强对所属人员的宣传教育；各医疗卫生机构要做好宣传资料的提供和师资培训工作。在广泛普及医疗卫生救援知识的基础上逐步组建以公安干警、企事业单位安全员和卫生员为骨干的群众性救助网络，经过培训和演练提高其自救、互救能力。

7　附则

7.1　责任与奖惩

突发公共事件医疗卫生救援工作实行责任制和责任追究制。

各级卫生行政部门，对突发公共事件医疗卫生救援工作作出贡献的先进集体和个人要给予表彰和奖励。对失职、渎职的有关责任人，要依据有关规定严肃追究责任，构成犯罪的，依法追究刑事责任。

7.2　预案制定与修订

本预案由国务院卫生行政部门组织制定并报国务院审批发布。各地区可结合实际制定本地区的突发公共事件医疗卫生救援应急预案。

本预案定期进行评审，根据突发公共事件医疗卫生救援实施过程中发现的问题及时进行修订和补充。

7.3　预案实施时间

本预案自印发之日起实施。

附录三

医 疗 文 书

院前急救医疗文书应包括：病情记录单（病历）、知情同意书、院前与医院交接单。

院前急救病情记录单书写基本要求：

1. 院前急救病情记录单（病历）是患者在呼叫急救车后，医疗急救人员对患者诊疗经过的记录，包括一般项目、病史、体格检查、辅助检查、诊断意向及处置意见。

2. 一般项目中准确记录派车号、时间（应准确到分钟，包括来电时间、出发时间、到达现场时间、离开现场时间、抵达目的地时间）、地点（详细记录现场地址，准确到门牌号或街道）及呼叫电话，应记录随车急救人员姓名等信息。

3. 准确记录所送医院或目的地，尽可能记录患者姓名、性别、年龄等基本信息。

4. 病史主要记录患者最不适症状，体格检查描述查体阳性发现。

5. 做必要的辅助检查（血糖、心电图等）。

6. 根据医疗救护员诊疗范围进行必要的处置（如吸氧、心电监护等）。

7. 院前急救病情记录单（病历）书写应客观、真实、准确、及时、完整。应在接诊后6小时内完成。

8. 病情记录单（病历）书写过程中出现错字时，应当用双线划在错字上，保留原记录清楚、可辨，并注明修改时间，修改人签名。不得采用刮、粘、涂等方法掩盖或去除原来的字迹。

9. 病情记录单（病历）中一律使用阿拉伯数字书写日期和时间，采用 24 小时制记录。

院前急救知情同意书的签字范围：

1. 危重患者转运途中可能出现危险的

（1）生命体征不稳定，需使用药物控制的患者。

（2）应用呼吸机的患者。

（3）院前行心肺复苏术后患者。

（4）休克、急性心肌梗死、急性左心衰竭、严重心律失常、重症哮喘、大出血、昏迷、癫痫持续状态的患者。

（5）严重创伤（多发伤、多发骨折、颅脑损伤、胸腹损伤）严重烧伤致生命体征不平稳患者以及妇产科、儿科急危重症致生命体征不平稳患者。

2. 拒绝去医院诊治的。

3. 拒绝现场检查、救治的。

4. 医疗保险/公费医疗患者使用自费药品时。

5. 可能发生医疗纠纷时的其他情形。

当病情变化时需另签署一份病情同意书。

附（样本）

院前知情同意书

告知时间：　　　年　　月　　日　　时　　分

姓名：　　　　性别：　　　年龄：　　　派车号：

1. 患者病情危重，转运途中随时可发生病情加重而危及生命，患者（家属或委托人）知晓并要求送往医院。

2. 患者病情危重，不宜按患者（家属或委托人）意愿送往相关医院，征求其同意后，遵循就近就急就能力原则送往　　　医院。

3. 患者（家属或委托人）要求不去医院进一步诊治。

4. 患者（家属或委托人）不同意现场检查、救治，要求直接送往医院。

5. 车到患者呼吸、心跳已停止，患者（家属或委托人）放弃一切救治措施。

6. 患者（家属或委托人）同意使用　　　　　　　　自费药品或

　　　　　　　　　　自费材料。

7. 其他

医生已告知患者病情，我知晓并坚持上述　　　　　　　项要求。

患者（家属或委托人）签字：　　　　　　签字者与患者关系：

　　　　　医疗急救人员签字：

院前急救与医院交接单

内容应包括姓名、性别、年龄、派车单号，诊断及送达医院名称，准确记录送达医院时时间（精确到分钟）。记录生命体征及检查阳性发现、治疗情况，后附双方签字。（一式两份）

附（样本）

院前急救机构与医院交接单

姓　名		男（　） 女（　）	年龄		派车号	
发病地点	家庭（　）工作地（　）公共场所（　）其他（　　　）					
送达时间	年　月　　时　　分			送达 医院		
初步印象						
体格检查	BP：　　　　P：　　　　R：　　HR：　　T：					
阳性发现						
辅助检查	血糖：　　　mmol/l 血氧饱和度：　% 其他：					
紧急处理						
签　字	医疗急救人员：　　　　　院内接诊：					

（王小刚）

参考文献

1. 李巍，项晓培. 院前急救诊疗常规和技术操作规范（2013 版）. 北京：人民卫生出版社，2014.

2. 茅志成. 医疗救护员. 北京：中国协和医科大学出版社，2007.

3. 李巍. 院前创伤救治教程. 北京：人民卫生出版社，2012.

4. 葛均波，徐永健. 内科学. 第 8 版. 北京：人民卫生出版社，2013.

5. 陈孝平，汪建平. 外科学. 第 8 版. 北京：人民卫生出版社，2013.

6. 万学红，卢雪峰. 诊断学. 第 8 版. 北京：人民卫生出版社，2013.

7. 李春盛. 急诊医学. 北京：高等教育出版社，2011.

8. 张进军. 国家医疗救护员资格考试指导，北京：人民卫生出版社，2014.

9. Chris Moulton. Emergency Medicine（Third editon）. Blackwell Publishing，2006.

10. Joseph J. Mistovich. Success for the EMT（Second edition）. Pearson Education，2007.

11. Michael F. Rotondo. Advanced Trauma Life Support（Ninth edition）. AmericanCollege of surgeon，2012.

12. Jeffrey Lindsey. EMT Flashcards（Third editon）. Research & Education Association，2013.

13. 冯庚，杨萍芬，付大庆等. 院前急救预案—现场急救攻防策略. 北京：中国协和医科大学出版社，2010.

14. 丘祥兴，孙福川，王明旭等. 医学伦理学. 第 4 版. 北京：人民卫生出版社，2013.

15. Mary Fran Hazinski，RN，MSN. 2010 美国心脏协会心肺复苏及心血管急救指南. 陆一鸣译. 美国：美国心脏协会，2010.

16. 谢苗荣. 突发事件与紧急医学救援. 北京. 北京科学技术出版社. 2008.

17. 李宗浩. 紧急医学救援. 北京. 人民卫生出版社 2013.

18. 刘剑君. 卫生应急物资保障. 北京. 人民卫生出版社 2013.

19. 张永利. 李巍. 院前急救专业人员培训教材. 北京. 人民卫生出版社 2010.